Psychosoziale und somatische Prädiktoren für
das Survival und die Langzeitlebensqualität
nach Herztransplantation

Fortschritte der Herz-, Thorax- und Gefäßchirurgie

Herausgegeben von R. Hetzer

Band 5

Wolfgang Albert

Psychosoziale und somatische Prädiktoren für das Survival und die Langzeitlebensqualität nach Herztransplantation

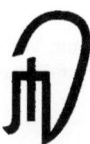

Springer-Verlag Berlin Heidelberg GmbH

Dr. med. Wolfgang Albert
Deutsches Herzzentrum Berlin
Abteilung für Herz-, Thorax- und Gefäßchirurgie
Augustenburger Platz 1
13353 Berlin

ISBN 978-3-7985-1470-6   ISBN 978-3-7985-1952-7 (eBook)
DOI 10.1007/978-3-7985-1952-7

Bibliografische Information Der Deutschen Bibliothek
Die Deutsche Bibliothek verzeichnet diese Publikation in der
Deutschen Nationalbibliografie; detaillierte bibliografische Daten
sind im Internet über <http://dnb.ddb.de> abrufbar.

www.steinkopff.springer.de

© Springer-Verlag Berlin Heidelberg 2004
Ursprünglich erschienen bei Steinkopff Verlag Darmstadt 2004

SPIN 11007173   85/7231 – Gedruckt auf säurefreiem Papier

Vorwort

Die Herztransplantation ist in den zurückliegenden 20 Jahren von einer experimentellen Methode zu einem etablierten Behandlungsverfahren für Patienten mit terminalem Herzversagen gereift. Wir können mittlerweile weltweit auf 57818 erfolgreiche Transplantationen zurückschauen (ISHLT Registry Report 2001) und bezogen auf die Ära zwischen 1980 und 1989 wird ein Fünf-Jahres-Überleben von 65,2% und ein Zehn-Jahres-Überleben von 45,8% berichtet. Im Deutschen Herzzentrum Berlin überblicken wir zum Ende des Jahres 2003 darüber hinaus nun bereits 56 Patienten, welche länger als 15 Jahre mit einem transplantierten Herzen leben. Dieser Erfolg ist zurückzuführen auf immense Fortschritte im Verständnis der immunologischen Abstoßungsprozesse und deren Supprimierung, die Optimierung der therapeutischen Strategien in der Infektionsbekämpfung und die Verbesserung der umfassenden ambulanten Behandlung von Folgeerkrankungen wie beispielsweise Nierenproblemen oder Tumoren.

Der Erfolg einer Herztransplantation ist allerdings nicht allein von somatischen Einflussfaktoren abhängig, sondern wird wesentlich mitbestimmt durch tiefgehende psychische Prozesse in den Patienten, die beginnend mit der Wahrnehmung ihrer lebensbedrohlichen Erkrankung über das Ertragen abnehmender körperlicher und seelischer Leistungsfähigkeit in der Warteperiode bis zur Transplantation oft krisenhaft verlaufen. In der frühpostoperativen Phase können neuartige Stressoren hinzutreten wie beispielsweise passagere hirnorganische Syndrome und im Weiteren gilt es sich auf ein Leben mit dem neuen Organ einzustellen und sich wieder in ein „normales" Leben einzugliedern. Diese Aufgaben fordern den Patienten eine große Flexibilität ab; sie müssen innere Konflikte bewältigen und sich mit den Veränderungen im äußeren Umkreis, in ihrer Familie, dem sozialen Umfeld und dem Berufsleben auseinandersetzen. Das Zusammenwirken von somatischer und psychischer Reintegration und aktiver Lebensbewältigung kommt in der subjektiv erlebten Lebensqualität zum Ausdruck und sie ist die „Messlatte", an der letztlich der Erfolg der Transplantation zu messen ist und zwar aus Sicht der Patienten selbst aber auch – immer bedeutsamer – unter gesundheitspolitischen Gesichtspunkten.

Die vorliegende Arbeit widmet sich umfassend diesen komplexen Anforderungen, indem sie, ausgehend von theoretischen Überlegungen zu psychologischen Prozessen im Verlauf einer Herztransplantation, alle wesentlichen empirischen Untersuchungen zu psychischen wie psychiatrischen und psychosomatischen Reaktionen und Störungsbildern aus dem Umfeld einer Transplantation wie diejenigen aus dem Langzeitverlauf danach zusammenführt. Insbesondere werden anfangs entwicklungspsychologische und psychodynamische Gesichtspunkte zur Bedeutung des Herzens für die Seele des Menschen diskutiert und Konzepte erläutert, wie die Integration des anfangs fremden Organs Herz in die Körperwelt (und Psyche) erfolgt und welche Konflikte damit verbunden sein können. Dabei wird auf die immense Bedeutung von Bewältigungsstrategien und von Abwehr-vorgängen verwiesen und begründet, dass in einer empirischen Untersuchung zum Transplantationsgeschehen auch und gerade diese Dimensionen einbezogen werden müssen.

Der Hauptteil dieses Buches beschreibt eine sehr umfangreiche prospektiv-empirische Untersuchung, welche die wesentlichen Themen und offenen Fragen aus den vorangestellten Abschnitten aufgreift und mit einem methodisch fundierten Studiendesign zu beantworten sucht.

Eine repräsentative Gruppe von 105 kardial schwer erkrankten Patienten wird zum Zeitpunkt ihrer Listung für eine Herztransplantation in Bezug auf ihren somatischen, psychischen und psychosozialen Status umfassend evaluiert. Die anschließend erfolgreich herztransplantierten 91 Patienten werden über die Zeitspanne auf der Intensivstation hinweg und im ersten postoperativen Jahr kontinuierlich begleitet und ihr somatischer und psychischer Verlauf dokumentiert und schließlich ihr „Schicksal" nach zehn Jahren evaluiert.

Neben einer differentiellen Beschreibung des somatischen Status geht es um eine Zusammenschau psychogenetischer Daten, life-time psychischer Störungen (u.a. von Suchterkrankungen) mit den vorherrschenden Persönlichkeitsmerkmalen und Erlebensweisen, den Bewältigungs- und Abwehrmechanismen und dem aktuellen psychischen Status vor Transplantation, um zum einen Prädiktoren im Hinblick auf das Überleben zu bestimmen und zum anderen Risikopatienten identifizieren zu können, für die besondere Sorgfalt aufzuwenden ist.

Ein weiterer Schwerpunkt der Studie ist die umfassende Bestimmung der Lebensqualität der langzeitüberlebenden Patienten, die im Vergleich zu einer gesunden Kontrollgruppe und chronisch Kranken gesetzt wurde, und dabei fanden sich überraschend positive Ergebnisse und ein hohes Maß an Lebenszufriedenheit.

Herr Dr. Wolfgang Albert, seit achtzehn Jahren der Psychosomatiker des Transplantations- und Kunstherzprogramms am Deutschen Herzzentrum Berlin, hat sich den besonderen und sehr tiefgreifenden Problemen dieser Patienten langfristig nach Transplantationen oder Kunstherzimplantationen eingehend gewidmet, alle Patienten selbst durch professionelle Interviews untersucht und damit einen Beitrag zum Wissensstand geliefert, der bisher einmalig in der Weltliteratur in Bezug auf Patientenanzahl, Beobachtungsdauer und Untersuchungsqualität steht.

Berlin, Februar 2004 Prof. Dr. med. Dr. h.c. R. Hetzer

Inhaltsverzeichnis

Teil III – Verzeichnisse und Anhang

TEIL I :

THEORETISCHER UND EMPIRISCHER HINTERGRUND

1. EINFÜHRENDE ÜBERLEGUNGEN UND PSYCHODYNAMISCHE ASPEKTE ZUR HERZTRANSPLANTATION

1.1 Historische Aspekte der Herztransplantation

Transplantationen des Herzens und im Weiteren der Leber oder der Lunge und anderer Organe beim Menschen haftet heute kaum mehr das Sensationelle und Spektakuläre der Pionierzeiten an, sie sind vielmehr zu etablierten Behandlungsverfahren für Patienten in einem terminalen Zustand ausgereift. Dabei ist sehr bemerkenswert, wie weit die Entwicklungslinien der Transplantationsmedizin in die Vergangenheit zurückreichen und welche komplexen Fragestellungen zu lösen waren. Einen ersten Tierversuch am Herzen unternahmen bereits 1905 Carrell und Guthrie, indem sie die vena cava und pulmonaris eines kleinen Hundes mit der arteria carotis und der vena jugularis eines größeren Hundes anastomisierten. Mann et al. vermochten bei ihren Versuchen 1933 bereits die Funktion eines Tierherzens für bis zu acht Tage aufrechterhalten und entdeckten dabei erstmals Abstoßungsreaktionen in Form von Rhythmusstörungen, myokardialen Ödemen und Nekrosen.

In den 40er Jahren gelang Demikhov (in Myerowitz, 1987) die erste heterotope Herztransplantation bei Hunden und er konnte dabei eine Überlebenszeit von bis zu 32 Tagen erreichen. Durch die im Grunde auch heute weiterhin gültigen operationstechnischen Verbesserungen der Gruppe um Lower, Stofer und Shumway (1961) unternahmen 1964 Hardy und Kollegen erstmals den Versuch einem Menschen das Herz eines Schimpansen einzusetzen. Schließlich führte Christian Barnard am 2.12.1967 in Kapstadt die erste orthotope homologe Herztransplantation durch, mit einem Survival des Patienten von 18 Tagen (Barnard, 1967). Parallel zur Elaborierung der chirurgischen Technik waren intensive Anstrengungen notwendig um die bedeutsamste Limitierung der Herztransplantation zu überwinden, nämlich die Unterdrückung immunologischer Abstoßungsreaktionen. Bereits 1944 legte der spätere Nobelpreisträger Medawar die Grundlagen zum Verständnis von Abstoßungsreaktionen und es entwickelte sich- bildlich gesprochen- die Vorstellung des transplantierten Organs als ungeschützte Insel im feindseligen Meer des Empfängers. Der Einsatz von Cortikosteroiden zur Unterbindung von Abstoßungsprozessen erwies sich als unzureichend und erst die Entdeckung der zu Cortikosteroiden komplementären protektiven Wirkung von Azathioprin (Reemtsma et al., 1962) führte zu der double Standardkombination der Immunsuppression, die bis in die frühen 80er Jahre eingesetzt wurde. Für die Behandlung akuter Abstoßungskrisen erwiesen sich schließlich Antilymphocytenglobuline als sehr erfolgreich (Griepp et al., 1972) und Ende der 80er Jahre standen dann auch monoklonale Antikörper wie OKT3 für die klinische Anwendung zur Verfügung. Die moderne Ära der Herztransplantation ist aber entscheidend mit der Entdeckung des aus dem Pilz Tolypocladium inflatum gewonnen cyclischen Polypeptids Cyclosporin A verbunden, welches 1981 zum klinischen Einsatz kam (Oyer et al., 1983) und sich als sehr wirkungsvoll erwies; in Kombination mit Prednisolon und Azathioprin ist Cyclosporin A noch heute das Hauptmedikament der triple Standardimmunsuppressionstherapie. Nach 1983/84 kam es daraufhin bis Anfang der 90er Jahre zu einem eindrucksvollen Anwachsen der Zahl der weltweit vorgenommenen Herztransplantationen: von 672 im Jahre 1984 bis zu jeweils knapp über 4000 HTx in den Jahren 1991 bis 1997, seitdem sind die Zahlen weltweit rückläufig und im Jahre 2000 erfolgten noch 3175 Operationen; insgesamt wurden bis zum Ende des Jahres 2000 57.818 HTx durchgeführt (ISHLT Registry Report 2001, Hosenpud et al., 2001). Diese Entwicklung spiegelt sich auch in der Statistik des Deutschen Herzzentrums Berlin wieder, welches 1986 seine Arbeit aufnahm und in dem bis 1991 von Jahr zu Jahr mehr Herzen transplantiert werden konnten bis der Mangel an geeigneten Spenderorganen zu rückläufigen Zahlen führte (im Jahre 2000: 53 HTx). Im Oktober 1997 wurde an diesem Zentrum die 1000. Herztransplantation vorgenommen und insgesamt beläuft sich die Zahl der HTx bis Ende 2001 mittlerweile auf 1269 HTx.

Neben den erfolgreichen Entwicklungen im Bereich der immunsuppressiven Therapie sind für die Etablierung der Herztransplantation auch die Fortschritte in der Diagnostik von Abstoßungsreaktionen und die optimierte Behandlung von Infektionen von größter Bedeutung gewesen. Caves und Mitarbeiter schufen 1973 mit einer modifizierten Technik der transvenösen Herzbiopsie die Voraussetzungen für die frühzeitige Diagnostik von Abstoßungen bevor sich diese in klinischer Symptomatik äußerten. In den letzten zehn Jahren wurden dann auch nichtinvasive Verfahren entwickelt, die eine der Endomyokardbiopsie vergleichbare Sensitivität und Zuverlässigkeit aufweisen. Müller und seine Arbeitsgruppe (2001) entwickelten z.B. ein Überwachungssystem, welches es erlaubt ein intramyokardiales Elektrogramm kontinuierlich nachts abzuleiten und die Signale telemetrisch an eine Kontrollzentrale zu übermitteln. Dadurch gelingt es eine beginnende Abstoßung sehr frühzeitig zu identifizieren. Eine weitere Optimierung der Abstoßungsdiagnostik gelang durch die differenzierte Weiterentwicklung der Echokardiographie, die auch einen hohen Stellenwert in der Beurteilung von schleichend sich entwickelnden graftsklerotischen Veränderungen einnimmt (Dandel et al., 2001). In Folge dieser beispielhaft genannten Behandlungsfortschritte gelang es die Langzeitüberlebensraten erheblich zu verbessern und so berichtet der ISHLT-Report 1999 für die Ära 1980 bis 1989 ein Fünfjahresurvival von 65.2% und ein Zehnjahressurvival bei 45.8 % liegt (Hosenpud et al., 1999).

Diese Erfolgsgeschichte der Herztransplantation wurde begleitet von einiger Kritik aus verschiedenen gesellschaftlichen Gruppen, die insbesondere an der Hirntoddiagnostik als Grundlage der Transplantationsmedizin insgesamt wütend Anstoß nahmen bzw. die Einpflanzung fremder Organe in einen Menschen als grundsätzlich ethisch unvertretbar ansehen. (z.B. Greinert, 1991). Ohne auf diese Kontroversen näher eingehen zu können, muss bei der Fokussierung auf psychische Aspekte im Verlauf einer Herztransplantation, wie es unter anderem in der vorliegenden Arbeit geschieht, an die unbewusste wie unbewusste Rezeption solcher Themen gedacht werden, da beispielsweise Schuldgefühle oder körperbezogene Fremdheitserlebnisse bis hin zu paranoid gefärbten Ideen mit aus diesen Quellen resultieren können.

1.2 Zur Symbolik des Herzens

Das Herz hat in allen Kulturen stets eine herausragende Bedeutung als Zentrum des Lebens eingenommen; im lateinischen Wortstamm cardo: Weltachse, Angelpunkt bzw. cor: Herz, bzw. Gemüt, Gefühl, Verstand, Einsicht und im Weiteren Seele als Inbegriff des Individuums. Aristoteles sah das Herz als Ursprungsort des Blutes und des Samens an, als Anfang und Lebensquell des Menschen und mit dem linguistischen Archetyp „kal" ist die Bedeutung von „fruchtbar", „zentral", „warm" ,"lebensspendend" verbunden. Das Herz sollte uns aber im Verständnis der Ägypter auch noch nach dem Tode ein Weiterleben ermöglichen und wurde so als einziges Organ bei der Einbalsamierung nicht entfernt. Auch in der christlichen Religion wird schon im neuen Testament das Herz als Ausgangspunkt allen menschlichen Tuns angesehen, „...spricht der Herr: Ich will geben mein Gesetz in ihren Sinn, und in ihr Herz will ich es schreiben..." (Hebräer 8, 10). Augustinus bezeichnete das Herz als das „Gefäß der göttlichen Liebe" und es gilt auch umgekehrt als Symbol für die Liebe des Gläubigen zu Gott. In der mittelalterlichen Mystik galt das Herz Jesu als Symbol seiner Liebe und seines Opfers für die Menschen und 1865 wurde von Papst Pius IX das Herz-Jesu-Fest verbindlich in das Kirchenjahr eingeführt. Die gottmenschliche Natur des Herzens wird stellvertretend gegen die Versachlichung und Rationalisierung der Aufklärung betont und dem zur Pumpe entgotteten Herzorgan eine tiefe metaphysische Frömmigkeit gegenüber-gestellt. Neben dieser lebens-spendenden und der göttlichen Liebe verwobenen Bedeutung symbolisiert das Herz aber auch die Zwiespältigkeit des Menschen und in Analogie zum Yin-Yang-Zeichen spiegelt sich in ihm die Dichotomie zwischen „Gut und Böse" wieder (Strian, 1998), eine Ambivalenz, die sich häufig während der Verarbeitungsprozesse nach einer Herztransplantation wiederfinden lässt.

1.3 Entwicklungspsychologische und psychodynamische Gesichtspunkte zur Bedeutung einer Herztransplantation

Diese Verankerung des Herzens in den Kulturen und damit im kollektiven Unbewussten findet sich natürlich auch in unseren Körperphantasien und Träumen wieder. So hat sich in der Psychoanalyse die bekannte französische Analytikerin F. Dolto mit den Körperbildern eingehend beschäftigt und erklärt: "Das Herz ist für den Menschen das Symbol eines imaginären, auf Dauer angelegten Ortes, eines Kontinuums, an dem sich sein Narzissmus festmacht; hier wird die Frage nach dem Sinn der komplementären Ergänzung seiner sensorischen Empfindungen gestellt und auch die Antwort erwartet. Man nennt diesen Ort der Affekte nach dem pulsierenden Organ, das hinter der mütterlichen Brust liegt und zwischen ihren Armen, die uns zuerst umfangen, es ist mit frühesten körperlichen Austauschprozessen verbunden und lebte schon vor dem ersten Atemzug und wird erst nach dem letzten sterben" (Dolto, 1988, S. 108).

Körperbilder hängen sehr eng mit Fragen nach der Entstehung und der Organisation der Körpererfahrung und des Körperunbewusstseins zusammen, welche im Zusammenhang mit einer Herztransplantation Veränderungen unterworfen sind. Die Verpflanzung des Herzens berührt basale psychische Körperschemata, da das im Zentrum stehende, schon intrauterin pochende Herz ein „Engramm" des eigenen Körpers (Winnicott, 1974) in der entstehenden Seele darstellt, seine Entnahme ein Aufbrechen, Zerreißen und einen tiefgreifenden Verlust bedeutet, und zudem etwas Fremdes an dessen Stelle gesetzt wird. Dieses Herzorgan wird im Verlauf der frühen Reifungsprozesse in die somato-psychischen Strukturen eingewoben und ist eng mit den Selbstdifferenzierungsprozessen „vernetzt". Eine besondere Bedeutung kommt dabei den sich entwickelnden Körpererfahrungen zu, die nach Shontz (1974) in vier Bereiche differenziert werden können: a) das Körperschema, welches der Mensch sehr frühzeitig ausbildet, indem er über propriozeptive Reize eine räumliche Vorstellung des eigenen Körpers entwickelt; b) das Körper-Selbst, welches Bewertungen und Erlebnisse mit emotionalen Erfahrungen gegenüber und mit dem eigenen Körper in der Mutter-Kind Beziehung und weitere interaktionelle Erfahrungen integriert; c) die Körperphantasien, bei denen Individuen Auffassungen über ihren Körper ausbilden (z.B. Urteile über Leistungsfähigkeit, Attraktivität Maskulinität etc. und d) das Körperkonzept, welches relativ unabhängig von der direkten Körpererfahrung formales Wissen über den Körper, wissenschaftliche, kulturelle oder naive Kenntnisse dazu umfasst.

Auf allen diesen Ebenen der Körpererfahrung kommt es durch eine Herztransplantation zu weitgehenden Labilisierungen, die in Folge das Selbst als die Gesamtheit unserer psychischen Substrukturen wesentlich betrifft. Freud hatte schon 1923 in seinem Buch „Das Ich und das Es" betont: „Das Ich ist vor allem ein körperliches" und körperliche Bedürfnisse sind die Organisatoren der psychischen Entwicklung. In der späteren psychoanalytischen Forschung betonte Plassmann (1993) ein Primat der Körpererfahrung:" .... elementare, aus dem Körper stammende Wahrnehmungen wie das Phänomen des Lebendigseins und des Körperseins sind allererste Inhalte (Introjekte) des psychischen Apparates, die den innersten Kern eines später weit ausdifferenzierten Selbstkonzeptes bilden" (S. 263) und darauf aufbauend entwickelt sich die Persönlichkeit dann durch eine Internalisierung von Objekterfahrungen weiter. Ein Eingriff in die Körperintegrität durch Austausch des „Lebenszentrums" Herz berührt sowohl die Ordnung das Körperschemas, des Raumbildes vom Körper (Schilder, 1923), welches vorsprachlicher Entwicklung entspringt, sowie des Körper-Selbst und damit werden vor allem frühe emotionale Erlebnisse aktualisiert, die mit der Rhythmik des Herzens und den damit verbundenen Affektkernen wie Ruhe, Kontinuität und damit assoziiert Liebe wie Geborgenheit oder Erregung, Instabilität und damit Angst oder Wut verknüpft sind. Die aktuellen Ergebnisse der Säuglingsforschung belegen, dass „Affekte und ihre Veränderungen schon vom kleinsten Säugling als differentielle Gefühle gespürt und wahrgenommen werden" (Dornes, 1993, S. 129), wobei erst ab etwa 18 Monaten eine symbolische, reflexive Form der Affekte die präsymbolischen somatisch-sensorischen Affekte ablöst.

Neben diesen sehr frühen Entwicklungsphasen werden dann auch spätere, von symbolischen Denkprozessen (Sekundärprozess) geprägte Differenzierung- und Reifungsphasen mit den zugehörigen Beziehungserfahrungen aktualisiert. Die Erfahrung des eigenen Körpers ist ein wesentliches Element in den Loslösungs- und Individuationsprozessen wie sie von Margaret Mahler beschrieben wurden und ermöglicht eine Abgrenzung des Kindes von der Mutter, also eine Voraussetzung um die symbiotische Phase zu verlassen, im Erproben von Trennung und Wiederannäherung Autonomie zu gewinnen (Mahler et al., 1968; 1978). Die Transplantation eines Herzens reaktualisiert also zugleich diese oral-symbiotische Phase und im Weiteren die Trennungs- und Autonomieprozesse (anale Phase) und kann zum einen zu Gefühlen eines Aufbruchs ins Leben führen: „ich habe ein neues Herz, ein neues Leben liegt vor mir. Ich merke, wie sich die Botschaft mit Wucht in mir ausbreitet, mich völlig ausfüllt. Es ist, als hätte ich ein rettendes Ufer erreicht, ich bin selig und stolz" (Claussen, 1996, S. 27). Zum anderen können aber unbewusst persistierende Verschmelzungswünsche, -ängste, destruktive Impulse oder starke Verlustängste der „depressiven Position" (Klein, 1983) hervorgerufen werden.

Zusammenfassend kann festgehalten werden, dass es sich aus tiefenpsychologischer Sicht bei einer Organtransplantation zum einen um sehr frühe körpernahe, vorsprachliche und präsymbolische Prozesse handelt und zum anderen orale, anale und narzisstische Entwicklungsstufen aktualisiert werden.

Neben diesen grundsätzlichen entwicklungspsychologischen Überlegungen bei einer Organtransplantation muss nun auf die spezifischen Veränderungen in der Wahrnehmung des eigenen Körpers eingegangen werden.

Während der langjährigen Arbeit mit herztransplantierten Patienten zeigte sich häufig eine starke Fokussierung auf das Herz, die passageren aber oftmals auch überdauernden Charakter aufweist. Im Mittelpunkt stehen die Herzphantasien, welche zumeist in euphorisierender oder ängstigender Weise neu gestaltet werden und stellvertretend für den gesamten Körper (Überidentifikation) stehen. Es entwickeln sich einerseits Großartigkeitsphantasien in Bezug zu einer phantastischen Vitalität, einer zurückgewonnenen Potenz, im übertragenen wie konkret sexuellen Sinne (siehe die verbreitete Idee von dem jungen, kraftstrotzenden Motorradfahrer als Spender) und letztlich die Idee bisherige Grenzen des eigenen Lebens zu überwinden bis hin zu Wiedergeburtsphantasien. Andererseits können Ängste erwachsen durch ein anderes Geschlecht des Spenders (Cramond, 1971) oder dessen negative Charakterzüge in Teilen oder gar als ganze Persönlichkeit verändert zu werden. Castelnuovo-Tedesco hat in seinen Publikationen (1971, 1973, 1978) diese innerpsychische Dynamik besonders betont, welche daraus resultiert, dass das neue Organ unverzüglich eine mentale Repräsentanz erwirbt und dann als Repräsentant eines anderen Menschen mit den eigenen Introjekten des Empfängers in Beziehung tritt.

1.4 Konzepte zu dem Prozess der Organintegration und spezifische Konflikte im post-operativen Verlauf aus psychodynamischer Sicht

Die durch eine Transplantation ausgelösten intrapsychischen Prozesse sind außerordentlich komplex und sie beginnen bereits *im Vorfeld der HTx in der Phantasie*. Muirhead et al. (1992) sahen in der Entwicklung einer positiven Einstellung der Patienten zur Transplantation während der Wartezeit sowie in deren Bereitschaft und Fähigkeit Unterstützung im sozialen Umfeld zu suchen bereits erste Hinweise für eine „präoperative Anpassung" an das „neue" Organ. Nach der Operation gewinnen die Integrationsprozesse buchstäblich mit den ersten Schritten in der neuen Realität an Dynamik, d.h. z.B. kann ich - mein Körper - dem neuen Herzen vertrauen, hat es die Kraft mich „voranzubringen", ist es zuverlässig ?, wie füllt es die „Herzhöhle" aus und wie „beäugt" mein Körper es, können sich beide aufeinander einlassen?. Damit beginnen die Prozesse die „Umwidmung" des fremden zum eigenen Organ. Muslin (1972) entwickelte auf der Basis seiner Beobachtungen an Nierentransplantierten ein Stufen-modell der Organintegration. Im ersten Stadium wird - wie gerade skizziert - das Organ als Fremdes, als Teil des Spenders oder affektiv „entkleidet" als Muskel betrachtet, als eine Objektrepräsentanz deren emotionale Färbung derjenigen zu früheren Beziehungsobjekten ähnelt. Im der weiteren Entwicklung wird diese mentale Repräsentanz dann mit Libido besetzt und partiell internalisiert, es wird zu einem „lieben Gast im Selbst", dem nun weniger Aufmerksamkeit oder angstvolle Beobachtung geschenkt wird (partielle Internalisierung). Basch (1973) vertrat die Ansicht, dass eine solche freundschaftsähnliche, *teilweise* Integration bereits eine ausreichend gelungene Entwicklung darstellt und in diesem Zusammenhang erinnert sich der Autor an einen Patienten, der sein neues Herz als von einem südfranzösischen Weinbauern stammend phantasierte und den Gedanken an ein sonniges Leben zwischen Rebstöcken noch viele Jahre nach der HTx als sehr beglückend empfand. Im dritten Stadium der Verarbeitung kommt es zu einer vollständigen, kompletten Internalis-ierung und Eingliederung des neuen Organs in das Körperbild oder Körperselbst. Der Prozess kann als abgeschlossen angesehen werden, wenn das transplantierte Organ seinen Platz in der subjektiven Körperwelt mit den bewussten wie unbewussten emotionalen Bedeutungen ein-genommen hat und Teil des Selbst geworden ist, diese „höchste Integrationsstufe der psychischen Struktur...die wichtigste Funktion des Selbst ist neben seiner Selbstregulierung die Objektbeziehung" (zitiert nach Rudolf, 1993, S. 64-65). Aus unseren klinischen Beobachtungen, die auch in den Studien der Arbeitsgruppe um Bunzel und Laederach-Hofmann (persönliche Mitteilung, 2001) Bestätigung finden, ist ein solch kontinuierlicher Integrationsprozess jedoch eher als Ausnahme anzusehen, vielmehr wird sehr häufig ein Alternieren zwischen den Verarbeitungsphasen beobachtet und Krisensituationen wie eine Abstoßung oder im Langfristverlauf auftretende Komplikationen wie Tumorerkrankungen, schwere Infektionen etc., aber auch klassische Schwellensituationen (Trennungen, Arbeits-platzverluste) können zu einem Wiedererleben, zu regressiven Entwicklungen führen. Entsprechende Befunde berichteten auch Lastrico et al. (1994), die für eine Gruppe von 15 Herztransplantierten mittels Rorschach Test Untersuchungen noch fünf Jahre nach Transplantation ein Fortbestehen der Integrationsprozesse feststellten.

Eine Herztransplantation stellt, entsprechend der dargestellten Prozesse, nicht nur eine medizinische Herausforderung, sondern einen weitgehenden Eingriff in die emotionalen Schichten und basalen Körpersphären, in die Homöostase der Persönlichkeit der Patienten dar. Die angestoßenen Anpassungs-, Bewältigungs- und Integrationsprozesse sind in der Regel im frühen postoperativen Verlauf begleitet von Trauerphasen mit Hilflosigkeit, Sprachlosigkeit, vitaler Leere, depressiven Stimmungsschwankungen oder Angsterlebnisse im Wechsel mit Euphorie und Omnipotenzerlebnissen. In besonderen Fällen können die passageren regressiven Entwicklungen profunde Selbstverlustängste und damit ausgeprägte negative Affekte wie Wut, ungesteuerte Aggressionen bis hin zu Fraktionierungsängsten und psychosenahen Erlebnissen hervorrufen (Rudolf, 1977). Weniger stark ausgeprägte regressive Entwicklungen können zu reiferen Fixierungspunkten und damit Störungen im Bereich der psychosexuellen und sozialen Identität führen. Hierbei spielt natürlich die psychische „Ausstattung" des Betroffenen eine große Rolle, seine innere Flexibilität und Reife oder eben auch neurotische Fixierungen oder frühe strukturelle Störungen als Folge pathogener Erinnerungen oder traumatischer Erlebnisse, welche durch die Transplantation wiederbelebt werden. Die Reife der Abwehrmechanismen der Patienten wie auch die Breite und Flexibilität ihrer Bewältigungsstrategien sind von außer-gewöhnlicher Bedeutung für das Gelingen des Integrationsprozesses. Viederman (1974) verwies darauf, dass insbesondere in der initialen postoperativen Phase frühe Abwehrmechanismen wie Spaltung, Verleugnung, Ungeschehenmachen oder Projektionen eine wesentliche Rolle spielen, welche psychogenetisch im Zusammenhang mit sehr frühen Entwicklungsphasen stehen. Die Bewältigungsmechanismen sind abhängig von der sozialen Kompetenz, den interaktionellen Erfahrungen der Patienten und den sozialen Unterstützungssystemen, insbesondere den Beziehungsqualitäten zu PartnerInnen und Familie.

Die im Anschluss an eine Herztransplantation beobachtbaren psychischen Symptome oder psychiatrischen Störungen umfassen das weite Spektrum von deliranten, paranoid-halluzinatorischen Störungen, depressiv-ängstliche Episoden bis hin zu Anpassungsstörungen und neurokognitiven Funktionsstörungen (siehe hierzu die Ausführungen in den Abschnitten 2.1 und 2.2). Sie basieren zum einen auf den eben beschriebenen intrapsychischen Prozessen, zum anderen muss natürlich mit großem Nachdruck auf die Bedeutsamkeit gleichzeitig wirksamer exogener Einflussfaktoren auf die emotionalen und neurokognitiven Regulations-systeme verwiesen werden. Neurologische Komplikationen wie Mikroembolien, fokale Läsionen, cerebrale Krampfanfälle oder Auren, hypoxische Schädigungen etc. wie auch metabolische und kardiale Funktionsstörungen sind für ein breites Spektrum organisch induzierter Störungen verantwortlich (Audebert, 1995; Porschke und Strenge, 1994). Darüber hinaus liegt eine sehr umfangreiche Literatur zu den vielfältigen medikamenten-induzierten psychischen Störungen vor, die insbesondere die spezifischen cerebrotoxischen und affektiven Nebenwirkungen der Immunsuppressiva differenziert beschreibt (Shapiro, 1990; Strauß et al., 1997).

Diese exogen induzierten psychischen Störungen interferieren in hohem Maße mit den psychodynamisch verstehbaren Labilisierungen bzw. regressiven Prozessen, sie intensivieren sie, „färben" die Symptomatiken und blockieren die Restitutionsvorgänge. Um es an einem Beispiel deutlich zu machen: die vorgenannten exogenen Einflussfaktoren können die Filterfunktion des Gehirns für äußere Reize erheblich beeinträchtigen, diese „überschwemmen" ungesteuert die Innenwelt, die Wahrnehmungen können in keine Ordnung und Bewertung gebracht werden und oft erhalten Eindrücke neue, zumeist ängstigende Bedeutungen (illusionäre Verkennungen). Ebenso können Halluzinationen im Gehirn generiert werden und Wahneinfälle, -gedanken und in einzelnen Fällen auch systematisiertere Wahnsysteme auftreten, welche sehr häufig Vorstellungen zum Inhalt haben, das Herz werde wieder entnommen, „geraubt", der Patient sei nicht „würdig", es zu behalten. Bei den Wahnvorstellungen können zugleich die psychodynamischen Quellen exemplarisch danebengestellt werden: Lefebvre et al. (1973) verstehen das Auftreten von „Verfolgungsängsten" als frühe Folge der Inkorporation des fremdes Introjektes als ein Teil des Spenders, erst später erfolgt eine Abtrennung zwischen dem aufgenommenen Organ (welches zum Eigenem wird) und eine Externalisierung des Spenders.
Die exogen bedingten psychiatrischen Störungen remittieren im postoperativen Verlauf sehr rasch und später auftretende psychopathologische Syndrome sind dann primär psychogen zu

verstehen: so können sich beispielweise bei Abstoßungsepisoden massive „Enttäuschungsreaktionen" oder ängstigende Fremdheitserlebnisse entwickeln.

Mit der Reintegration in das psychosoziale Umfeld d.h. in die Familie, den Freundeskreis und/oder die Arbeitswelt kommt es in der Regel zu einer emotionalen Stabilisierung, die eigene Autonomie ist zurückgewonnen und expansive Wünsche, langgehegte Träume („einfach laufen zu können", Reisen etc.) können realisiert werden. Unter psychodynamischen Gesichtspunkten gilt es aber auch die Sicherheit des medizinischen Überwachungs- und Versorgungssystems („die elterlichen Objekte") aufzugeben, die Krankenrolle mit dem oftmaligen sekundären Krankheitsgewinn abzustreifen und eigenverantwortlich für den eigenen Körper zu sorgen: auf hygienische Maßnahmen, Ernährungsfragen zu achten, Infekte, Abstoßungsreaktionen, Blutdruckveränderungen etc. frühzeitig wahrzunehmen. Von besonderer Bedeutung sind inner-familiäre Umstellungsprozesse, da im Verlauf der langen Erkrankungszeit der meist männlichen Transplantationspatienten die Partnerinnen deren Aufgaben übernehmen mussten und eine eigene Entwicklung zu mehr Eigenständigkeit vollzogen haben. Diese Veränderungen wurden von den Patienten oftmals nicht wahrgenommen bzw. waren überdeckt durch die besonderen Beziehungsmodalitäten während der lebensbedrohlichen Lage im Umfeld der HTx. Zudem werden in dem regressiven Stadium der Krankheit oftmals länger bestehende Beziehungskonflikte durch Idealisierungen und phantasierte Wünsche verleugnet; nach der Entlassung aus der Klinik „zerschellen" diese Phantasien dann rasch an der Realität. Bunzel und Laederach-Hofmann (1999) fanden in ihren Nachuntersuchungen erhebliche negative Auswirkungen des Transplantationsprozesses auf die Beziehungsqualität der Partner im langjährigen postoperativen Verlauf: vorrangig wurde von den Paaren über ausgeprägte Kommunikationsschwierigkeiten, emotionale Distanz, Schwierigkeiten im Rollenverhalten und unterschiedliche Auffassungen zu Normen und Werten berichtet.

Im Langfristverlauf nach Herztransplantation können misslungene Verarbeitungen der Herzerkrankung und der Transplantation, unzureichende Organintegrationsprozesse und Fixierungen an pathologische Abwehrmechanismen sowie dysfunktionale Bewältigungsstrategien zur Entwicklung psychosomatischer Krankheitsbilder führen. Steiner (1989) betont die zentrale Bedeutung traumatischer Verlustereignisse als Ursache für Psychosomatosen. Im wesentlichen leiden die Patienten an affektiven Störungen oder somatoformen Störungen wie autonome Funktionsstörungen, hypochondrische Störungen oder somatoformen Schmerzstörungen. In besonderer Weise sind ungelöste psychodynamische Prozesse mit schwierigst handhabbaren Complianceproblemen verknüpft. Dew et al. (1996b) belegte den Zusammenhang zwischen Ärger und Feindseligkeit mit noncompliantem Verhalten, ein Vermeidungscoping nach HTx war in gleicher Weise ein signifikanter Risikofaktor (Dew et al., 1996a). Young et al. (1991) fanden entsprechend bei Patienten mit wenig Verleugnung als Abwehrstrategie ein signifikant längeres Survival. De Geest et al. (1995) betonten die besondere Bedeutung internaler Kontrollattribuierungen und von selbsteffizienten Überzeugungen für eine gute Compliance und berichtete bei Defiziten über erheblich höhere Abstoßungsraten, Graftverluste und schließlich eine höhere Mortalität (De Geest et al., 1998). Schließlich ist die Frage aufzuwerfen, inwieweit gestörte affektive Prozesse mit Depression und Angst oder Rigidität und Körpermissempfindungen über psychoimmunologische Prozesse das Survival beeinflussen.

Unstrittig sind die Auswirkungen einer unzureichenden oder misslungenen Verarbeitung des Transplantationsgeschehens auf die Lebensqualität der Patienten (Bunzel et al., 1994a,b; Bunzel und Wollenek, 1994).

2. ABRISS ZUR ENTWICKLUNG UND DEM STAND DER FORSCHUNG ZU PSYCHIATRISCH-PSYCHOSOMATISCHEN ASPEKTEN UND ZUR LEBENS-QUALITÄT BEI DER HERZTRANSPLANTATION

2.1 Frühe Arbeiten und die Entwicklung der psychologischen und psychiatrisch-psychosomatischen Forschung im Bereich der Herztransplantation

In den ersten Jahrzehnten der Transplantationsmedizin standen - wie im Abschnitt 1.1 dargestellt - die medizinischen Aspekte zur Etablierung dieser Behandlungsmethode im Zentrum der wissenschaftlichen Forschung. Erste Einzelfallberichte zur psychologischen Dimension der Herztransplantation bezogen sich auf psychiatrische Auffälligkeiten nach der HTx und auf theoretische Überlegungen zu den psychischen Konsequenzen. Lunde (1969) beobachtete bei neun Herztransplantierten eine hohe Inzidenz psychotischer Symptome und führte dies auf ein gestörtes Selbstbildes in Folge der Einpflanzung des Spenderorgans zurück und Kraft (1971) postulierte den Bedeutsamkeit präoperativer Phantasien und Erwartungen für postoperative psychiatrische Komplikationen. Abram (1971) sah als Ursachen für psychiatrische Störungen nach offenen Herzoperationen neben einer physiologischen Imbalance sekundär zu erhöhten Katecholamin- und Cortisonspiegeln psychische Reaktionen ausgelöst durch starke Todes-ängste und sensorische Deprivation auf der Intensivstation.

Molish et al. (1971) beobachteten ausgeprägte hirnorganische Psychosyndrome bei vier von fünf erfolgreich transplantierten Patienten und es wurde dafür auch der Begriff des „Postcardiotomie-Delirs", von Blachly und Starr (1964) als spezifische Reaktion nach offenen Herzoperationen geprägt, verwendet. Für dieses Postcardiotomie-Delir hatten dann 1974 Kornfeld und Mitarbeiter wiederum neben den bekannten physischen und operativen Einflussvariablen eindeutig Persönlichkeitsvariablen wie ein Dominanz-Aktivitätsmuster verantwortlich gemacht und besonders unterstrichen, dass diese Patienten die erzwungene Passivität während der Intensivbehandlung nicht ertragen können, mit endokrinen Stressreaktionen darauf antworten, aber keine manifeste Angst zeigen können, sie unterdrücken und verleugnen, ihr keinen Ausdruck verleihen können.

Damit wurde die psychologische Dimension erweitert durch Fragestellungen zum Einfluss überdauernder Persönlichkeitsstrukturen, spezifischer affektiver Reaktionsmuster und von Bewältigungsstrategien, die allerdings erst später in der Herztransplantationsforschung aufgegriffen wurden.

Watts et al. (1984) betonten zwar die Relevanz der prämorbiden Persönlichkeit und der emotionalen Anpassungsprozesse, aber erst Mitte der 80er Jahre ermöglichte die wachsende Zahl von Herztransplantationen systematischere Studien.

So beschrieben McAleer et al. (1985) in einer Gruppe von 28 Patienten bis drei Monate postoperativ bei 57% starke Stimmungsschwankungen und bei 46% chronische Schmerzen sowie in erheblichen Ausmaß Libidoabnahme, Impotenz, Körperveränderungen sowie bei mehr als der Hälfte der Patienten Partnerkonflikte Auf kleine Patientenkollektiven basierend hatten Brennan et al. (1987) Angst oder Depression vor einer HTx nicht als negative Einflussvariablen bezeichnet, wohl aber Persönlichkeitsstörungen (in Übereinstimmung mit Lough et al., 1985). Damit wurden bereits wesentliche spezifische Themenbereiche skizziert, welche sich in den späteren Untersuchungen wiederfinden.

Die ersten Ergebnisse zu psychiatrischen Komplikationen stimulierten Überlegungen mit welchen spezifischen Belastungen und Konflikten die Patienten im Verlauf des Transplantationsprozesses konfrontiert sind. Louis K. Christopherson (1987) aus Stanford hatte schon frühzeitig darauf verwiesen, dass man bei aller Begeisterung über die technische Brillanz der HTx nicht das Ausmaß der psychologischen und sozialen Anforderungen an den

Empfänger wie seine Familie übersehen werden dürfe. So hatten Christopherson und Lunde bereits 1971 ein Modell von Phasen vorgestellt, welche jeder Patient nach ihren Beobachtungen durchlaufe: beginnend mit Ängsten und Ärger bei erster Erwähnung einer notwendigen Transplantation, der Erleichterung und der Bereitschaft zu diesem Schritt bei einem Organangebot, einem extremen Erleben von Freude nach der HTx und Depressionen bei Abstoßungsepisoden. Allender et al. (1983) griffen den Vorschlag auf umschriebene Phasen des Transplantationsprozesses zu konzeptualisieren um eine systematischere Forschung zu fördern. Die breiteste Anwendung erfuhr schließlich des Modell von Kuhn et al. (1988a), welches im Folgenden sehr komprimiert skizziert werden soll. Einige Aspekte wurden bereits im Kapitel über die psychodynamischen Prozesse dargestellt und werden deshalb nur kurz neuerlich erwähnt.

1. Phase: Die Wahrnehmung der schlechten Prognose der Erkrankung und die Mitteilung über die Notwendigkeit der HTx:

Die Ankündigung eines möglichen baldigen Todes und die Unmöglichkeit anderer Behandlungsangebote außer einer Transplantation löst nach Erfahrung vieler Autoren (Christopherson, 1976, 1979; Bunzel et al., 1991) oftmals eine Schockreaktion beim Patienten wie den Angehörigen aus. Langjährig Erkrankte sind zumeist bereits darauf eingestellt und empfinden teils auch Erleichterung über den angeboten Weg. Akut erkrankte, zumeist junge Patienten z.B. nach einer Myokarditis erleben einen unvermittelten Abbruch der Lebenslinie und sehen sich durch die foudroyante Herabsetzung der Leistungsfähigkeit erstmals mit Grenzen des eigenen Körpers konfrontiert. Sie erleiden -paradigmatisch ausgedrückt - einen Selbstinfarkt - und durchlaufen ähnliche Phasen wie sie Kübler-Ross (1969) für die Konfrontation mit unheilbarer Krankheit bzw. dem Sterbeprozess beschrieben hat. Während dieser Prozesse entwickeln die Patienten- gemäß psychiatrischer Terminologie- häufig schwere Anpassungsstörungen mit gemischter emotionaler Symptomatik bzw. mit Verhaltensstörungen. Die Bewältigung der existentiellen Bedrohung muss von der Familie/Freunden unterstützt werden, eine wichtigen Rang nimmt aber auch die Aufklärung und Beratung von ärztlicher Seite ein (O'Brian, 1985) ein. Die Aufgabe für den Patienten besteht schließlich in einer eindeutigen Entscheidungsfindung für oder gegen eine HTx, da ambivalente Einstellungen einen negativen Prädiktor für das Outcome darstellen (Kuhn et al. 1988b). Trotz letztendlich zumeist positiver Entscheidung für die Transplantation werden kann auch eine ablehnende Haltung resultieren, deren Häufigkeit zwischen 3.6% (Aaronson et al., 1995; Geller und Connolly, 1997) und 15% (Frierson et al., 1990) beziffert wird. Als Gründe gelten die Angst vor negativen Folgen des Eingriffs, eine Verleugnung der Erkrankung mir irrealer Hoffnung auf konservative Behandlungsmöglichkeiten aber auch die Akzeptanz des eigenen Todes kann maßgeblich sein (Frierson et al., 1990).

2. Phase: Die Evaluation für eine HTx:

Im Laufe der stattfindenden medizinisch-psychologischen Untersuchungen treten Sorgen und Befürchtungen bezüglich der Akzeptanz als „guter Transplantationskandidat" auf, d.h. die Patienten sind bemüht als angepasst, physisch und psychisch stark zu erscheinen um auch in Konkurrenz zu anderen auf die Warteliste aufgenommen zu werden. Entsprechend stark kann das Stresserleben sein und Ängste wie Depressionen stehen neben einer euphorischen Erwartung (Kuhn et al., 1990)

3. Phase: Die Warteperiode:

Die Wartezeit auf eine Transplantation stellt den belastendsten Abschnitt für die Patienten dar (Jalowiec et al., 1994; Grady et al., 1992), da die abnehmende körperliche Leistungsfähigkeit, erhebliche subjektive Beschwerden wie Atemnot, Schwächegefühle, Schmerzen u.a. unerträgliche Todesängste auslösen und Panikzustände hervorrufen vor dem Erreichen der Transplantation sterben zu müssen (aktuell erreichen auch mehr als 40% diesen Zeitpunkt nicht). Kuhn et al. (1988a) nannten diesen Abschnitt treffend den „Tanz mit dem Tod". Er ist von Gefühlen des Ausgeliefertseins bestimmt ist, die Patienten können ihre Situation nicht beeinflussen, der Zeitpunkt der HTx ist unkalkulierbar, sie fühlen sich abhängig von der Klinik (werde ich nicht vergessen?), vom Schicksal bzw. dem Tod anderer und entwickeln schwere schuldbeladene Wünsche ein potentieller Spender möge sterben. Freeman et al. (1984) oder Kuhn et al. (1988a) prägten für die auftauchenden Phantasien nach „förderlichen" Gegebenheiten für Unfälle die Begriffe „rainy day syndrom" oder „donor weather". Im Kern sind die Patienten zerrissen zwischen der Hoffnung auf ein Weiterleben und dem Gedanken die ihnen noch verbleibende Zeit dem Abschiednehmen zu widmen, ihre Angelegenheiten noch abschließend zu ordnen.

4. Phase: Die postoperative stationäre Periode:

Nach der Transplantation erleben die Patienten initial auf der Intensivstation oftmals intensive Emotionen des Gerettetseins und des Neuanfangs, die Züge von Grandiosität und Unverwundbarkeit tragen können, eine „honeymoon-period" (Christopherson, 1987) oder ein „flying high" (Kuhn et al., 1988a). Zugleich gewinnen sie Kontrolle über sich zurück und erleben täglich kontinuierliche Fortschritte bei der physischen Erholung und ihrer Mobilität. Andererseits können delirante Zustandsbilder, paranoid-halluzinatorische Syndrome, Agitiertheit, Schlaflosigkeit und neurokognitive Defizite auftreten oder neuro-logische Komplikationen (Audebert, 1995) wie Krampfanfälle oder cerebrale Läsionen bei den Patienten wie ihren Angehörigen zu starken Ängsten und Befürchtungen vor dauerhaften Schäden führen. Wesentliche Belastungen stellen die Herzbiopsien dar und im Weiteren Sorgen vor Infektionen. Mit dem Anwachsen der eigenen Fähigkeiten steigert sich das Selbstwertgefühl bis hin zu narzisstischen Ideen des „Ausgewähltseins" (Bunzel et al., 1992; Bunzel, 1993) und auch Empfindungen der Dankbarkeit gegenüber dem Spender sind häufig anzutreffen, allerdings auch Schuldgefühle nur durch dessen, herbeigesehnten, Tod überlebt zu haben. Diese zumeist grüblerisch wiederkehrenden Schuldgefühle sind psychodynamisch als Folge magischen Denkens aufzufassen, der Patient sieht sich als „Verursacher" des Todes.

Die Prozesse der Organintegration des fremden, unsichtbaren und unberührbaren Herzens in den eigenen Körper gewinnen an Dynamik (siehe hierzu die ausführliche Darstellung in Abschnitt 1.4).

5. Phase: Die Entlassung und das erste postoperative Jahr:

Die Trennung von der Sicherheit gewährenden Klinik und die Integration ins häusliche Umfeld sind nun vorrangige Aufgabe und im Weiteren die Auseinandersetzung mit Restriktionen der Lebensführung und den Nebenwirkungen der Medikamente wie Ruhe- und Haltetremor, periphere Polyneuropathien, Gewichtszunahme, Akne, verstärkter Haar-wuchs oder Nierenfunktionsstörungen etc. (Scheld et al., 1997). Shapiro formulierte in seiner Arbeit 1990: „Herztransplantation bedeutet ein neues Bündel von Problemen anstelle der alten" (S. 405). Insbesondere müssen sich die Patienten mit Abstoßungskrisen auseinandersetzen, denn nach DeCampli et al. (1995) müssen 85% der Empfänger mit mindestens einer Abstoßung rechnen und etwa 20% mit mehr als einer. Diese sind begleitet von Ängsten vor einer Rückkehr der traumatischen Lebenssituation vor der HTx und neuerliche Todesbefürchtungen können sich an dem Sterben anderer Mitpatienten festmachen (Bunzel et al., 1992). In ihrer inneren Welt sind die Dialoge mit dem fremden Organ, die Umwidmung vom Fremden zum Eigenen bestimmend und Quelle der vielfältigen emotionalen Reaktionen.

Dieses Phasenmodell des Transplantationsverlaufes „endete" mit Abschluss des ersten Jahres nach einer Herztransplantation und berücksichtigte noch nicht spätere Entwicklungen oder Aspekte der Langfristlebensqualität.

2.2 Neuere Studien zu psychiatrisch-psychosomatischen Störungen im Umfeld einer Herztransplantation

Vorbemerkungen:
Die Studien zu psychiatrisch-psychosomatischen Störungen im Umfeld einer Herztransplantation sind sehr umfangreich und können theoretisch in einzelne Schwerpunktthemen aufgegliedert werden:

1. Untersuchungen zum präoperativen Status vor einer Herztransplantation, die zum Ziel haben die Intensität und das Muster auftretender Störungen zu beschreiben und Zusammenhänge zu psychosozialen Variablen und den spezifisch wirksamen Stressoren zu identifizieren. Dabei spielen die Verarbeitungsprozesse in der Wahrnehmung der Erkrankung, der Einstellung auf eine Transplantation seitens der Patienten und des familiären Unterstützungssystems eine bedeutsame Rolle. Vorbestehende affektive Erkrankungen, Substanzabhängigkeiten und Persönlichkeitsstörungen werden erfasst.
2. Untersuchungen zum postoperativen psychiatrisch-psychologischen Status und Aspekten der Rehabilitation und der Anpassung an die neuen Lebensbedingungen und spezifischen Krisen.
3. Untersuchungen, welche Zusammenhänge zwischen präoperativen psychischen Kennwerten und dem postoperativen psychiatrisch-psychosomatischen Störungen bzw. den Adaptationsprozessen aufzeigen. Das Ziel ist die Identifizierung von Prädiktoren und Risikofaktoren um entsprechende Behandlungskonzepte zu entwickeln und auch um valide Selektionskriterien vorweisen zu können.

Die im Folgenden dargestellten Studien berücksichtigten zumeist mehrere dieser Fragenkomplexe zugleich, da psychologisch-psychiatrische Beurteilungen im Rahmen des präoperativen Screenings durchgeführt wurden und die postoperative Evaluierung oftmals auch mit therapeutischen Behandlungsaufträgen verbunden waren.
Die Auswahl der Untersuchungen orientiert sich an den Kriterien eines zureichend elaborierten Designs, der Größe der Patientensamples, besonderes interessanten bzw. weiterführenden Aspekten und ihrer Relevanz für die vorliegende Studie. Auf eine Differenzierung analog der oben benannten Schwerpunktthemen wurde verzichtet um Redundanzen zu vermeiden, am Ende des Kapitels erfolgt eine kurze Zusammenfassung.
Frierson und Lippmann (1987) erweiterten die Forschungsperspektive indem sie auch den präoperativen psychiatrischen Status systematisch evaluierten und sie berichteten für antisoziale Persönlichkeiten, Drogenabusus wie affektive Störungen eine hohe Inzidenz postoperativer Komplikationen. Im Einzelnen fanden sie insgesamt bei 35% aller Patienten nach HTx Delire, bei 17% Psychosen und bei 60% Angst- und depressive Störungen. Mai et al. (1986) publizierten eine Studie mit 66 Transplantationskandidaten und sie beobachteten eine hohe Inzidenz vor allem von Angstsyndromen (40%) oder „simple depression" (12%) präoperativ und postoperativ diagnostizierten sie dann bei 18% der 33 Transplantierten Delire, bei 12 % schwere Angststörungen und bei 9% Verhaltensstörungen auf. In der

Analyse wurde ein klarer Zusammenhang zwischen bestehender Angstsymptomatik vor der HTx und postoperativen Ängsten gesehen und die postoperativ verhaltensauffälligen Patienten wiesen auch vorher vielfältige soziale Konflikte auf.

Freeman et al. (1988a, b) untersuchten dann 70 Patienten prä-HTx bis zu zwei Jahren postHTx. Sie berichteten für 37% DSM-III Erkrankungen im Vorfeld der HTx, primär Anpassungsstörungen mit vorherrschend ängstlicher oder gemischter Symptomatik, betroffen waren davon signifikant häufiger Patienten mit einem Krankheitsbeginn von kürzer als einem Jahr. Es ließ sich ein signifikanter Zusammenhang zwischen den präoperativen affektiven Erkrankungen und postoperativen psychopathologischen Auffälligkeiten belegen. Bei Einbeziehung von Persönlichkeitsstörungen wie aggressiven, soziopathischen oder abhängigen Strukturen wie auch Substanzabusus wurden 19 Patienten präoperativ als „psychiatrische" Risikopatienten eingestuft: davon verstarben sieben Patienten perioperativ und acht entwickelten postoperativ psychiatrische Erkrankungen. Insgesamt wurden postoperativ bei 34% der Transplantierten psychiatrische Störungen diagnostiziert, allerdings lediglich aufgrund besonderer Auffälligkeiten in den Augen des Klinikpersonals, d.h. kein systematisches Screening. 70% der Syndrome wurden auf organische Auslösefaktoren zurückgeführt, bedingt durch Steroide oder renale, hepatische oder metabolische Dysfunktionen. Im Verlauf der ersten 12 Monate kam es zu deutlichen Besserungen auf Angst- und Depressionsskalen (Self-Rating Depression Scale von Zung, Spielberger State Anxiety Inventory-SSAI) wie auch für die psychosoziale Anpassung auf der Psychological Adjustment to Illness Scale-PAIS, anschließend aber zu einem neuerlichen Anstieg des entsprechenden Scores im zweiten Jahr aufgrund sich zunehmend entwickelnder Anpassungsstörungen. Ein wichtiges Ergebnis war, dass sich keine Verbesserung in der neurokognitiven Leistungsfähigkeit im Verlauf von präoperativ bis zu zwei Jahre nach HTx zeigte, erhoben mit dem Minimal Mental Status Exam (MMSE).

Im gleichen Jahr berichteten Kuhn et al. (1988c) über eine Studie mit 69 HTx-Kandidaten, von denen sogar 63.8% eine präoperative psychiatrische Störung aufwiesen: 17% jeweils Persönlichkeitsstörungen oder Alkohol/Drugabusus, 21.7% affektive Erkrankungen (auf Symptomebene sogar 42% emotionale Symptome) und 11.6% organisch-induzierte mentale Störungen. Die 27 Transplantierten litten postoperativ alle unter passageren hirnorganischen Syndromen und davon zeigten 25.9% klinisch signifikante hirnorganische Störungen (zumeist Delire), weiter zehn Patienten ausgeprägte Verhaltensstörungen, von denen wiederum acht bereits präoperativ klinisch auffällig gewesen waren. Die Autoren schlussfolgerten aus ihren Analysen, dass reaktive affektive Symptomatik keinen Prädiktor darstellt, wohl aber entsprechend umschriebene Krankheitsentitäten wie auch verhaltensauffällige Persönlichkeiten. In Fortführung dieser Studie legten sie 1990 Daten zu 101 HTx Kandidaten vor und bestätigten neuerlich die sehr hohe Inzidenz pyschiatrischer Diagnosen bei Erstevaluierung (61.4%), konnten nun aber keinen Zusammenhang mehr zwischen affektiven Präerkrankungen zum postoperativen Outcome belegen, lediglich die Persönlichkeitsstörungen und hirn-organische Störungen beeinflussten signifikant negativ das postoperative follow-up (Kuhn et al., 1990).

Mit ähnlicher Methodik untersuchten Shapiro und Kornfeld (1989) insgesamt 73 Patienten, die z.T. bis zu sechs Jahre postoperativ nachevaluiert wurden. Eine kleine Untergruppe von 23 Patienten wurde dabei auch prospektiv untersucht (d.h. systematisches Screening) und davon wiesen 83% affektive Erkrankungen (vorwiegend Anpassungsstörungen gefolgt von depressiven Episoden) auf und zugleich war bei 43% eine Persönlichkeitsstörung zu diagnostizieren.

Im Anschluss an die HTx entwickelten 30% der Patienten organisch induzierte Erkrankungen, darunter nur vier % Delire. Im ersten postoperativen Jahr zeigten sich dann bei 39% der Transplantierten affektive Störungen, überwiegend mit gemischter Symptomatik, bei 11% depressive Episoden und bei 17% Angststörungen, weitere 17% der Patienten litten unter sexuellen Dysfunktionen. Bei den 41 Patienten, deren Entwicklung im Mittel 2.5 Jahre verfolgt wurde, traten dann allerdings bei 68% affektive Störungen, bei 17% Angststörungen und bei 37% organisch induzierte Störungen auf; sexuelle Dysfunktionen berichteten sogar 45% aller Nachuntersuchten. Die Autoren führten keine elaborierten prä/post Analysen durch, sahen aber in depressiven Vorerkrankungen oder ambivalenten Einstellungen keine negativen Prädiktoren, auch nicht für Alkoholabhängigkeiten oder früheres antisoziales Verhalten, lediglich narzisstisch/antisoziale Persönlichkeiten bezeichneten sie als Risiko.

Maricle et al. (1989, 1991) vertraten schließlich auf Grund ihrer Untersuchungen die Position, dass der psychische Status, insbesondere auch affektive Störungen vor einer HTx keine prädiktive Bedeutung für das Outcome darstellt und Tazelaar et al. (1992) bestätigten, das liberal gescreente Patienten (in Bezug auf psychosoziale/psychiatrische Kriterien) gleich gute follow-up Ergebnisse aufweisen wie andere Patienten, eine intensive Betreuung vorausgesetzt.

Exkurs: Diese Resultate (neben solchen von Transplantationen anderer Organe) flossen dann explizit oder implizit in die Screeningprogramme der Mitglieder der ISHLT ein und aus den Analysen der Arbeitsgruppe von Olbrisch et al. (1991, 1994) zu konkreten Ablehnungs-kriterien für eine Organtransplantation ergab sich folgendes Bild für absolute Kontra-indikation (%-Nennungen der befragten Kliniken): Demenzen (71.8%), floride Schizophrenien (70%), kürzlicher Suicidversuch (51.3%), akute affektive Störung (44.9%), Persönlichkeitsstörungen (14.1%). Für Suchtstörungen wurde bei aktuell erheblichen Alkoholgenuss eine Quote von 81% genannt, nach einer Karenzzeit von mindestens sechs Monaten 36% sowohl für Alkohol wie Drogenmissbrauch/abusus; überraschend stellte Rauchen für 43.6% der Befragten eine absolute und für weitere 47% eine relative Kontraindikation dar. Interessant ist die Tatsache, dass 2.7% der Zentren angaben eine Evaluierung wegen psychosozialer Kriterien im Voraus abgelehnt zu haben und letztlich lediglich 5.6% im Anschluss daran eine Tx auszuschließen und dass bei einer Herztrans-plantation die strengsten Kriterien angelegt wurden.

Trotz dieser Leitlinien berichteten aber beispielsweise Paris et al. (1994) für 68% ihrer Transplantiertengruppe einen präoperativen Substanzabusus und mehr als die Hälfte davon rauchten bis unmittelbar vor HTx bzw. konsumierten Alkohol oder illegale Drogen. Dabei erfolgte die Erhebung auch noch retrospektiv, woraus auf eine noch höhere Inzidenz geschlossen werden kann. Die Komplexität der Fragestellung wird nun daran sichtbar, dass bis auf 8% der präoperativ aktuell oder früher suchtabhängigen Patienten alle anderen in den ersten 18 Monaten keine Rückfälle aufwiesen, aber dafür in der deutlichen Mehrzahl psychische Auffälligkeiten zeigten d.h. ängstlich-depressive Erkrankungen, extremes Überge-wicht oder non-compliantes Verhalten entwickelten. Es erfolgt offenbar ein Shift zu anderen psychischen Syndromen und Krankheitsstörungen bzw. die von der Sucht überdeckten oder kompensierten Konflikte kommen in anderer Weise zum Ausdruck.

In Paris' Studie wiesen insgesamt 81% der Patienten z.T. erhebliche präoperative psycho-soziale Auffälligkeiten (inklusive der eben beschriebenen Suchtstörungen) auf, darunter 26% affektive Störungen und im postoperativen Verlauf zeigten 36% psychiatrische Störungen mit klarer Dominanz depressiver Erkrankungen; eine prädiktive Analyse erfolgte leider nicht. Die Patienten mit postoperativen psychiatrischen Störungen zeigten signifikant höhere Infektionsraten, vermehrte Krankenhauswiederaufnahmen und verursachten deutlich mehr medizinische Kosten

Die von Paris et al. (1994) berichtete hohe Quote psychosozialer Auffälligkeiten ist wesentlich auch Folge der in der Wartezeit wirksamen Stressoren; als die zehn belastendsten Faktoren gaben die Patienten in einer Reihenfolge ihrer Häufigkeit an: eine präterminale Herzerkrankung zu haben, Krankheitssymptome wie Energie- und Kraftlosigkeit und

Schlafstörungen, das Warten bis ein Organ gefunden ist, schlechte Lebensqualität, Unsicherheit über die Zukunft, Verlust der Kontrolle über das eigene Leben, Sorgen, wie es nach der HTx weitergeht und Abhängigkeitsgefühle (jeweils bei über 90% der Befragten). Auch die Arbeitsgruppe von Jalowiec et al. (1994) aus Chicago beschäftigte sich in mehreren Untersuchungen mit Hilfe der von ihnen entwickelten Heart Transplant Stressor Scale mit den ursächlichen Stressoren: an erster Stelle stand das „Warten auf einen Spender", dann das Miterleben des Kummers der Familienangehörigen, die Abhängigkeiten sowie die Angst vor der Zukunft und eingeschränkte Freizeitaktivitäten. Caine et al. (1992) hatten darüber hinaus die soziale Isolation als subjektiv stark emotional belastend herausgestellt.

Grady et al. (1996) ermittelten mittels ihrer Skala zu Erfassung physischer Belastungen als wesentlichste Symptome, welche die psychische Befindlichkeit bestimmten die Müdigkeit, Atemnot, Schlafstörungen sowie wesentlich auch die ausgeprägten sexuellen Störungen.

Im Gegensatz zu den eben dargestellten vielfältigen Stressoren und den hohen Inzidenzen bei psychiatrischen Ratings zu der Psychopathologie und daraus resultierenden Diagnosen erbrachten Untersuchungen, die auf psychometrischen Testverfahren und Selbstratings der Patienten basierten z.T. völlig konträre Resultate. Riether et al. (1992) verwendeten klassische Testverfahren wie das Beck Depression Inventory (BDI), den SSAI und den SIP in ihrer prospektiven Untersuchung an 51 Patienten. Sie konnten zum Präevaluierungszeitpunkt im BDI im Mittel nur eine milde bis moderate Dysphorie feststellen und die Angstscores waren zwar erhöht, aber vergleichbar mit denen anderer chirurgischer Patienten und insbesondere waren auch keine psychiatrischen Krankheitsdiagnosen zu stellen. Postoperativ kam es kontinuierlich über die 3-monatlichen Nacherhebungen zu einer über Erwarten eindrucksvollen Remission sowohl der Depressions- wie der Angstscores und auch im SIP ergab sich ein völlig unauffälliges Muster in den übergeordneten Dimensionen. Allerdings ist die Aussagekraft der postoperativen Ergebnisse durch die Tatsache sehr limitiert, dass nach sechs Monaten lediglich 14 und nach 12 Monaten nur noch acht Patienten nachevaluiert werden konnten. In der Studie von Fisher et al. (1995) konnten ebenfalls mittels BDI-Testungen an 94 HTx-Kandidaten nur moderaten Depressionsscores gefunden werden, welche nicht als Ausdruck psychologischer Probleme betrachtet wurden. Bestätigt wurde darüber hinaus auch deren deutliche Remission im ersten postoperativen Jahr. Identische Ergebnisse berichteten auch Deshields et al. (1996) in ihrer Untersuchung an 191 Wartepatienten. Der BDI-Mittelwert für die Gesamtgruppe war nur leicht erhöht im Vergleich zur Normalbevölkerung, bei 43% der Patienten fand sich zwar eine milde Depressivität, bei 13% moderate und nur bei 1% sehr hohe Depressionsscores. Die Scores für Angst zeigten bei 34% eine milde, bei 18% eine moderate und bei 9% eine schwere Ausprägung an. In der Symptom Check List und in der Psychosocial Adjustment to Illness Scale ergaben sich auch keine klinisch relevanten Scores, außer für die Depressions- und Somatisierungsskala.

Aktuelle Studien widerlegen an Hand sehr großer Patientenzahlen und basierend auf psychiatrischer Diagnosenstellung diese Ergebnisse.:
Phipps (1997) berichtete für ein Sample von 706 Patienten, die für eine HTx gescreent wurden, eine Inzidenz von 49.3% Anpassungsstörungen, davon 28% mit Angst als vorherrschender Symptomatik sowie 21.3% mit depressiver Symptomatik, weiterhin wurden in 7% der Fälle schwere depressive Störungen und in 15.7% dysthyme Störungen evaluiert; bei 15% lag ein Substanzabusus vor und 9.7% wiesen Persönlichkeitsstörungen auf. Lediglich 4% der Kandidaten wurden wegen schwerer psychiatrischer Erkrankungen abgelehnt, 28 Patienten wurden trotz starker Bedenken psychiatrischerseits in die Gruppe der 226 schließlich Transplantierten aufgenommen. Von diesen „bedenklichen" Patienten zeigten knapp 70% postoperativ einen Substanzabusus oder Complianceprobleme.
Insgesamt 22% aller Transplantierten entwickelten unmittelbar postoperativ organisch

induzierte Störungen, welche auf medizinische Ursachen, insbesondere Medikamenten-nebenwirkungenn zurückgeführt wurden. Zum Zeitpunkt der Entlassung wiesen 14% affektive Erkrankungen auf, wobei ausgeprägte, pharmakologisch behandlungsbedürftige depressive Episoden dominierten.

Skotzko et al. (1999) wiederum fanden lediglich 18,7% Anpassungs- oder depressive Störungen bei retrospektiver psychiatrischer Statusevaluierung bei 107 Transplantierten. Im ersten postoperativen Jahr zeigte sich keine höhere Mortalität für die psychiatrisch Vorerkrankten und sie waren nicht häufiger als die anderen Patienten von Organversagen, Abstoßungen oder Infektionen betroffen. Identische Beobachtungen berichteten Maricle et al. (1991) für diese „harten" Outcome Variablen in Bezug zur präoperativen Psychopathologie, erhoben mit der SCL-90.

Chacko et al. (1996b) fanden ebenfalls keine Zusammenhänge zwischen dem Survival und präoperativen DSM III-Diagnosen, aber in der Kombination mit Einschätzungen der Compliance und des social support resultierte eine signifikante Prädiktion des Survival. Die Diagnosen allein korrelierten aber „positiv" mit der postoperativen stationären Behandlungsdauer. Hohe Scores auf der Distressskala des PAIS (d.h. hohe psychische Belastung) und Stressanfälligkeit wie fehlangepasstes Gesundheitsverhalten im Millon Behavioral Health Inventory korrelierten mit einem signifikant verkürzten Survival. Als Fazit betonten die Autoren, dass die Kombination von umfangreichen psychiatrischen Evaluierungen mit metrischen Verfahren und Copingaspekten eine zuverlässige Vorhersage des Survival ermöglicht; auf postoperative psychische Störungen und deren Bedeutung für die Lebensqualität wurde nicht eingegangen.

Mit Prädiktorenfragestellungen beschäftigten sich auch Shapiro und Kollegen (1995): sie erhoben prospektiv den psychosozialen Status von 125 HTx-Kandidaten im Hinblick auf vorliegende psychiatrische Störungen, einen gegenwärtigen oder früheren Substanzabusus, Persönlichkeitsstörungen, neurokognitive Defizite sowie die soziale Unterstützung, soziale Stressoren und die Motivation: neben diesen Einzelfaktoren wurde auch in Summation eine globale Einschätzung der psychosozialen Funktionsfähigkeit durch die Rater vorgenommen. Aufgrund dieser klinischen globalen Risikoeinstufung wurden 26.8% der Patienten als moderat gefährdete und 4.2% als Hochrisikopatienten in Bezug auf postoperativ zu erwartende Coping- oder Verhaltensprobleme eingeschätzt. Bei einem mittleren follow-up von etwa einem Jahr konnten generell keine Zusammenhänge zwischen den Prädiktoren und dem Survival konstatiert werden, aber Patienten mit höherem globalem psychosozialem Risiko zeigten signifikant mehr Abstoßungsepisoden und mehr Compliancestörungen. Die Compliance war auch mit einer Suchtanamnese und Persönlichkeitsstörungen „positiv" korreliert. Die Untersuchungen der Arbeitsgruppe um Dew et al. (1996a,b) fokussierten explizit auf somatische wie psychosoziale Prädiktoren auf psychische Störungen im ersten postoperativen Jahr. Sie fanden bei 18.4% der Transplantierten depressive Episoden, wobei 11% Neuerkrankungen waren, d.h. vorher im Leben keine entsprechenden Erkrankungen. Bei 13.7% lag eine posttraumatische Belastungsstörung im engen Sinne vor (73% hatten aber entsprechende Symptome) und bei 10% eine angstgeprägte Anpassungsstörung. Als Prä-diktoren wurden identifiziert: eine psychiatrische Vorgeschichte, wenig Unterstützung durch den LebenspartnerIn sowie seitens der Familie oder Freunden, ein Vermeidungscoping und niedriges Selbstwertgefühl.

Zusammenfassung:

Die hier ausführlich dargestellten Studien sind repräsentativ für den aktuellen Kenntnisstand und spiegeln auch die Entwicklung der letzten 15 Jahre wieder. Sie war gekennzeichnet durch differenzierte psychiatrische Ratings zum Zeitpunkt der Evaluierung der HTx-Kandidaten oder innerhalb der Wartezeit und dann für deren „Schicksal" im Verlauf unterschiedlich langer postoperativer Beobachtungszeiträume. Die psychiatrischen Beurteilungen wurden zunehmend ergänzt durch Selbstratingskalen zu der Befindlichkeit der Patienten und im Weiteren durch Erhebungsinstrumente, die Copingaspekte erfassten wie vor allem auch das soziale Umfeld als wesentliche Determinanten einbezogen. Dabei war es immer wesentliches Ziel Risikogruppen in Bezug auf den postoperativen Verlauf zu identifizieren bzw. negative Einflussfaktoren aus der Persönlichkeit der Patienten oder dem Lebensumfeld heraus zu klarifizieren. Anfangs ging es eher um die Validierung von Ausschlusskriterien für eine HTx und später eher die Entwicklung förderlicher Strategien und von Hilfsangeboten für die Patienten.

Die vorliegenden Ergebnisse beinhalten eine Reihe methodischer Probleme: erstens konnten oftmals nur kleine Samples von Herztransplantierten untersucht werden, deren Repräsentativität für die Patientengruppe unklar blieb und die Prävalenzschätzungen auch mit hoher Irrtumswahrscheinlichkeit versahen. Die psychiatrischen Einschätzungen zum präoperativen Status wurden häufig retrospektiv auf der Grundlage klinischer Berichte angefertigt, postoperative Untersuchungen erfolgten z.T. nur auf Anforderung des Klinikpersonals bei auffälligen Patienten, woraus eine erhebliche Unterschätzung der Prävalenzen resultiert. Es wurden auch telephonische Befragungen durchgeführt und die Beurteilungen erfolgten oft nicht orientiert an standardisierten klinischen Interviewleitfäden. Zudem kamen sehr unterschiedliche Ratinginstrumente zur Anwendung, deren Ergebnisse oft sehr schwierig zu vergleichen sind.

So ist es nicht überraschend, dass die Resultate dieser Untersuchungen sich als sehr heterogen erweisen:

- Die Angaben zur Inzidenz präoperativer psychischer Syndrome und psychiatrischer Störungen variieren sehr stark. Emotionale Reaktionen und Symptome wie Depressivität oder Angsterleben werden von einigen Autoren als nicht unterschiedlich zur Normalbevölkerung aufgezeigt (Riether et al., 1992; Fisher et al., 1995; Deshields et al., 1996), obgleich die psychischen Stressoren und somatischen Beschwerden in der Wartezeit in den Augen der Patienten sehr hoch sind und oftmals ihre Ressourcen zu erschöpfen drohen (Jalowiec et al., 1994; Grady et al., 1996). Andere Untersucher berichten über affektive Syndrome bei bis zu 80% ihrer HTx-Kandidaten (Phipps 1997, Shapiro und Kornfeld, 1989). Für psychiatrische Störungen d.h. klar definierte Erkrankungen werden ebenfalls sehr heterogene Inzidenzen mit einer Bandbreite von 24% bis 64% (Paris et al., 1994; Freeman et al., 1988b; Kuhn et al., 1988c, 1990; Chacko et al., 1996a) genannt. Anpassungsstörungen mit primär depressiver oder ängstlicher Symptomatik dominieren vor depressiven Episoden und Angststörungen. Da oftmals keine Angaben zu den Diagnosekriterien gemacht werden, ist davon auszugehen, dass hier keine zuverlässige diagnostische Abgrenzung erfolgte. Substanzabusus und Persönlichkeitsstörungen wurden mit Häufigkeiten von 9.6% (Chacko et al., 1996) über 17% (Kuhn et al., 1988c) bis zu 68% (Paris et al., 1994) genannt. Hier ist anzumerken, dass zwischen früher bestehendem Substanzmissbrauch oder -abhängigkeit gegenüber aktuell bestehenden Problemen meist nicht klar getrennt wird.
- Für die postoperativ beobachteten psychiatrischen Störungen gilt wegen der nomenklatorischen Probleme das Vorbesagte und es tritt die Schwierigkeit hinzu, dass die Evaluierung zu unterschiedlichen Zeitpunkten erfolgte, unmittelbar postoperativ oder

zumeist im Laufe des ersten Jahres. Delire wurden im Gegensatz zu den frühen Studien zum Teil nur noch sehr selten beobachtet (z.B. nur 4% bei Shapiro und Kornfeld, 1989), aber Anpassungsstörungen sehr häufig z.B.bei Phipps (1997) bei 49.3% der Patienten, während Dew et al. (1996a) sie nur für 10% beschrieben, aber dafür 13.7% posttraumatische Belastungsstörungen fanden. Shapiro und Kornfeld (1989) sahen bis zu 68% affektive Störungen und bei weiterer 17% Angststörungen. Berücksichtigt man präziser den zeitlichen Verlauf nach der HTx wird deutlich, dass sich die Auftretenswahrscheinlichkeit wie auch die Ausprägung von Ängsten und Depressionen initial zurückbildet (Erdmann et al., 1989; Bullinger et al., 1992; Fisher et al., 1995; Bunzel und Laederach, 1999), aber nach etwa einem Jahr wieder ansteigt. So weisen ein Jahr nach HTx 14%-50% der Betroffenen psychopathologische Auffälligkeiten auf (Freeman et al., 1988a,b; Mai et al., 1990; Phipps, 1997; Paris et al., 1994).

- Als Prädiktoren für die Inzidenz psychiatrischer Störungen ließen sich psychiatrische Vorerkrankungen (depressive Episoden) und insbesondere Persönlichkeitsstörungen und Substanzmissbrauch nachweisen (Kuhn et al. 1988c, 1990; Freeman et al.; 1988a, b; Paris et al., 1994; Dew et al., 1996a). Eine besondere Bedeutung wird von vielen Autoren Prädiktoren zugewiesen wie die verfügbaren sozialen Unterstützungssysteme, die Stressverarbeitungskompetenzen und die Abwehr- und Verarbeitungsmechanismen (Dew et al., 1996a; 2000; Chacko et al., 1996b; Harper et al., 1998)

2.3 Zu Aspekten von Abwehr- bzw. Bewältigungsmechanismen im Umfeld einer Herztransplantation

Die existentielle Bedrohung der Patienten vor einer Herztransplantation, welche bei unvermittelten Einbruch ins Leben mit der Metapher eines „Selbstinfarktes" beschrieben werden kann und das Leiden unter den somatischen Symptomen wie den psychischen Stressoren fordert von den Patienten eine prozesshaft verlaufende Bearbeitung und Bewältigung (siehe dazu die Ausführungen in Kapitel 1.4). Krankheitsbcwältigung wird bestimmt als das Gesamt aller Bemühungen zur Minderung oder Beseitigung der Belastungen einer Krankheit und umfasst die bewussten Copingprozesse als auch die unbewussten Abwehrbemühungen eines Menschen (Schüßler und Leibing, 1990, 1994; Schüßler, 1993).
Das Ergebnis der Bewältigungsprozesse hängt von vielfältigen Einflussgrößen wie der Stabilität und emotionalen Qualität der Beziehungen zu den PartnerInnen, der Familie oder den Freunden, den Charakteristika der Erkrankung, der prämorbiden Persönlichkeit d.h. den eigenen Grundhaltungen (z.B. pessimistisch- depressiv) oder dem Selbstwertgefühl ab und wird als ein biopsychosoziales Bedingungsgefüge gesehen. Die Bewältigungsmechanismen des Einzelnen haben zum einen überdauernden Charakter (Traitmerkmale) und gründen sich auf seine psychogenetischen Prägungen, zum anderen werden sie von den situationalen Bedingungen bestimmt. Die Beurteilung, inwieweit ein Abwehr- oder Copingverhalten ein „gutes" Ergebnis erbringt, hängt vom Standpunkt des Betrachters ab: für den Patienten ist das Wiedergewinnen eines zureichenden emotionalen Gleichgewichts und der Körperintegrität, das Ertragen unentrinnbarer Bedrohung und z.B. eine Anpassung an eine ungewohnte Klinikumwelt sehr wichtig. Die PartnerInnen denken eventuell an die Ausfüllung der familiären Rolle und die Sicherung der finanziellen und sozialen Ressourcen und der Arzt an eine optimale Compliance, das Ertragen einer iatrogen schädigenden oder nebenwirkungsreichen Behandlung und eine geringe emotionale Belastung durch den Patienten.
In der Copingforschung wird im Zusammenhang mit bedrohlichen Erkrankungen zumeist darauf fokussiert, welche Bewältigungsreaktionen von den Patienten eingesetzt werden und

als wie hilfreich sie diese betrachten. So fanden sich auch, vergleichbar zu den Ergebnissen bei anderen schwer Erkrankten, auch bei Herztransplantationspatienten am häufigsten Mechanismen wie positives Denken, Humor, das Bemühen, das Leben „normal" fortzuführen und auch Ablenkung und z.T. Hinwendung zum Glauben (Porter et al., 1994; Grady et al., 1996; Cupples et al., 1998). Diese Copingmechanismen wurden zugleich als am hilfreichsten angesehen und korrelierten mit der Lebenszufriedenheit (Muirhead et al., 1992; Grady et al., 1995)

Die Psychoanalyse hat sich in ihren Anfängen sehr intensiv mit der Bewältigung vor allem innerer Konflikte mittels Abwehrmechanismen beschäftigt. Unter Abwehr wurden unbewusste psychische Mechanismen verstanden, die dazu dienen das Ich vor den Gefahren des Aufbrechens unbewusster Konflikte und schmerzlicher Erfahrungen zu schützen und sie wurden häufig als innerpsychische Prozesse verstanden (S. Freud, 1915, 1926, 1938). In Erweiterung dieses engen Verständnisses wurde später auf den Anpassungs- und Bewältigungsaspekt von Abwehrprozessen verwiesen, der auf die Auseinandersetzung mit den Anforderungen und Stressoren der realen Umwelt abzielt. Die Abwehr wird als ein affektiv-kognitives Regulationssystem verstanden, welches regulierende und problemlösende Funktion hat und dazu dient, das Selbst zu schützen, das Selbstwertgefühl aufrechtzuerhalten und eine Gefühlhomöostase herzustellen (Steffens und Kächele, 1988). Damit ergibt sich eine große Nähe und Überlappung wie auch eine Ergänzung zu dem Copingkonzept, nach dem Krankheitsbewältigung durch innerpsychische (emotional-bezogene oder kognitions-bezogene) Prozesse oder durch zielgerichtetes Handeln gekennzeichnet ist (Lazarus und Folkman, 1984).

Haan (1977) grenzte die beiden Konzepte in ihrer klassisch gewordenen Formulierung: „the person will cope, if he can, defend, if he must and fragment, if he is forced to" noch klar voneinander ab, heute werden eher die Gemeinsamkeiten gesehen.
Obgleich die Abwehr also als eine umfassende Abwehrorganisation mit basalen und komplexen Abwehrmechanismen (Anna Freud, 1936) postulierte zehn verschiedene Abwehrformen, hingegen Laughlin (1979) sogar 22 primäre und 26 sekundäre) aufzufassen ist, fokussierte sich die klinische Forschung fast ausschließlich auf den Mechanismus der Verleugnung. Bereits 1885 benutzte Monakow (in Weinstein und Kahn, 1955) diesen Begriff zur Beschreibung des Nichtwahrhabenwollens von Blindheit bei Patienten, er findet sich dann im Werk S. Freuds am ausführlichsten im „Abriß der Psychoanalyse" (1938) und in der ausführlichen Beschreibung der Abwehrmechanismen in Anna Freuds Werk: „Das Ich und die Abwehrmechanismen" (1936).
Im Gegensatz zu den differenzierten Darstellungen der psychoanalytischen Autoren verstehen Hackett und Cassem Verleugnung als einen übergeordneten Vorgang, der mit Abwehr insgesamt gleichgesetzt wird. Für die klinische Anwendung operationalisieren sie das Konzept Verleugnung als Grundlage ihrer Skala wie folgt: „die unbewusste wie unbewusste Nichtanerkennung von Teilen oder der Gesamtheit der möglichen Bedeutungen eines Ereignisses um damit verbundene Furcht, Angst und bedrohliche Affekte zu vermeiden" (Hackett und Cassem, 1974).

Die Bewältigungsprozesse stehen in einem komplexen Spannungsverhältnis zu emotionalen Symptomen wie Angst und Depressivität, die diese bei stärkerer Ausprägung aus Sicht der Ärzte oder der Angehörigen z.B. im Vorfeld einer Operation als „dysfunktional" angesehen werden, aber auch für den Patienten oftmals schwer erträglich sind. Andererseits sind starke Affekte zwangsläufige Reaktionen im Verlauf von Anpassungsprozessen und geradezu positive Indikatoren für die „innere Lebendigkeit" des Menschen. Daraus erwachsen nun schwierige, umstrittene Positionen zur Bedeutsamkeit von Angst oder Depression im Hinblick auf Operationen und ihre Wertigkeit als Prädiktoren für den Erfolg eines Eingriffs oder die Qualität des Outcome:

1. Bei der Erfassung und Messung von präoperativer Angst „gemessen", stellt sich die Frage in welchen Formen Angst beobachtbar ist und nach deren Operationalisierung. Angst kann vom Patienten bewusst wahrgenommen und geäußert werden (z.B. vor dem Eingriff oder dessen Folgen) oder unbewusst „maskiert" auftreten und sich in misstrauisch-dysphorisch-verunsicherter Verstimmung zeigen, psychovegetativ verkleidet erscheinen oder im Sinne einer „sekundären Alexithymie" (Freyberger und Speidel, 1977) an emotionalem Eingefrorensein oder ambivalentem Anlehnungs-verhalten ablesbar sein.

2. Die postoperativen „abhängigen" Kriterien müssen definiert werden und dabei werden in der Regel die psychische Befindlichkeit bzw. auftretende psychiatrische Störungen genannt und im Weiteren z.B. Schmerzen, die physische Erholung oder die subjektiv erlebte Lebensqualität.

In ihrer Literaturübersicht resümierte Johnston (1986), dass die meisten Studien einen linearen Zusammenhang belegen zwischen dem Ausmaß präoperativer Angst bzw. konkreten Befürchtungen oder Depressivität und dem Auftreten eines postoperativen Distress und schlechterem Recovery. Da Patienten mit Abwehrmechanismen wie Verleugnung und Vermeidung (Avoidance) und aktiven Copingstilen die Angst aus ihrem Bewusstsein zurück-drängen oder „auslöschen" können, wird diesen Abwehrmechanismen eine sehr wichtige, positive Bedeutung zugeschrieben.
Janis (1958) widersprach dieser Position, da sie eine kurvilineare Beziehung zwischen Angst und Outcome fand und eine moderat ausgeprägte präoperative Angst mit dem geringsten post-operativen Distress verknüpft sah.
Andere Autoren hingegen verwiesen auf den höchst problematischen Charakter von Abwehr-mechanismen wie Verleugnung und Vermeidung, da sie mit einer Regression in abhängige frühkindliche Erlebens- und Verhaltensweisen mit Idealisierungen verbunden sind und die Auseinandersetzungen mit der Realität behindern und inadäquate Handlungen induzieren oder nicht selten die Angst in den Körper verschieben oder auf die Umwelt projizieren (Götze und Huse-Kleinstoll, 1988).
Möhlen und Davis-Osterkamp (1979) zeigten, dass „ Patienten mit den lärmendsten post-operativen Komplikationen, nämlich der paranoid-ängstlichen Reaktion ..., präoperativ ein besonders kooperatives, angepasstes und sachlich-technisch orientiertes Verhalten zeigen"(S. 139). Diese Patienten werden deshalb von den Ärzten als besonders angenehm, unkompliziert und für die Operation geeignet eingeschätzt.

In den Untersuchungen an Herzpatienten, welche präoperative affektive Syndrome und Bewältigungsaspekte einbezogen, finden sich die kontroversen Positionen wieder.

Kimball (1969) veröffentlichte eine Untersuchung, in der er belegen konnte, dass vor einer offenen Herzoperation „angepasste", realistisch eingestellte Patienten die beste Überlebens-quote und die beste Erholung zeigten. „Symbiotische" Patienten benötigten lange Re-konvaleszenszeiten mit schlechtem Outcome, ängstliche Patienten, die ihre Angst zu verbergen suchten, starben zu einem Viertel frühzeitig nach dem Eingriff, zumeist an Arrhythmien. Depressive Patienten wiesen mit einer Todesrate von 79% insgesamt die schlechtesten Resultate auf. Layne und Yudofsky (1971) bestätigten, dass die Unterdrückung der Angst einen eindeutigen Risikofaktor für postoperatives aggressives, feindselig paranoides Verhalten darstellt. In gleicher Weise beobachteten Heller und Kornfeld (1986) bei Herztransplantionen für verleugnende Patienten postoperativ gehäuft auftretende Delire und paranoide Psychosen. Young et al. (1991) verweisen auf die Komplexität des psychologischen Phänomens Verleugnung und verwendeten in ihrer Arbeit zur Evaluierung von Transplantationspatienten eine Skala, die sich allein auf die Verleugnung von emotionalen Reaktionen bezog. Bei ihren 22 HTx-Patienten fanden sie für die 11 überlebenden Patienten (mittlere Überlebenszeit: 38.5 Monate) signifikant niedrige präoperative Verleugnungsscores im Gegensatz zu den nach durchschnittlich vier Monaten postoperativ Verstorbenen.

Harper et al. (1998) rateten das Copingverhalten bei HTx-Kandidaten orientiert an deren Effektivität im Bezug auf das Nutzen von Ressourcen durch die Patienten. Sie konnten ein signifikant schlechteres Survival für die eingeschränkt oder schlecht copenden Patienten, d.h. die durch Verleugnung, ein Nichtanerkennen von Hilfsbedürftigkeit und der Zurückweisung von medizinischer und psychosozialer Unterstützung gekennzeichnet waren, finden.

Dimsdale und Hackett (1982) sahen hingegen bei Koronarpatienten in Verleugnung ein positives Bewältigungsverhalten, da dadurch das Depressions- und Spannungslevel der Patienten gemindert wurde und in Folge das Ausmaß koronarer Gefäßveränderungen signifikant reduziert war. Die Ein-Jahres-Morbidität war hingegen im follow-up durch ein verleugnendes Verhalten nicht nachweisbar beeinflusst. Cohen und Lazarus (1979) betonten, dass ein vermeidender Copingstil einem vigilanten Bewältigungsstil im Umfeld von Operationen überlegen ist, da es wenig aktiv zu lösen gibt und lediglich grüblerische und angsterzeugende Gedankenschleifen den Patienten quälen.

Eine unzureichende Verleugnung ist somit mit einem hohen Maß an präoperativer Angst verbunden und eine Reihe von Autoren bekräftigten indirekt den hohen Stellenwert dieses Abwehrmechanismus, da bei hochängstlichen Patienten postoperativ erhebliche emotionale Symptomatik und ein schlechteres Survival zu beobachten sind. Hierzu wurden in Kapitel 2.1 bereits ausführliche Angaben gemacht.

Die Schwierigkeiten dieser Fragestellung liegen darüber hinaus auch darin zu definieren, ab welcher Quantität eine dysfunktionale Angstausprägung vorliegt und welche Bedeutung den Inhalten der Angst, d.h. deren Qualität zukommt (Johnston, 1986).

Entsprechend wird in vielen Untersuchungen einer „angemessenen" Angst- oder Depressionssymptomatik keine prädiktive Bedeutung zugewiesen, aber exzessive Angst oder Depression, die als psychiatrische Störungen einzustufen sind, als maladaptiv und als negative Prädiktoren angesehen (Kuhn et al., 1988c). Auch ist zu unterscheiden, ob Verleugnung als Komponente einer Persönlichkeitsstörung auftritt und damit als Ausdruck einer persistierenden Unreife und Fehlentwicklung aufzufassen ist oder eine situationsbedingte (State-) Reaktionsweise darstellt.

Mai et al.(1986) maßen der Verleugnung im Hinblick auf den postoperativen Verlauf ebenfalls eine wichtige protektive und adaptive Funktion zu. Sie fanden bei 90% ihrer Patienten nach einer HTx eine weitgehende Verleugnung des transplantierten Organs und/oder des Spenders, was sie positiv interpretierten, allerdings evaluierten sie nicht den weiteren Verlauf und damit Langfristoutcome.

Da Krankheitsbewältigung prinzipiell als ein kontinuierlich prozesshaft verlaufendes Geschehen zu betrachten ist, während dessen kontinuierlich Wahrnehmungs-, Bewertungs- und Verarbeitungsvorgänge ablaufen, ist der Zeitpunkt der Erhebung und die Einbettung in das individuelle Geschehen von wesentlicher Bedeutung und erschwert sehr quantitative Erhebungen. Auch sind die Erhebungsinstrumente entscheidend und für psychodynamische Abwehrprozesse mangelt es sehr an validierten und reliablen Instrumenten.

2.4 Zu Aspekten der Lebensqualität bei der Herztransplantation

Bei der Beurteilung neuer Therapiemethoden stehen im Hinblick auf das Outcome anfangs immer traditionelle Kriterien wie die Mortalität oder Morbiditätsraten im Vordergrund, im Weiteren zentriert sich dann das Interesse auf die erreichbare Lebensqualität für die Patienten, d.h. auf ihr langfristiges physisches, psychisches und soziales Wohlbefinden. Bei einer so kostenintensiven Therapiemethode wie sie eine Herztransplantation darstellt, werden in einigen Ländern damit auch - ethisch höchst problematisch - Verteilungsfragen der knappen finanziellen Ressourcen im Gesundheitswesen diskutiert und implizit wiederum die Frage gestellt, welche Patienten am wahrscheinlichsten von einer HTx profitieren und inwieweit sie „funktionierende", einen Beitrag für die Gesellschaft leistende Mitglieder sein werden. Dies beinhaltet zwei Aspekte, nämlich zum einen die Frage nach der durchschnittlich erreichbaren Lebensqualität nach HTx im Vergleich z.B. zu anderen chronisch kranken Patientengruppen (im speziellen Fall zu konservativ behandelten schwer Herzerkrankten) bzw. zu gesunden Kontrollpersonen. Zum anderen wird die Frage nach Prädiktoren für eine ausreichend gute Langzeitlebensqualität aufgeworfen. Lebensqualitätserhebungen sind beispielsweise in den USA routinemäßig unverzichtbarer Bestandteil in Untersuchungen des National Heart, Lung and Blood Institute (1995). Von einem konzeptionellen und medizinethischen Standpunkt aus bezieht sich Lebensqualität (QoL) auf die klassische Definition der WHO für Gesundheit (1986): „ein Zustand von vollständigem physischen, geistigen und sozialen Wohlbefinden und nicht nur die Abwesenheit von Krankheit oder Schwäche". QoL ist als multidimensionales Konzept definiert, welches eine weite Spannbreite von physischen und psychischen Charakteristika und Begrenzungen umfasst, die die Fähigkeit eines Menschen zu funktionieren und Befriedigung zu erlangen, beschreiben (Schron und Shumaker, 1992; Albert et al., 1999). Es umfasst die drei Dimensionen:

a) physische Funktionsfähigkeit, i.e. das körperliche Leistungsvermögen, die Fähigkeit, alltägliche Tätigkeiten auszuführen, u.a. Körperpflege und spezifische Einschränkungen.

b) psychische Funktionsfähigkeit, i.e. die emotionale Befindlichkeit im Sinne von depressiven, dysphorischen oder ängstlichen Symptomen bzw. deren somatisierte Ausdrucksformen

c) wie auch positive Gefühle der Freude und des Lebensmutes. Das neuropsychologische Leistungsvermögen wie Gedächtnis-, Konzentrations- und Denkleistungen sind beiden bisherigen Dimensionen zuzuordnen.

d) soziale Funktionsfähigkeit, i.e. Integration in das soziale Umfeld: Beziehungen zu Freunden und Freizeitaktivitäten, vor allem aber die Qualität des Partner- und Familienlebens und die Einbindung in die Berufswelt.

Als weitere wichtige QoL-Variable ist eine globale Gesamteinschätzung ihrer QoL durch die Patienten wichtig, da diese - wie Evans et al. (1990) zeigen konnten - oftmals nur bescheiden mit der Leistungsfähigkeit in den einzelnen QoL-Dimensionen zusammenhing und mehr als deren Summation darstellt, nämlich eine Gesamtsicht des Patienten auf sich selbst, eine Zusammenschau seiner Einstellungen, Zufriedenheiten und Bewertungen beinhaltet.
Grundsätzlich besteht in der Literatur Einigkeit, dass die QoL multidimensional zu erfassen ist, um erstens ein differenziertes Bild zur Therapieeffizienz in einzelnen Bereichen zu erhalten und darauf aufbauend dann auch weitere spezifische Interventionsstrategien zu entwickeln (Simmons et al., 1990). Fitzpatrick et al. (1998) empfahlen methodisch eine

Kombination eines generellen QoL-Messinstrumentes als Kernvariable mit spezifischen Inventaren zur Erfassung bestimmter Aspekte wie z.B. einer depressiven Stimmung oder einer Angststörung.

Für die Lebensqualität nach Herztransplantationen konnte in zahlreichen Untersuchungen in Bezug auf das erste postoperative Jahr eine deutliche Verbesserung der globalen Beurteilung gefunden werden, die teilweise derjenigen in der Normalbevölkerung entsprach (Bullinger et al., 1991; Angermann et al., 1992; Grady et al., 1995). Im besonderen wurde ein erheblicher Zugewinn in den Bereichen der physischen Gesundheit und der mental-kognitiven Leistungsfähigkeit sowie etwas geringer im Bereich der sozialen Aktivitäten berichtet (Bunzel et. al., 1993; Fisher et al., 1995; Caine und O'Brian, 1989). Jalowiec et al. (1997) fanden in der Größenordnung von 10% ihrer Patienten aber auch Verschlechterungen der körperlichen Verfassung z.B. durch Nebenwirkungen der Medikamente. Generell muss dabei in Rechnung gestellt werden, dass einige Patienten sich präoperativ in einer subjektiv durchaus zufriedenstellenden Verfassung befinden bzw. oftmals erstaunlich lange die Einschränkungen verleugnen.

Die Zugewinne durch die Transplantation fallen in Bezug zur psychosozialen Anpassung deutlich geringer aus und hier werden auch zum Prästatus unveränderte oder sogar verschlechterte Einschätzungen berichtet (Baumann et al., 1992; Littlefield et al., 1996; Prevost und Desholts, 1993). Die Gründe liegen hierfür u.a. in Beziehungsproblemen, sexuellen Störungen und partiell auch in finanziellen Schwierigkeiten (Harvison et al., 1988). Jenseits des ersten Jahres sahen einige Autoren eine Stabilität auf dem erreichten guten Niveau (Caine et al., 1990; Jones et al., 1992; Hetzer et al., 1997), es gibt aber auch Untersuchungen, die im Weiteren über zunehmende Verschlechterungen berichteten, welche sogar in einen schlechteren Status als vor der Herztransplantation mündeten (Shapiro und Kornfeld, 1989; Bunzel et al., 1994a,b; Paris et al., 1994).

Um den gegenwärtigen Wissensstand zur Lebensqualität nach HTx zu gewichten, führten Dew (2000) eine Metaanalyse basierend, auf allen empirisch und methodisch zureichend konzipierten Querschnitt- wie Längsschnittstudien aus englischsprachigen Publikationen bis einschließlich des Jahre 1995, durch. Auch bei einer Hinzunahme aktuellerer Untersuchungen bis einschließlich 2000 ergibt sich kein verändertes Bild zu der folgenden Darstellung:

Es wurden 39 Studien mit 2437 herztransplantierten Patienten analysiert und deren QoL in ihren verschiedenen Teilbereichen zum präoperativen Status der Patienten (soweit die Untersuchungen dafür Daten auswiesen) bzw. zu Samples von Wartepatienten oder anderen Organtransplantierten in Vergleich gesetzt. Darüber hinaus wurde die QoL der transplantierten auch in Relation zu gesunden Kontrollprobanden gesetzt.

Die *physische Lebensqualität* der HTx-Patienten fiel im Vergleich zu gesunden Kontrollpatienten auf der Basis von fünf Publikationen insgesamt schlechter aus.

Es konnte dann in allen 11 einbezogenen Studien eine Verbesserung der physischen Leistungsfähigkeit der Patienten vom präoperativen Status zu demjenigen nach der HTx eindeutig belegt werden, allerdings zeigte der Vergleich mit Wartepatienten lediglich bei 37% der acht Publikationen eine Qualitätsverbesserung.

Für den Bereich der *emotional-kognitiven Lebensqualität* ergab sich bei etwa 60% der einbezogenen Studien ein schlechterer Status als bei gesunden Kontrollpopulationen, dabei fand sich aber eine sehr große Variabilität in den Einzelkategorien.

Die Veränderungen zwischen dem präoperativen und dem postoperativen Status der herztransplantierten Patienten fiel bei 75% der 19 einbezogenen Untersuchungen positiv aus, d.h. hier zeigte sich eine eindeutig positive Entwicklung. Im Vergleich zu Wartepatienten wiesen allerdings wiederum nur 58% der Studien einen besseren Status der Transplantierten aus.

23

Die *soziale Funktionsfähigkeit* wurde von allen QoL-Bereichen am schlechtesten beurteilt: bei 65% der Studien schnitten die transplantierten Patienten schlechter ab als gesunde Kontrollgruppen und lediglich jeweils 60% der Untersuchungen wiesen Besserungen der sozialen Funktionsfähigkeit im Verlauf vom prä-HTx- zum postHTx-Status bzw. zu den Werten von Wartepatienten aus.

TEIL II

DIE EMPIRISCHE UNTERSUCHUNG

3. FRAGESTELLUNGEN UND ZIELSETZUNG DER UNTERSUCHUNG

In einem ersten Untersuchungsabschnitt befasste sich diese Untersuchung mit Fragestellungen zu einem sehr breiten Spektrum von klinisch relevanten Kennwerten zur Kennzeichnung von Transplantationskandidaten zum Zeitpunkt ihrer Listung für eine Herztransplantation, d.h. es wurde eine umfassende Beschreibung der Patienten angestrebt. Dazu wurden zum einen wesentliche somatische Parameter, die spezielle und allgemeine Krankheitsanamnese sowie psychosoziale Kennwerte der Patienten bestimmt, zum anderen erfolgte eine Evaluierung des aktuellen psychischen Zustandsbildes und der Ausprägungen von Persönlichkeitsmerkmalen der Patienten sowie von Aspekten der individuellen Bewältigung der Belastungen im Zusammenhang mit einem so schicksalhaften Eingriff analysiert. Diese Kennwerte wurden dann zueinander in Beziehung gesetzt um ein tiefenschärferes Bild, eine Vernetzung der verschiedenen Variablen zu erhalten.

In einem zweiten Abschnitt wurden die psychiatrischen Störungen im unmittelbar postoperativen Verlauf, d.h. innerhalb der ersten drei Wochen nach Herztransplantation erfasst. Darüber hinaus sollten auftretende Abstoßungen und Infektionen im ersten Jahr nach HTx sowie spätere Folgeerkrankungen nach Qualität und Quantität evaluiert werden.

Ein dritter Untersuchungsabschnitt befasste sich mit Fragestellungen zur Lebensqualität bei denjenigen Patienten, welche die HTx länger als zehn Jahre überlebt hatten.

In diesen drei Abschnitten bestand die Zielsetzung im wesentlichen aus der Fragestellung nach dem WIE und nach einer Zuordnung der Ergebnisse zueinander wie auch zur Literatur.

Die noch weiterführende Zielsetzung dieser Studie bezog sich dann auf eine Zusammenschau aller drei Untersuchungsabschnitte um zu klären, inwieweit präoperative Kennwerte aus verschiedensten krankheits- wie persönlichkeitsbezogenen Bereichen den unmittelbar postoperativen Verlauf und im Weiteren das Überleben und die Art der Folgeerkrankungen beeinflussten.
Von besonderer Bedeutung war das Outcome in Bezug auf die Lebensqualität nach einem Zeitraum von zehn Jahren und deren Verknüpfung mit den präoperativen Kennwerten insbesondere mit dem körperlichen und psychischen Status. Dabei sollten wiederum Prädiktoren identifiziert werden bzw. das Gemeinsame, Verbindende, ein innerer Zusammenhang zwischen und hinter den Daten herzustellen versucht werden.

4. METHODIK

4.1 Vorbemerkung

Bei der vorliegenden Untersuchung handelt es sich um eine prospektive Längsschnittstudie, welche das „Schicksal" einer repräsentativen Gruppe von Herztransplantationskandidaten vom Zeitpunkt der Listung für eine HTx bis zehn Jahre nach Transplantation abbildet. Dadurch sollten Einblicke in Veränderungen, Wirkzusammenhänge sowie die Bedeutung von Prädiktoren auf den Langzeitverlauf gewonnen werden. Der Schwerpunkt liegt auf psychischen und psychodynamischen Aspekten in enger Verknüpfung mit somatischen Kennwerten und Lebensqualitätsfragestellungen.

Eine Limitierung der Untersuchung aus methodischer Sicht liegt sicher darin, dass zu den verschiedenen Untersuchungszeitpunkten nicht dieselben Untersuchungsverfahren angewendet wurden, sodass keine Messwiederholungsanalysen vorgenommen werden konnten. Die Studie stützt sich vielmehr auf anamnestische Daten, Fremdrating- sowie Selbstratinginstrumente, diagnostische Beurteilungen und auf umfassende somatische Befunde.

4.2 Beschreibung der Patientenerhebung und Darstellung des Untersuchungsdesigns

Im Zeitraum vom 1.1.1987 bis zum 31.12.1989 wurden insgesamt 277 Patienten am Deutschen Herzzentrum Berlin (Leitung: Prof. Dr. Roland Hetzer) für eine Herztransplantation gelistet. Im Rahmen der Präevaluierung wurden mit allen Patienten prinzipiell ausführliche psychosomatische Interviews durchgeführt, die zum einen der Klärung des psychischen Status und des sozialen Umfeldes dienten und auch eventuell notwendig erscheinende psychotherapeutische Angebote oder eine entsprechende Weitervermittlung zum Ziel hatten. Zum anderen sollte den Patienten und ihren Angehörigen Raum für individuelle Fragen gegeben und notwendige Informationen vermittelt werden.

Aus dieser Gesamtgruppe wurde dann per Zufallsauswahl eine Stichprobe von 105 Patienten für die vorliegende Untersuchung ausgewählt und anschließend im Verlaufe von drei bis vier Gesprächsterminen ausführlich exploriert. Diese Untersuchungen wurden sowohl im Deutschen Herzzentrum Berlin wie auch in kooperierenden Berliner Krankenhäusern, in denen die Patienten oftmals die Wartezeit bis zur Transplantation zubrachten, durchgeführt.

Zum Zeitpunkt dieser Erstevaluierung wurde die allgemeine und spezielle Krankheitsanamnese erhoben sowie der psychopathologische Status und persönlichkeits-spezifische Merkmale wie auch die Abwehr- und Bewältigungsmechanismen beurteilt. Die angewandten Ratingverfahren sind im Abschnitt 4.31 dargestellt.

Nach erfolgter Herztransplantation wurde der frühpostoperative Status während der engmaschigen psychiatrischen Betreuung und Behandlung auf der Intensivstation oder der speziellen Transplantationsstation erhoben, wobei mindestens drei bis vier Begutachtungen pro Woche erfolgten. Diese Evaluierungen wurden generell über drei Wochen hinweg vorgenommen und die Befunde nach den Richtlinien der psychiatrischen Krankheitsklassifikation ICD-9 dokumentiert.

Nach drei Wochen erfolgte in der Regel die Verlegung in eine Rehabilitationsklinik mit wöchentlichen Wiedervorstellungen im DHZB. Der weitere Verlauf im Hinblick auf somatische Komplikationen wie u.a. Abstoßungen oder Infektionen wurde während notwendiger stationärer Aufenthalte im DHZB bzw. anlässlich von Nachsorgeterminen dokumentiert. Darüber hinaus wurden im Langzeitfollow-up auch die Berichte anderer Krankenhäuser oder der Hausärzte ausgewertet, um aufgetretene Folgeerkrankungen wie z.B. Tumore zu erfassen. Dieses Vorgehen war erforderlich, da die Patienten oftmals in kooperierenden Nachsorgeeinrichtungen wie beispielsweise dem Kaiser-Wilhelm-Klinikum in Duisburg nachbetreut wurden und bei spezifischen Komplikationen in wohnortnahen Fachkliniken wie z.B. dermatologischen Abteilungen behandelt wurden. Die beabsichtigte Analyse der Ursachen von Todesfällen konnte leider nicht realisiert werden, da Obduktionen nur in selteneren Fällen erfolgten und es sich generell als sehr schwierig erweisen sollte präzise Diagnosen zu Sterbefällen zu erhalten.

Von denjenigen Patienten, welche schließlich die Transplantation länger als zehn Jahre überlebt hatten, wurden die aktuellen somatischen Befunde zusammengetragen und insbesondere die letzten Herzkatheteruntersuchungen ausgewertet, sofern sie nicht älter als ein Jahr waren. In Einzelfällen wurde bei Patienten, welche sich keinem Herzkatheter unterzogen hatten bzw. ihn abgelehnt hatten auf die echokardiographischen Befunde zurückgegriffen oder deren Durchführung veranlasst. Auf diese Weise gelang es ein lückenloses Bild des somatischen Statuses zu erheben.

Im Weiteren wurden diese Patienten dann, nach schriftlicher und telephonischer Voranfrage, innerhalb von fünf Monaten um den Stichtag des 31.12.1999 herum an ihrem Wohnort aufgesucht oder während eines Nachsorgetermins im DHZB bzw. in ihrer Nachsorgeklinik untersucht. Mit ihnen wurden wiederum ausführliche Interviews, zumeist in Anwesenheit der PartnerInnen, durchgeführt, welche neben Fragen zum Befinden, zur physischen Leistungs-fähigkeit bzw. zur aktuellen Lebensqualität in der Regel auch eine medizinische Beratung zu aufgetretenen Problemen und sozialen Belangen beinhalteten. Im Anschluss daran erhielten die Patienten die im Abschnitt 4.3.2.3 näher dargestellten Lebensqualitätsfragebögen ausgehändigt. Das persönliche Erscheinen und vor allem der Bezug auf die langjährige Beziehung zu den Patienten ermöglichte zum einen eine sehr zuverlässige Einschätzung der Lebenssituation und war auch sicher der Hauptgrund für die fast 100% Rücklaufquote der QoL-Fragebögen (nur ein Patient unterließ dies). Es konnte in der Folge dann auch festgestellt werden, dass die Patienten diese Fragebögen sehr sorgfältig ausgefüllt hatten und ihre Angaben mit den persönlichen Berichten weitgehend genau übereinstimmten.

Um die Ergebnisse zur Lebensqualität angemessen einordnen und bewerten zu können, wurde eine Kontrollgruppe von 100 gesunden Probanden aus verschiedenen Regionen der Bundesrepublik erhoben und ebenfalls mit diesen QoL-Fragebögen untersucht. Durch ein Matching nach Alter, Geschlecht, Lebensraum (Stadt vs ländliche Region) und beruflichen Status konnten 60 gesunde Probanden zur Gruppe der 38 langzeitüberlebenden HTx-Patienten präzise parallelisiert werden und so die QoL-Selbsteinschätzungen miteinander verglichen werden. Dieses Vorgehen wurde gewählt um nicht allein auf Vergleichsdaten aus Testmanualen oder anderen Studien angewiesen zu sein, welche oftmals aus dem angloamerikanischen Raum stammen oder unklare Angaben bzw. verzerrte Verteilungen in Bezug zu soziodemographischen Kennwerten aufweisen.

4.3 Untersuchungsverfahren

Zur Prüfung der Fragestellung wurden verschiedene standardisierte Fragebogenverfahren, sowohl Selbstrating- als auch Fremdratinginstrumente eingesetzt. Ergänzend hierzu fanden diagnostische Gespräche statt. Im Folgenden werden die Messverfahren getrennt für die präoperative Evaluierung und das postoperative Follow-up im Mittel zehn Jahre nach der Herztransplantation dargestellt-

4.3.1 Untersuchungsverfahren im Rahmen der präoperativen Evaluierung

4.3.1.1 Anamneseninventar

Das Anamneseinventar wurde als Dokumentationsbefundbogen entwickelt, der als Leitfaden für das semistrukturierte Interview diente und die wesentlichen soziodemographischen und medizinischen Parameter der Patienten erfasste. Die psychiatrisch-psychosomatischen Störungen wurden gemäß den Richtlinien des ICD-9 erhoben, soweit dies retrospektiv möglich war. In einer späteren Reevaluation erfolgte die Klassifikation nach ICD-10 (siehe auch Ausführungen zu postoperativen Erhebungsmethoden).

In Tabelle 4.1 sind die Kategorien und mit den zugehörigen Datenbereichen und Inhalten dargestellt.

Tabelle 4.1:
Übersicht der im Anamneseinventar enthaltenen Kategorien und deren Inhalte

Kategorien	Inhalt
Soziodemographische Daten	Name, Geburtsdatum, Alter, Konfession
Klinisches Bild	Zuweisende Stelle, kardiale Diagnosen, Sekundärdiagnosen, , aktuelle Symptomatik, Krankheitsanamnese, aktuelle Medikation, Zeitpunkt der Indikationsstellung, Wartezeit zwischen Indikationsstellung und erfolgter HTx
Aktuelle Lebenssituation	Schulbildung, Beruf, Erwerbstätigkeit, wirtschaftliche Situation, Familienstand, Kinder, „zusammenlebend mit", Dauer der gegenwärtigen Partnerschaft, Erwerbstätigkeit des Partners
Genese im Hinblick auf psychosoziale Risikofaktoren	Vater/Mutter auffällig jung oder alt zum Zeitpunkt der Geburt des Pat., Verlust von Vater/Mutter in Kindheit/Jugend, Vater/Mutter herzkrank, Vater/Mutter chronisch körperlich krank, Vater/Mutter psychisch krank, Vater/Mutter sozial auffällig, Inkonstanz der Bezugspersonen
Psychiatrische/ Psychosomatische Anamnese	Psychiatrische Erkrankungen, Psychosomatosen, funktionelle Störungen, frühere exogene Krankheiten mit cerebralen Auswirkungen, Krankenhausaufenthalte bzw. ambulante Behandlungen wegen psychiatrischer/psychosomatischer Erkrankungen, Psychopharmaka, Suicidversuche

4.3.1.2 Das AMDP-System

Das von der Arbeitsgemeinschaft für Methodik und Dokumentation in der Psychiatrie entwickelte AMDP-System (in der Fassung von 1981) ist ein psychopathologisches Beurteilungsverfahren, welches im deutschsprachigen Raum und hier insbesondere in der Forschung große Verbreitung gefunden hat (Baumann und Stieglitz, 1989). Es enthält derzeit fünf Dokumentationsbelege: soziobiographische Daten, Life events, bisherige Krankheitsvorgeschichte, psychischer Befund und somatischer Befund.

In unserer Studie fanden die beiden Kernstücke psychischer und somatischer Befund Verwendung.

Der systematischen Erfassung auftretender psychiatrischer Beeinträchtigungen geht ein halbstrukturiertes Interview voraus (Fähndrich und Stieglitz, 1989). Die anschließende Befunddokumentation des Untersuchers fußt auf den objektiven Informationen während des Gespräches mit dem Patienten, verbunden mit der gleichzeitigen Verhaltensbeobachtung sowie auf den subjektiv vom Patienten erfahrenen oder berichteten Informationen.

Die Merkmalssammlung des AMDP zur Abbildung des psychischen Befundes enthält die klassischen Kategorien der beschreibenden Psychopathologie. Insgesamt werden 100 Merkmale auf einer 4-stufigen Likertskala beurteilt („nicht vorhanden", „leicht", „mittel ausgeprägt" und „schwer"). Zusätzlich besteht noch die Option „keine Aussage möglich" anzugeben. Aus den Merkmalen des psychischen Befundes wurden 12 Kategorien zusammengefasst: „Bewusstseinsstörungen" (vier Items), „Orientierungsstörungen" (vier Items), „Aufmerksamkeits- und Gedächtnisstörungen" (sechs Items), „formale Denkstörungen" (12 Items), „Befürchtungen und Zwänge" (sechs Items), „Wahn" (14 Items), „Sinnestäuschungen" (sechs Items), „Ich-Störungen" (sechs Items), „Störungen der Affektivität" (21 Items), „Antriebs- und psychomotorische Störungen" (neun Items), „circadiane Besonderheiten" (drei Items) und „andere Störungen" (neun Items).

Der somatische Befund enthält sieben Kategorien mit insgesamt 40 Items: „Schlaf- und Vigilanzstörungen" (fünf Items), „Appetenzstörungen" (vier Items), „gastro-intestinale Störungen" (sieben Items), „kardio-respiratorische Störungen" (vier Items), andere „vegetative Störungen" (fünf Items), „weitere Störungen" (sechs Items) und „neurologische Störungen2 (neun Items). Die Einstufung der Merkmalsausprägung erfolgt wie bei dem psychischen Befund.

Dem Untersucher steht ein Glossar mit ausführlicher Definition der einzelnen Merkmale zur Verfügung.

4.3.1.3 Psychischer und sozialkommunikativer Befund (PSKB)

Der psychische und sozialkommunikative Befund (Rudolf, 1979; Rudolf, 1981) wurde im diagnostischen und therapeutischen Umgang mit den Patienten entwickelt und soll das Erleben und Verhalten von psychosomatischen Patienten unter psychodynamischen Gesichtspunkten abbilden. Vorrangig erfasst der PSKB Merkmale der zwischenmenschlichen Beziehungen und deren sozialkommunikativen Aspekte. Ergänzend werden Merkmale erhoben, welche die Symptomatik, die Triebdynamik und psychische Struktur des Patienten kennzeichnen. Das Instrument beschränkt sich auf vom Patienten unbewusstseinsnah erlebte und vom Untersucher direkt beobachtbare Erlebnisse, wobei eine umgangssprachliche Beschreibung des Befundes erfolgt. Zusammenfassend erlaubt der Befundbogen therapierelevante Persönlichkeitsmerkmale in abgestuften Schweregraden zu evaluieren. Da nach Rudolf und Stille (1982) die Chronizität bestimmter neurotischer Symptome einen bedeutsamen Einfluss auf die Behandlungschancen hat, wurden im PSKB für Depression, Suizidalität und Sucht, aktuell bzw. früher vorhanden, getrennt erfasst. Somit lassen sich erstmals aufgetretene Syndrome von chronischen Syndromen differenzieren. Der Beurteilung geht ein diagnostisches Gespräch voraus, in dessen Anschluss der Untersucher das Vorhandensein und den Schweregrad von Beschwerden, auffälligen Innenbefindlichkeiten und Verhaltensweisen beurteilt. Für die Einstufung der 91 Merkmale stehen folgende Ausprägungen zur Verfügung: „nicht vorhanden", „fraglich vorhanden", „nicht zu beurteilen", „leicht ausgeprägt", „mittelschwer ausgeprägt" und „schwer ausgeprägt". 75 der beschreibenden Merkmale des Befundbogens lassen sich nach klinischen Gesichtspunkten in 11 Kategorien einteilen: „Symptome im engeren Sinne" (12 Items), „Ich-Erleben/Ich-Gefühl/Ich-Aktivität" (acht Items), „Selbstverständnis" (fünf Items), „soziale Lebensbewältigung" (acht Items), „Kommunikationsstil und Verständigung" (sechs Items), „vorherrschende Gefühle zu Menschen" (16 Items), „Kontaktaufnahme" (drei Items), „Bindung an Partner und Freunde" (fünf Items), „Bindung an die Familie" (vier Items), „Reaktion auf Scheitern von Partnerbeziehungen" (sechs Items) und „sexuelle Beziehungen" (zwei Items). Die weiteren 16 Merkmale dienen dem Beurteiler zur Einschätzung der Neurosenstruktur, psychotischer oder organischer Störungen und prognostischer Hinweise.

Faktorenanalytisch konnte die große Variablenzahl des PSKB auf zehn Dimensionen reduziert werden und das sich ergebende Interaktionsmuster wurde zur Skalenbildung herangezogen. Inhaltlich wurden die zehn neurotischen Persönlichkeitsmuster von Rudolf und Porsch (1986) wie folgt beschrieben: Das Persönlichkeitsmuster *„zwanghafte Ordnung"* erfasst übersozialisiertes Verhaltens mit Krankheitswert, und die Dimension *„Überfürsorglichkeit und Verpflichtung"* thematisiert eher ichsynton übersozialisiertes Verhalten. PSKB-Merkmale, welche das Bemühen um Selbstidealisierung abbilden, verbunden mit kämpferisch aggressiven Haltungen, finden sich in der Skala *„narzisstisch kämpferisch".* Mit *„Enttäuschungsprotest"* werden ebenfalls ärgerlich kämpferische Haltungen thematisiert, die jedoch stärker als Ausdruck von Enttäuschungsaggression zu verstehen sind. Merkmale der Störung emotional-kommunikativer Beziehungen zu Menschen werden in der Persönlichkeitsdimension *„emotional distanziert"* vereint und Merkmale einer ichsyntonen Ängstlichkeit, welche vor allem zwischenmenschliche Kontakte und Bindungsmöglichkeiten einschränkt in *„ängstlich gegenüber Menschen".* Angst, welche hingegen als ichdyston erlebt wird, ist inhaltlich in der Skala *„Angstsymptomatik"* thematisiert. Die Dimension *„depressive Ohnmacht"* erfasst ein charakteristisches depressives Syndrom mit traurigen Verstimmungen, Suicidthematik, ect.. Unterschiedliche affektive Verarbeitung von Partnerverlusten werden mit *„Scheitern in Beziehungen"* beschrieben. Die Skala *„soziale Desintegration"* thematisiert ein Extrem der aufgebenden, ausweichenden Einstellungen, wie z.B. Störung der sozialen Einordnung und der Leistungsfähigkeit.

Der PSKB wurde in zahlreichen klinischen Studien verwendet und erwies sich als ein ausreichend reliables und klinisch valides Instrument. Des weiteren zeigten sich die PSKB-Skalen als veränderungssensitiv und konnten qualitativ und quantitativ Behandlungseffekte in Therapiestudien abbilden.

4.3.1.4 Skalen zur Fremdbeurteilung von Abwehrmechanismen

4.3.1.4.1 PSKB-Abwehr und Anpassung

Rudolf (1987, S. 419 ff.) entwickelte ebenfalls ein Instrument zur Erfassung von Abwehr und Bewältigungsmechanismen auf der Basis von Verhaltensweisen, die in der Begegnung mit den Patienten erkennbar werden und deren unbewusstes Erleben einschließt. Dies dient zu prognostischen Einschätzungen und für die Therapieplanung bei Psychotherapien. Die darin enthaltenen neun Skalen beschreiben den persönlichen Stil des Patienten bezüglich Abwehr und Anpassung, d.h. in welcher Form sich ein Patient mit inneren Konflikten wie äußeren

Krisensituationen auseinandersetzt. Der Untersucher evaluiert auf einer siebenstufigen Skala von "nicht vorhanden" bis „stark ausgeprägt" folgende Merkmale: „regressive Tendenzen/ Bequemlichkeitshaltungen/ Anspruchshaltungen", „Ersatzbefriedigungen", Vermeidungsverhalten/ Ausweichtendenzen/ Weglaufimpulse", „geringe Frustrationstoleranz/ Steuerungsschwäche", „sekundärer Krankheitsgewinn", „Problemverleugnung", „Verharren auf der Ebene sachlicher Beschreibungen", „Verharren auf der Ebene sachlicher Erklärungen" und „überkompensatorische Haltungen".

Durch die von Rudolf (1987) auf der Basis von 395 Fällen gefundenen faktorenanalytischen Zusammenhänge der Abwehrmerkmale konnten zwei Skalen definiert werden, die er wie folgt interpretiert: die ersten fünf der oben beschriebenen Merkmale kennzeichnen *die „regressive Abwehr"* und die restlichen vier Merkmale eine *„kompensatorische Abwehr"*.

4.3.1.4.2 Hackett-Cassem-Skala

Die von Hackett und Cassem entwickelte Skala erfasst Verleugnung als Abwehr- bzw. Bewältigungsmechanismus in Form einer Fremdbeurteilung durch erfahrene Psychiater und wurde vorrangig bei Herzpatienten angewandt (Rüger et al., 1990). Im Rahmen eines halbstrukturierten Interviews beurteilten Hackett und Cassem (1974) 89 Patienten mit Verdacht auf oder bestätigtem Herzinfarkt auf einer Intensivstation im Hinblick auf deren Ängste im Zusammenhang mit der Krankheit, ihrem Krankenhausaufenthalt und auch zu früher erlebten Gefahren und Bedrohungssituationen. Auf der Basis dieser Interviews wurden 31 Items formuliert, welche die Hackett-Cassem Verleugnungsskala bildeten.

Der Untersucher hat nach einem ausführlichen diagnostischen Gespräch die Aufgabe, die emotionalen Reaktionen oder Verhaltensweisen der Patienten auf einer dreistufigen Skala nach dem Grad der Verleugnung einzustufen.

Für unsere Studie verwendeten wir eine später entwickelte Kurzform mit 16 Aussagen (Bsp.: „Der Patient stellt sich vordergründig sorgenfrei und als dem Leben gegenüber unbeschwert dar."), wobei die Items lediglich mit ja oder nein zu scoren sind. Die Hackett-Cassem-Skala ist ein eindimensiomales Instrument, sodass die Summe der als vorhanden eingestuften Merkmale Aufschluss über das Ausmaß des Verleugnungsverhaltens gibt.

4.3.1.5 Fragebogen zu Konfliktbearbeitungsstrategien (FKBS)

Der Fragebogen zu Konfliktbearbeitungsstrategien (FKBS) wurde von Hentschel, Kießling und Wiemers (1998) mit dem Ziel einer ökonomischen Erfassung von Konfliktbewältigungsstrategien, welche als Derivate von Abwehr gesehen werden können, entwickelt. Testaufbau und Testkonstruktion wurden anlehnend an das englische Inventar zur Erfassung von Abwehrmechanismen, dem „Defense Mechanism Inventory" (DMI) von Gleser und Ihilevich (1969), gestaltet. Gleser und Ihilevich definierten Abwehr „durch deren Funktion, Konflikte zwischen der von Individuen wahrgenommenen Realität und seinen internalisierten Werten zu lösen" (Rüger et al., 1990, S. 130).

Der FKBS besteht genau wie der DMI aus zehn kurzen Geschichten, welche konflikthafte Situationen aus den Themenbereichen Autorität, Unabhängigkeit, Geschlechtsrolle, Wettkampf und „situationales Geschehen" beschreiben. Hentschel et al. (1998) gingen davon aus, dass kurze Geschichten dazu geeignet sind, bei den untersuchten Personen eine Identifikation mit dem „Helden" der Geschichte zu bewirken und diese sich somit in die entsprechende Situation versetzen können.

Mit Hilfe von zehn vorformulierten Antworten (Items) werden für jede Geschichte die möglichen Reaktionen auf *zwei Antwortebenen* mit jeweils fünf Items (= Reaktionsweisen) erfragt. Die erste Antwortebene erfasst die durch die Geschichte ausgelösten, gefühlsmäßigen

Reaktionen und Gedanken und die zweite Antwortebene beschreibt, welche möglichen konkreten Verhaltensweisen der Einzelne in der Situation zeigen würde. Die jeweiligen Antwortvorgaben haben eine Stufung von „sicher", „vielleicht", „eher nicht" und „keinesfalls".

In der Auswertung werden die angegeben Antworten den fünf übergeordneten Abwehrkategorien zugeordnet, die somit sowohl emotionale wie handlungsbezogene Abwehrreaktionen beinhalten.

Die fünf Skalen des FKBS bilden folgende übergeordnete Konfliktbewältigungsstrategien bzw. Abwehrmechanismen ab:

- „Wendung gegen das Objekt" umfasst die Verschiebung und die Identifikation mit dem Aggressor.
- „Projektion" bezieht sich auf den Vorgang, Gefühle, Wünsche, welche abgelehnt werden, auszuschließen und nach Außen zu verlagern.
- „Intellektualisierung, Rationalisierung, Isolieren": Unzulässige Affekte, Handlungen und Gedanken werden in eine vernünftige, logische und moralisch akzeptable Lösung übergeführt, um auf diese Weise neutralisiert zu werden.
- „Wendung gegen das eigene Ich" bezieht sich auf autoaggressive Handlungen, Gedanken etc., auch Selbstbestrafungen und Selbstvorwürfe.
- „Verleugnung, Verdrängung, Verneinung, Reaktionsbildung". Diese Skala fasst Abwehrmechanismen zusammen, die sich auf unterschiedliche Weisen des Nichtwahrnehmenkönnens der Realität bezieht.

Der Range der Scores reicht von 0 bis 60 für jede übergeordnete Konfliktsbewältigungs- bzw. Abwehrkategorie, wobei mit steigendem Scorewert eine höhere Ausprägung verbunden ist.

4.3.1.6 Fragebogen zur Abschätzung psychosomatischen Krankheitsgeschehens (FAPK)

Der Fragebogen zur Abschätzung psychosomatischen Krankheitsgeschehens (FAPK) von Koch (1981) verfolgt grundsätzlich das Ziel, subjektive psychische Strukturen zu erfassen, die einen Bezug zur Entstehung und Aufrechterhaltung psychosomatischer Prozesse haben. Er versucht Strukturen in der Alltagsbewältigung von Patienten herauszuarbeiten, deren subjektiver Niederschlag sich im Körperlichen wiederfindet und als eine psychosomatische Lösungsstrategie für Probleme und Konflikte anzusehen ist. Der Konstruktion des FAPK liegt das allgemeine Konzept psychisch gestörten Realitätsbezugs als Subjektivierung realitäts-orientierter Problemlösungsversuche zugrunde. Demnach werden Probleme der äußeren Realität, wenn sie vom Subjekt nicht bewältigt werden können, in die innere Realität zurückgenommen. Dies führt zur Bevorzugung symptomatischer Ersatzlösungen und nicht zu Lösungsversuchen lebenspraktischer Konflikte. Gemäß dieser Theorie findet sich dann ein verminderter subjektiver Realitätsbezug.

Der Fragebogen besteht aus zehn Skalen, wobei in dieser Studie nur drei berücksichtigt wurden. Die wichtigste Skala zur Erfassung der kognitiven Anteile des subjektiv intendierten Realitätsbezuges wurde auch „Realitätsbezug" genannt und steht in positiver Richtung ihrer Aussagen für eine gelungene psychische Realitätsbewältigung. Die insgesamt 26 Items der Skala erfassen folgender Merkmale: Umgang mit gesellschaftlichen Widersprüchen, Umgang mit innerpsychischen Konflikten (offen versus verdeckt), Einheit von Vorstellung und Handeln, positives versus negatives Zukunftsbild, Selbstsicherheit versus negative Ich-Einschätzung und Interesse an sozialen Beziehungen (Bsp.: „Konflikte vermeidet man am besten so, indem man Auseinandersetzungen aus dem Wege geht" (Koch, 1981). Mit der Skala „soziale Anpassung" (20 Items) werden ebenfalls die kognitiven Anteile des Realitätsbezuges thematisiert. Hier geht es um die Unfähigkeit des Individuums,

Widersprüche seiner Umwelt, die auch als eigene Konflikte erlebt werden, zu ertragen. Thematisiert werden die Bereiche Kritik an vorhandenen Autoritätsstrukturen, Rationalisierungen sozialer Anpassung und Projektion von Feindbildern auf Minderheiten (Bsp.: „Auseinandersetzungen in der Familie austragen, davor sollte man sich schon wegen der Nachbarn hüten, die alles mithören könnten". Die Skala „emotionale Beziehungslehre" (24 Items) verfolgt die Intention, die Unfähigkeit zu emotionalen Empfinden festzustellen und zielt somit auf die affektiven Anteile des Realitätsbezuges ab, das heißt: affektiv betonte Abwehr von Gefühlen, Rationalisierungen und projektive Verdoppelungen (Bsp.: „Das wichtigste im Umgang mit anderen Leuten ist leider doch, wie man sich den eigenen Vorteil sichern kann, auch wenn das nicht schön ist.").

Die Antwortmodalität der Skala emotionale Beziehungslehre ist dichotom („stimmt", „stimmt nicht"), die beiden Skalen „Realitätsbezug" und „soziale Anpassung" lassen eine dritte Beantwortungsmöglichkeit zu („keine Meinung").

Der FAPK stellt in seinem theoretischen Ansatz und in seiner Erfassung von Verhaltenstendenzen eine wesentliche Ergänzung zum PSKB dar. Mit dem FAPK können Hinweise auf Lösungs- und Bewältigungsstrategien des Individuums in sozialen Situationen erfasst werden und im PSKB steht das subjektive Erleben von sozialen Situationen im Vordergrund.

4.3.2 Untersuchungsverfahren im Rahmen der postoperativen Evaluierung

4.3.2.1 Psychiatrische Diagnostik nach ICD-10

Die psychiatrische Klassifikation psychischer Störungen während der ersten drei Wochen nach HTx erfolgte nach den Beschreibungen und Richtlinien der damals gültigen Internationalen Klassifikation psychischer Störungen ICD-9 und wurde dann gemäß der Änderungen der ICD-10 Kapitel V (Dilling et al., 2000) überarbeitet. Diese Revision erfolgte durch zwei Rater auf der Basis der dokumentierten psychopathologischen und organischen Parameter und unter genauer Beachtung der Benutzerhinweise. Dieses Vorgehen sollte der präziseren Vergleichbarkeit mit den Ergebnissen der aktuellen Literatur dienen.

4.3.2.2 Dokumentation somatischer Parameter

Routinemäßig werden die Patienten innerhalb des ersten Jahres nach Herztransplantation alle vier Wochen zur Kontrolluntersuchung einbestellt und im späteren Verlauf erfolgt in der Regel einmal jährlich eine Kontrolluntersuchung im DHZB oder anderen Einrichtungen (siehe Kapitel: Patientenerhebung und Untersuchungsdesign). Dabei werden alle relevanten somatischen Parameter erfasst und die Ergebnisse in den Krankenakten festgehalten.

Die uns interessierenden somatischen Daten wurden einerseits den Krankenakten entnommen und andererseits während der regelmäßigen Betreuungsgespräche erhoben bzw. nach zehn Jahren im Interview systematisch evaluiert.. In der Studie wurden folgende somatische Parameter im postoperativen Verlauf erfasst: Abstoßungen und Infektionen im ersten postoperativen Jahr, die renale Funktionsfähigkeit, Diabetes mellitus, Osteoporose und Tumorerkrankungen ebenfalls im ersten Jahr sowie im weiteren Verlauf bis zu zehn Jahren nach HTx. Bei den langzeitüberlebenden Patienten wurde dann auch der Koronarstatus auf der Basis von Herzkatheteruntersuchungen und in Einzelfällen durch echokardiographische Diagnostik bestimmt und die Häufigkeit von Klappeninsuffizienzen festgestellt.

4.3.2.3 Skalen zur Erfassung der Lebensqualität

4.3.2.3.1 SF-36 Fragebogen zum Gesundheitszustand

Der SF-36 von Bullinger und Kirchberger (1996) ist ein krankheitsübergreifendes Messinstrument zur Erfassung der gesundheitsbezogenen Lebensqualität. Dabei geht es weniger um die Quantifizierung von Funktionen, sondern eher um die subjektive Sicht bzw. die Befindlichkeit in verschiedenen Lebensbereichen. Die gesundheitsbezogene Lebensqualität, auch als subjektive Gesundheit bezeichnet, ist ein multidimensionales psychologisches Konstrukt, welches mindestens durch vier Komponenten zu operationalisieren ist: psychisches Befinden, körperliche Verfassung, soziale Beziehungen und funktionelle Kompetenz der Befragten. Bullinger (1996) favorisiert den Begriff subjektive Gesundheit, weil er einerseits weniger belastet ist als der Begriff Lebensqualität und weit über rein medizinische Aspekte hinausgeht, indem er soziale Aspekte mit einbezieht. Ebenfalls von großer Bedeutung ist, dass die Betreffenden selbst Auskunft über ihr Befinden und ihre Funktionsfähigkeit geben. Es handelt sich um ein Messinstrument, welches auch in der Kardiologie und Transplantationsmedizin häufig eingesetzt wird.

Grundlage für die Entwicklung des SF-36 war die in den 60iger Jahren im amerikanischen Raum durchgeführte Medical Outcome Study zur Prüfung der Leistung von Versicherungssystemen (Tarlov, 1983). Der in der heutigen Form vorliegende SF-36 stellt die empirisch validierte Kurzform der dort benutzten Outcome- Messverfahren dar und blickt mittlerweile auf ein 30- jährige Entwicklungszeit zurück.

Der SF-36 enthält 36 Items mit unterschiedlicher Skalierung: sieben Items sind dichotom und 29 likertskaliert. Es werden acht Dimensionen subjektiver Gesundheit mit unterschiedlicher Itemzahl erfasst, die nach Bullinger (1996) wie folgt zu interpretieren sind: Die Dimension „körperliche Funktionsfähigkeit" (zehn Items) beschreibt das Ausmaß, in dem der Gesundheitszustand körperliche Aktivitäten wie Selbstversorgung, Gehen, Heben ect. beeinträchtigt. Mit der „körperlichen Rollenfunktion" (vier Items) wird erfasst, inwieweit der Gesundheitszustand tägliche Aktivitäten beeinträchtigt, wie z.B. weniger schaffen als üblich. Die Dimension „körperliche Schmerzen" (zwei Items) thematisiert den Einfluss der Schmerzen auf die normale Arbeit im und auch außerhalb des Hauses. Mit der Skala „allgemeine Gesundheit" (fünf Items) wird eine persönliche Beurteilung der Gesundheit erfragt, einschließlich des aktuellen Gesundheitszustandes und der zukünftigen Erwartungen gegenüber Erkrankungen und ihren Folgen. Die fünfte Dimension „Vitalität" (vier Items) erfasst die Dichotomie von sich energiegeladen und voller Schwung fühlen versus müde und erschöpft. Das Ausmaß, in dem die körperliche Gesundheit oder emotionale Probleme normale soziale Aktivitäten beeinträchtigt, beschreibt die Skala „soziale Funktionsfähigkeit" (zwei Items). Emotionale Probleme, welche alltägliche Aktivitäten beeinträchtigen, wie z.B. weniger schaffen, werden in der Dimension „emotionale Rollenfunktion" (drei Items) berücksichtigt. Die Skala „psychisches Wohlbefinden" (fünf Items) erfasst allgemeine psychische Gesundheit, einschließlich Depression und Angst.
Zusätzlich wird nach der Veränderung des Gesundheitszustandes im Vergleich zum vergangenen Jahr gefragt (ein Item).
Zur Auswertung ist anzumerken, dass alle Skalen transformiert werden (auf ein Kontinuum von 0 bis 100), um diese miteinander vergleichen zu können. Ein hoher Wert in einer Dimension entspricht einer besseren gesundheitsbezogenen Lebensqualität bezüglich des erfassten Konzeptes.

4.3.2.3.2 Sickness Impact Profile (SIP)

Das Sickness Impact Profile (SIP) ist ebenfalls ein krankheitsübergreifendes Messinstrument zur Erfassung von verhaltensbezogener Lebensqualität (Bergner et al., 1976). Das Krankheits-Beeinträchtigungsprofil erfasst Veränderungen der Aktivitäten des alltäglichen Lebens, die mit dem Gesundheitszustand zusammenhängen. Momentan existiert nur eine Übersetzung des Inventars von Kröner-Herwig und Denecke, aber kein Manual und keine Vergleichsstichproben für den deutschsprachigen Raum. Im englischsprachigen Raum wurde der SIP auch in der Kardiologie und in Studien mit Herztransplantierten (z.B. Rosenblum et al., 1993) eingesetzt. Das Inventar zeichnet sich durch klare Formulierungen der Statements und durch Problemnähe aus.

Insgesamt werden 136 Items als Aussagen vorgegeben, die vom Untersuchten mit „stimmt" oder „stimmt nicht" zu beantworten sind. Die Items werden den folgenden 12 Kategorien zugeordnet: „Gehen" mit 12 Items (Bsp.: „Ich benutze Treppen nur mit Handlauf, Krücken oder Stock."), „Mobilität" mit zehn Items (Bsp.: „Ich bleibe die meiste Zeit im Bett."), „Körperpflege und Bewegung" mit 23 Items (Bsp.: „Ich habe Schwierigkeiten Schuhe, Socken oder Strümpfe anzuziehen."), „soziale Interaktion" mit 20 Items (Bsp.: „Ich unternehme weniger mit anderen Menschen."), „Kommunikation" mit neun Items (Bsp.: „Meine Sprache verstehen nur Menschen, die mich gut kennen."), „kognitive Wachheit" mit zehn Items (Bsp.: „Ich reagiere langsam auf das, was gesagt oder getan wird."), „emotionales Verhalten" mit neun Items (Bsp.: „Ich spreche über die Zukunft ohne jede Hoffnung"), „Schlaf und Ruhe" mit sieben Items (Bsp.: „Ich lege mich öfters während des Tages hin, um mich auszuruhen."), „Essen" mit 13 Items (Bsp.: „Ich stochere in meinem Essen und knabbere nur daran."), „Haushaltsführung" mit zehn Items (Bsp.: „Ich verrichte keine der täglichen Arbeiten im Haus oder im Garten, die ich normalerweise tun würde."), „Erholung und Freizeitaktivitäten" mit acht Items (Bsp.: „Ich gehe weniger oft zum Vergnügen aus."), „Arbeit" mit neun Items (Bsp.: „Ich habe meine Arbeitszeit verkürzt.").

Die Skala „Arbeit" wurde nicht erhoben, da die meisten untersuchten Patienten berentet sind und keiner regelmäßigen Arbeit nachgehen. Des weitern lässt sich der SIP in zwei Dimensionen einteilen, die *„physische Dimension"* umfasst die Skalen „Gehen, Mobilität, Körperpflege und Bewegung" und die *„psychosoziale Dimension"* die Skalen „soziale Interaktion, Kommunikation, kognitive Wachheit, emotionales Verhalten".

Die Berechnung der Skalen erfolgt durch Gewichtung der Items und es wird ein Prozentwert der Beeinträchtigungen für jede Skala sowie auch für die Summenskalen: physische bzw. psychosoziale Dimension berechnet. Hohe Skalenwerte entsprechen einer starken Beeinträchtigung und damit einer geringen Lebensqualität, wobei für jede Skala ein Wert höher als 20 die Grenze zu schwerwiegenden Beeinträchtigungen darstellt.

4.3.2.3.3 Gießener Beschwerdebogen (GBB)

Der Gießener Beschwerdebogen (GBB) von Brähler und Scheer (1995) ist eine Weiterentwicklung des von Zens (1971) vorgestellten Beschwerdebogens (BSB). Der GBB ist ein differenziertes und ökonomisches Verfahren zur Erfassung des körperlichen Beschwerdebildes von psychoneurotischen und psychosomatischen Patienten. Im Hintergrund steht die Überlegung zwischen objektiver - organmedizinisch begründbarer - Symptomatik und subjektiver Beschwerden unterscheiden zu können. Somit ist der GBB keine Symptomliste zur Erfassung organischer Krankheiten, hierfür müssen andere Messinstrumente herangezogen werden. Der GBB ist ein in der Forschung und Praxis häufig angewandter Fragebogen und gilt als ein reliables wie auch veränderungssensitives Instrument. Er wurde an vielen klinischen Stichproben mit einer oft sehr großen Patientenzahl erprobt.

Mit dem GBB ist es möglich Einzelbeschwerden zu erfassen, vier verschiedene Beschwerde-komplexe zu erheben und auch einen Gesamtwert für den Beschwerdedruck (Klagsamkeit) zu bestimmen.

Der Fragebogen umfasst 57 Beschwerden und der Befragte gibt das Ausmaß der Belästigung durch die Beschwerden auf einem fünfstufigen Kontinuum mit „nicht", „kaum", „einiger-maßen", „erheblich" und „stark" an. (Bsp.: Neigung zum Weinen, Übelkeit, Mattigkeit ect.). Des weiteren wird erfragt, ob der Patient die Entstehung seiner Beschwerden eher körperlich oder seelisch bedingt sieht und es besteht die Möglichkeit weitere, nicht im GBB enthaltene, Beschwerden anzugeben.

Mittels Faktoren- und Itemanalyse als auch nach inhaltlichen Gesichtspunkten konnten Brähler et al. (1995) vier Skalen mit jeweils sechs Items definieren: „Erschöpfung", „Magenbeschwerden", „Gliederschmerzen" und „Herzbeschwerden". Der Gesamtwert „Beschwerdedruck" umfasst dabei die 24 Items der Skalen.

Generell sind in der Auswertung des Inventars die extrem angekreuzten Einzelitems, die Leitbeschwerden, von besonderem Interesse für eine bestimmte Beschwerdesymptomatik.

Des weiteren entschlossen wir uns, „Sonderitems" aufzunehmen, die, wie jahrelange klinische Erfahrung zeigte, eine besondere Rolle bei herztransplantierten Patienten spielen und teilweise Nebenwirkungen bestimmter Pharmaka darstellen. Im Einzelnen wurde der GBB um die folgenden 18 Items ergänzt: Akne, Vollmondgesicht, Infektionsanfälligkeit, Alpträume, Muskelschmerzen, Gehörschwierigkeiten, Wadenkrämpfe, Verwirrtheit, Fieberanstieg, Farbensehstörungen, Mundtrockenheit, Brechreiz, Doppelsehen, Bluthochdruck, Knöchel-ödeme, Ohrensausen, Wetterfühligkeit und vermehrter Haarwuchs.

4.3.2.3.4 Hospital Anxiety and Depression Scale - Deutsche Version (HADS-D)

Im Bereich der Organmedizin ist die Prävalenz psychischer Symptome oft hoch, wobei Angst- und Depressionssymptome dabei mit Abstand am häufigsten vertreten sind. Die Hospital Anxiety and Depression Scale (HADS) ist ein kurzer Selbstbeurteilungsfragebogen zur Erfassung von Angst und Depressivität und wurde von Zigmond und Snaith (1983) entwickelt. Die deutsche Version legten Herrmann et al. (1995) vor. Die HADS-D soll die psychische Beeinträchtigung bei Patienten mit primär somatisch wahrgenommenen Beschwerden erfassen. Hierbei werden Symptome als Analyseeinheiten herangezogen und es erfolgt eine quantitative Erfassung milder Störungsformen, die auch graduelle Unterschiede anvisiert. Somit ist die HADS ein dimensionales Inventar, welches auch im Forschungs-bereich (Verlaufsstudien, Fragen pharmakologischer Wirkung) sensitiv ist.

Nach über 15 Jahren seit Entwicklung der englischen Version liegen eine Vielzahl von Studien mit der englischen Originalversion vor. Mehr als 100 Arbeiten zur Validität der Skala und ihrer diagnostischen Verwendung dokumentieren ihre instrumentelle Brauchbarkeit und Akzeptanz. Die HADS-D wurde häufig in der kardiologischen Routine im Bereich der medizinisch- somatischen Klinik eingesetzt und es existieren mittlerweile umfangreiche Daten von Vergleichsstichproben, auch von anderen Patientengruppen.

Der Fragebogen enthält 14 Items, aus denen die Skalen „Angst" und „Depression" mit je sieben Items gebildet wurden (Bsp.: *Angstskala:* "Ich fühle mich angespannt oder überreizt", *Depressivitätsskala:* „Ich kann mich heute noch so freuen wie früher."). Für jedes Item liegen vierstufige itemspezifische Antwortmöglichkeiten mit wechselnder Schlüsselrichtung (invers) vor, die die Häufigkeit bzw. Intensität des erfragten Merkmals beschreiben.

Möller und Zerssen (1986) halten eine getrennte Skalierung von Angst und Depressivität für problematisch, da faktorenanalytisch keine eindeutige Trennlinie zwischen den beiden Symptomgruppen gefunden werden konnten, aber eine Differenzierung zwischen körperlicher und psychisch erlebter Gestörtheit. Es wird davon ausgegangen, dass im Selbstrating eine engere Beziehung von Angst und Depression vorliegt als im Fremdrating. Erklärt wird dies einerseits damit, dass Patienten nicht ausreichend zwischen den Merkmalen unterscheiden können und Experten im Fremdrating die entsprechenden Konstrukte wesentlich differenzierter benutzen.

4.3.2.3.5 Freiburger Persönlichkeitsinventar (FPI-R)

Das Freiburger Persönlichkeitsinventar wurde in seiner revidierten Fassung (FPI-R) von Fahrenberg, Hampel und Selg (1984) vorgelegt. Der Fragebogen basiert auf psychologischen Konstrukten, die wiederholten Item- und Faktorenanalysen unterzogen wurden. Des weiteren erfolgte eine ständige empirische Weiterentwicklung des Inventars. Der FPI-R verfügt über eine gute Normierung mit einem breiten Gültigkeitsbereich und einer hohen Akzeptanz in Forschung und Praxis. Das Inventar ist ein Selbstratingverfahren und dient der mehrdimensionalen Erfassung individueller Persönlichkeitsstrukturen.

Beim FPI-R, bestehend aus 138 Items, werden die Probanden aufgefordert auf alternativem Antwortformat mit „stimmt" oder „stimmt nicht" zu entscheiden, ob die formulierten Aussagen über Verhaltensweisen, Einstellungen und Gewohnheiten auf sie zutreffen.

Insgesamt wird die Persönlichkeit durch zehn Standardskalen mit jeweils 12 Items („Lebenszufriedenheit", „soziale Orientierung", „Leistungsorientierung", „Gehemmtheit", „Erregbarkeit", „Aggressivität", „Beanspruchung", „körperliche Beschwerden", „Gesundheitssorgen" und „Offenheit") und zwei Sekundärskalen mit jeweils 14 Items (*„Extraversion" und „Emotionalität"*) erfasst.

Aufgrund der Konstruktion des FPI-R ist es auch möglich Einzelskalen herauszugreifen und nicht den gesamten Itempool dem Probanden vorzulegen. Im Rahmen unserer Fragestellung erhoben wir nur die beiden uns interessierenden Skalen „Lebenszufriedenheit" und „Beanspruchung", welche im folgenden näher erläutert werden.

Probanden mit hohem Skalenwert für *Lebenszufriedenheit* betonen ihre allgemeine Lebenszufriedenheit, bezeichnen ihre Partnerbeziehung als gut und sind (waren) von ihrem Beruf voll befriedigt. Rückblickend geben sie Zufriedenheit mit ihrem Leben an und blicken voller Zuversicht in die Zukunft. Insgesamt wird eine positive Lebensgrundstimmung mit Selbstvertrauen und Ausgeglichenheit geäußert. (Bsp.: „Ich lebe mit mir selbst in Frieden und ohne innere Konflikte". Probanden mit hohem Skalenwert für B*eanspruchung* haben viele Aufgaben und erleben starke Anforderungen sowie Zeitdruck bei der Arbeit. Sie möchten mehr Zeit für sich haben oder sich schonen. Insgesamt wird eine starke Anspannung und Überforderung geäußert (Bsp.: „Die täglichen Belastungen sind so groß, dass ich davon oft müde und erschöpft bin".

4.4 Statistische Auswertungsverfahren

Für die statistischen Auswertungen wurden die Daten der Fragebögen in SPSS 10.07 für Windows (SPSS Inc., 1999) übertragen.

Entsprechend der Handanweisungen wurden für jeden Fragebogen die Skalen gebildet.

Im Rahmen der deskriptiven Auswertung wurden Häufigkeitsverteilungen und Skalenmittelwerte für die Gesamtstichprobe sowie für Untergruppen ermittelt.

Folgende Verfahren kamen entsprechend der jeweiligen Fragestellung, des Skalenniveaus und der Verteilungscharakteristik zur Anwendung:

- Zur Überprüfung von Unterschiedshypothesen zweier Stichprobenmittelwerte wurde der t-Test angewandt.

- Zur Überprüfung von Unterschiedshypothesen bei Häufigkeitsverteilungen kam der Chi-Quadrat-Test zur Anwendung.

- Zur Prüfung von Zusammenhängen zweier intervallskalierter Variablen kam die Produkt-Moment-Korrelation nach Pearson, für Zusammenhänge einer intervall-skalierten Variablen und einer dichotomen Variablen die punktbiserale Korrelation zur Anwendung.

- Zur Prüfung von Mittelwertsunterschieden mehrfach gestufter unabhängiger Variablen auf eine abhängige Variable wurde die einfaktorielle Varianzanalyse angewandt.

- Zur Vorhersage einer intervallskalierten Kriteriumsvariablen auf Grund mehrerer intervallskalierter Prädiktorvariablen: multiple Regressionsanalyse.

- Um verschiedene Variablen, welche durch korrelative Beziehungen verknüpft sind, in voneinander unabhängige Gruppen zu klassifizieren, wurde das Verfahren der Faktorenanalyse eingesetzt. Sie ist ein hypothesengenerierendes Verfahren, welches zur Überprüfung der Dimensionalität komplexer Merkmale dient und voneinander unabhängige Faktoren generiert. Anwendung fand in dieser Studie die Haupt-komponentenanalyse (Bortz, 1993, Kap. 15).

- Um verschiedene Gruppen von Patienten zu identifizieren, welche sich in bestimmten Merkmalsbereichen besonders ähnlich sind, fand die statistische Methode der Clusteranalyse Anwendung. Es wurde ein „nichthierarchisches, iterativ-partielles Verfahren" angewandt, welches als K-Means Verfahren bezeichnet wird (Bortz, 1993, S. 530).

Die ungerichteten Fragestellungen wurden anhand zweiseitiger Tests auf ihre statistische Bedeutung geprüft.
In den Ergebnistabellen werden nur F- bzw. t-Werte > 1 und deren Signifikanzniveau berichtet.

4.5 Übersicht zur Ergebnisdarstellung

Im Abschnitt 3 wurden die Fragestellungen dieser Untersuchung und die Zielsetzung formuliert. Die Fülle des Datenmaterials macht es erforderlich die Ergebnisdarstellung in kleine Kapitel zu gliedern, in denen die jeweils erhobenen Ergebnisdaten in folgender Abfolge präsentiert werden:

a) Deskriptive Darstellung der Ergebnisse

b) Einordnung z.B. bezüglich epidemiologischer oder theoretischer Erkenntnisse

c) Analyse von Zusammenhängen „innerhalb" der Untersuchungsabschnitte, um Ver-knüpfungen oder strukturelle Muster herauszuarbeiten, z.B. zwischen familiären psychischen Belastungen und lebensgeschichtlich aufgetretenen psychischen Störungen auf der Datenebene der Anamneseerhebung.

d) Analyse von Zusammenhängen zwischen Ergebnisdaten, die aus unterschiedlichen zeitlichen Untersuchungsabschnitten resultieren und im weiteren Sinne mit Prädiktion bzw. Verknüpfung der unterschiedlichen Verlaufs- und Outcome-Kennwerte zum Ziel haben, z.B. Zusammenhangsanalysen von präoperativen, psychopathologischen Syndromen und dem postoperativen Survival.

e) Am Ende eines Kapitels werden die wesentlichen Aussagen in einer sehr kurzen Zusammenfassung „verdichtet".

Dieses Vorgehen in der Ergebnispräsentation soll es dem Leser erleichtern, einen Themenbereich geschlossener dargestellt zu bekommen und vor allem eine zu starke Zergliederung mit der Folge einer erheblichen Redundanz durch Wiederholung von Informationen zu vermeiden.

5. ERGEBNISSE DER UNTERSUCHUNG

5.1 Übersicht zum Untersuchungssample

Die untersuchte Patientenstichprobe umfasste 105 Patienten: 14 Frauen und 91 Männer, welche im Zeitraum vom 1.1.1987 bis zum 31.12.1989 im Deutschen Herzzentrum Berlin für eine orthotope Herztransplantation gelistet wurden. Diese Stichprobe wurde per Zufallsauswahl aus der Gesamtgruppe der 277 Patienten ausgewählt, die in diesem Zeitraum auf die Warteliste aufgenommen wurden.

Während der Wartezeit auf die Herztransplantation verstarben 14 Patienten: 2 Frauen und 12 Männer. Insgesamt konnten somit 91 Patienten, 12 Frauen und 79 Männer, nach durchschnittlich 6,5 Monaten Wartezeit herztransplantiert werden.

In Abb. 5.1 ist eine Übersicht zum Outcome der Studienpopulation dargestellt.

Abb. 5.1: Übersicht zum Outcome

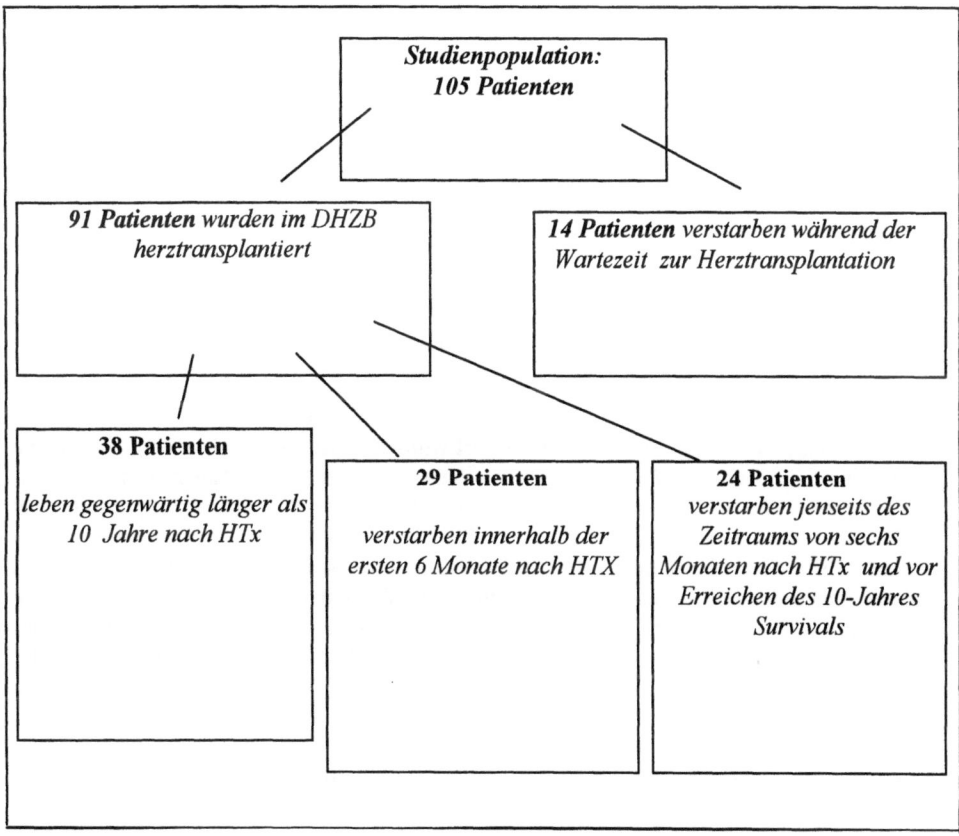

Die Survivalkurve für die Studienpopulation der 91 herztransplantierten Patienten ist in der Abb. 5.2 dargestellt:

Abb. 5.2: Survivalkurve zu den 91 herztransplantierten Patienten

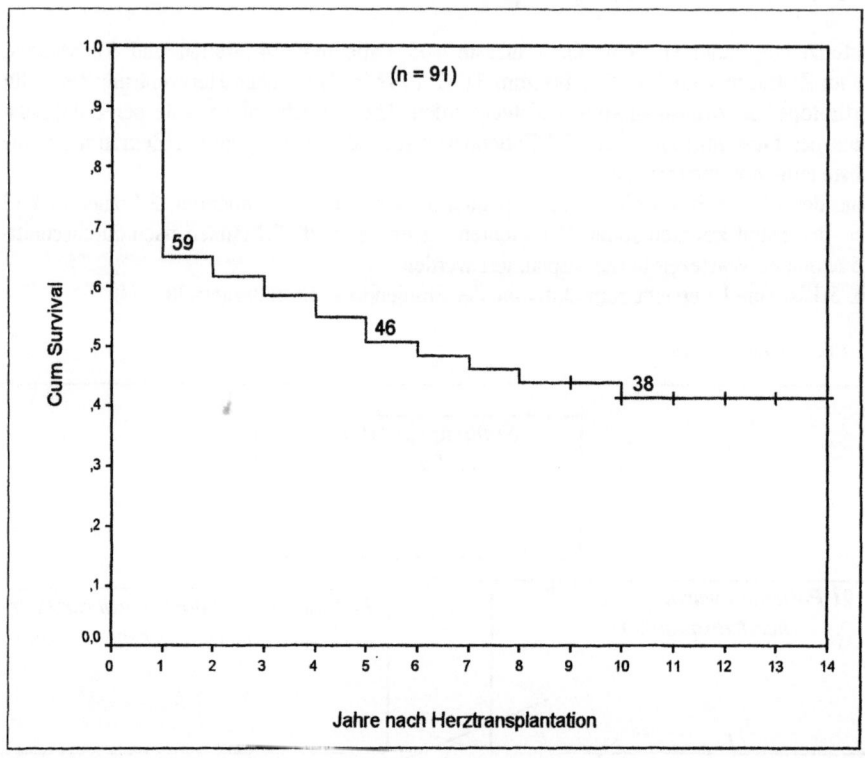

Diese Survivalkurve zeigt im Vergleich zu den Survivaldaten, die von der International Society of Heart-Lung Transplantation publiziert wurden (Hosenpud et al., 1999), eine höhere Sterblichkeit in unserer Studienpopulation verglichen mit den 12.568 Patienten, die weltweit in den Jahren 1986 bis 1990 herztransplantiert wurden. In unserer Stichprobe lag das Survival nach Ablauf des ersten Jahres post-HTx bei 64.8% versus 79.4%, nach drei Jahren bei 58.5% versus 71.9%. Bei Überschreiten des 10-Jahreszeitraums nach HTx sind die Survivalraten nahezu identisch: 41.8% versus 45.8% nach zehn Jahren bzw. 41.7 nach 11 Jahren. Die Diskrepanz ist ausschließlich auf eine höhere Sterblichkeit im ersten postoperativen Jahr zurückzuführen und dabei insbesondere auf eine erhöhte Zahl von Sterbefällen innerhalb der ersten 4 Wochen post-HTx. Jenseits von einem Jahr post-HTx verlief unsere Survivalkurve kontinuierlich besser als die inter-nationale Survivalkurve.

Der Mittelwert der Überlebenszeit der Gesamtpopulation betrug 5.64 Jahre, der Range lag bei 0-13.6 Jahren.

Wie in der Graphik und in der Survivalkurve dargestellt, lebten zum Stichtag 31.12.1999 noch 38 Patienten: sechs Frauen und 32 Männer, durchschnittlich 10.87 Jahre nach Herztransplantation.
Der Patient, der zum Stichtag am längsten überlebt hatte, war im Juni 1987 herztransplantiert worden und hatte somit 13.6 Jahre überlebt. Der älteste nachuntersuchte Patient war 73.2

42

Jahre alt. 53 Patienten aus der Gesamtheit der 91 Transplantierten verstarben innerhalb der Zeitspanne von der HTx bis vor Ablauf eines Zehn- Jahres Überlebenszeitraums.

Diese verstorbenen Patienten wurden für später darzustellende Analysen in zwei Gruppen unterteilt und zwar in eine

- **1. Gruppe**, welche die 29 Patienten umfaßt, welche in den ersten kritischen Tagen nach HTx und dann vereinzelt innerhalb der ersten sechs Monate nach HTx verstarben, sowie in eine

- **2. Gruppe,** welche die 24 Patienten umfaßt, welche in der Zeitspanne jenseits von sechs Monaten nach HTx bis vor Erreichen eines 10-Jahres Survivals starben.

- In der **3. Gruppe** wurden die 38 langzeitüberlebenden Patienten zusammengefasst.

Diese Gruppeneinteilung wurde gewählt, um Unterschiede zwischen den Gruppen deskriptiv und varianzanalytisch herauszuarbeiten und so besondere Charakteristika zu erkennen; auch wurden damit Prognoseanalysen durchgeführt. Die Gruppendifferenzierung zieht sich wie ein roter Faden durch den Ergebnisteil.

Die Gruppe der 14 auf der Warteliste verstorbenen Patienten unterschied sich hinsichtlich ihrer soziodemographischen, krankheitsbezogenen und psychopathologischen Parameter **nicht** *von den transplantierten Patienten und ist im Weiteren nicht Gegenstand der dargestellten Analysen.*

In unsere Analysen bezogen wir also nur die 91 herztransplantierten Patienten ein.

5.2 Beschreibung der Stichprobe: soziodemographische Daten

Die Stichprobe der 91 herztransplantierten Patienten bestand aus 12 Frauen und 79 Männern. Der jüngste Patient war zum Zeitpunkt der Herztransplantation 17.7 Jahre alt und der älteste 67 Jahre, der Altersdurchschnitt lag bei knapp 49 Jahren (Tabelle 5.1.).

Tabelle 5.1:
Darstellung von Alter und Geschlecht zum Zeitpunkt der HTx

Patienten: N = 91		
	Mittelwert	Range
Alter zum Zeitpunkt der HTx (in Jahren)	48.92	17.75-67.0
	Anzahl Pat. (%)	
Weiblich	12 (13.2)	
Männlich	79 (86.8)	

Anmerkung: M: Mittelwert

43

In der Tabelle 5.2 ist die Schulbildung der Pat. dargestellt: der Großteil der Patienten (n=59) hatte einen Hauptschulabschluss, 16 die mittlere Reife und 12 das Abitur erworben. Nur vier Patienten befanden sich zum Zeitpunkt der Listung noch in Ausbildung oder hatten keinen Schulabschluss.

Tabelle 5.2:
Schulbildung

Schulbildung	Anzahl Pat. (%) N=91
Schüler	2 (2.2)
Abitur	12 (13.2)
Mittlere Reife	16 (17.6)
Hauptschule	59 (64.8)
Kein Schulabschluss	2 (2.2)

Die berufliche Stellung wird für die Patientengruppe in Tabelle 5.3 dargestellt.

Tabelle 5.3:
Berufsausbildung

Beruflicher Status	Anzahl Pat. (%) N = 91
Angestellte/Beamte	30 (33.0)
Selbständige (Steuerberater, Architekt etc.)	8 (8.8)
Facharbeiter	38 (41.8)
Schüler, Studenten, in Ausbildung	5 (5.5)
Hausfrau	4 (4.4)
Ungelernte Arbeiter	6 (6.6)

Die größte Gruppe unter den Patienten bildeten die Facharbeiter mit 41.8%, 33% waren Angestellte oder Beamte. In einer sehr elaborierten Feldstudie von Schepank (1987) zu psychogenen Erkrankungen in der Stadt Mannheim, auf deren epidemiologische Basisdaten von 600 Probanden im Alter von 25 bis 45 Jahren im Weiteren als Vergleichsdatensatz zurückgegriffen werden soll, fanden sich lediglich 18.8% Arbeiter und 53.6% Angestellte/ Beamte. Da aber Facharbeiter heute oftmals in einem Angestelltenstatus beschäftigt sind, ergeben sich bei Zusammenfassung der Facharbeiter/Angestellten/Beamten sehr ähnliche Zahlen: 74.8% (HTx-Studie) vs 72.5% (Schepank). Schüler/Studenten und Hausfrauen können als „nicht erwerbstätig" zusammengefasst werden. In diese Gruppe waren 9.9% unserer Patienten einzuordnen verglichen mit 21% Anteil in der Normalbevölkerung bei Schepank, ein Unterschied, der durch das höhere Alter in unserem Sample und die geringe Zahl von Frauen bedingt ist. Der Anteil Selbständiger lag in unserem Sample doppelt so hoch (4% bei Schepank).

Insgesamt kann die berufliche Stellung unserer Patienten (vor HTx) somit als vergleichbar zu der Verteilung in einer deutschen Erwachsenenbevölkerung angesehen werden.

Zum Zeitpunkt der Listung für eine Herztransplantation befanden sich noch 27 Patienten in einem Arbeitsverhältnis, jedoch überwiegend im Krankenstand (Tabelle 5.4). Insgesamt waren 54 (59.3%) Patienten bereits berentet: sechs weniger als ein Jahr, 34 seit ein bis vier Jahren und 14 bereits länger als vier Jahre.

Tabelle 5.4:
Erwerbstätigkeit im Vorfeld der HTx

Erwerbstätigkeit im Vorfeld der HTx	Anzahl Pat. (%) N=91
Erwerbstätig	27 (29.7)
Sonstige: Schüler, Studenten, Sozialhilfe, arbeitslos	5 (5.5)
Berentet	54 (59.3)
Weniger als 1 Jahr	*6 (6.6)*
1 bis 4 Jahre	*34 (37.4)*
Länger als 4 Jahre	*14 (15.4)*
Keine Angaben	5 (5.5)

Von den 91 Herztransplantationspatienten waren 72 (79.1%) verheiratet und 19 (20.9%) ledig, geschieden oder verwitwet. Dabei lebten nur zehn Patienten allein, alle anderen in einem Haushalt zusammen mit dem Ehepartner, einem Lebensgefährten/in, mit den Eltern oder bei den eigenen Kindern (Tabellen 5.5 und 5.6). Der Anteil der Verheirateten lag damit höher als in der durchschnittlich allerdings jüngeren Vergleichspopulation (67.6%, Schepank).

Interessant ist, dass nur 21 Patienten keine eigenen Kinder hatten und der Anteil der Pat. mit zwei und mehr Kindern bei immerhin 46,2% lag, hier finden sich die erheblichen Unterschiede in der Sozialstruktur zu den gegenwärtigen Familienstrukturen.

Tabelle 5.5:
Familienstand

Familienstand	Anzahl Pat. (%) N=91
Ledig	10 (11.0)
Geschieden	6 (6.6)
Verwitwet	3 (3.3)
Verheiratet	72 (79.1)

Tabelle 5.6:
Häusliche Situation

Häusliche Situation	Anzahl Pat. (%) N=91
Allein lebend	10 (11.0)
Mit Partner	71 (78.0)
Mit Partner und Kind	5 (5.5)
Mit Eltern / Geschwistern	5 (5.5)

Wie der Tabelle 5.7 zu entnehmen ist, beschrieben 53.8% der Patienten die eigene wirtschaftliche Situation als durchschnittlich, jeweils etwa ein Fünftel der Pat. gab an, entweder unterdurchschnittlich finanziell situiert zu sein oder über eine besonders gute wirtschaftliche Sicherheit zu verfügen. Somit waren mehr als drei Viertel der Patienten nicht mit finanziellen Sorgen belastet.

Tabelle 5.7:
Finanzielle Situation

Finanzielle Situation	Anzahl Pat. (%) N=91
Überdurchschnittlich gut	20 (22.0)
Durchschnittlich	49 (53.8)
Unterdurchschnittlich	20 (22.0)
Keine Angaben	2 (2.2)

Zusammenfassend kann festgestellt werden, dass sich die HTx-Patienten bezüglich ihrer sozio-demographischen Kennwerte nicht erkennbar von „gesunden" Menschen ihrer Generation unterscheiden. Es handelt sich um überwiegend verheiratete, nicht alleine lebende Menschen mit einer „üblichen" Verteilung bezüglich ihrer Schulbildung und Berufsqualifikation, mit erstaunlich vielen eigenen Kindern und in relativ gut abgesicherten finanziellen Verhältnissen lebend. Der Anteil der berenteten Patienten liegt mit etwa 60% vor HTx bereits sehr hoch, lediglich ca. 30% stehen noch in einem formal bestehenden Arbeitsverhältnis.

5.3 Befunde zur psychischen und somatischen Eigen- und Familienanamnese

5.3.1 Befunde zur Familienanamnese

In der Tabelle 5.8 sind die Ergebnisse für die familiären psychischen Belastungen dargestellt.

Tabelle 5.8:
Familiäre Belastung - psychisch

Familiäre Belastung – psychisch	Anzahl Pat. (%) N=91 (Mehrfachantworten möglich)
Psychische Krankheit der Eltern	5 (5.5)
Inkonstanz der Bezugspersonen	5 (5.5)
Verlust des Vaters < 6. Lebensjahr	13 (14.3)
Verlust des Vaters 6.-15. Lebensjahr	6 (6.6)
Verlust der Mutter < 6. Lebensjahr	3 (3.3)
Verlust der Mutter 6.-15. Lebensjahr	4 (4.4)

Von erheblicher Bedeutung für die Persönlichkeitsentwicklung sind in einer Reihe von Untersuchungen (Lieberz, 1988) Verluste und Trennungen von den Eltern oder Inkonstanz in den Beziehungen während des Heranwachsens von Kindern belegt worden. In unserer Studienpopulation waren 19 (21%) der Patienten vom Verlust ihres Vaters innerhalb ihrer ersten 15

Lebensjahre betroffen. 13 Patienten (14,3%) verloren den Vater bereits vor Vollendung ihres sechsten Lebensjahres, wobei es sich fast ausschließlich um Väter handelte, die als Soldaten im 2. Weltkrieg gefallen waren.

Den Verlust ihrer Mutter mussten drei Patienten vor Vollendung des sechsten Lebensjahres erleben und weitere vier vor Beendigung des 15. Lebensjahres.

Eine Inkonstanz ihrer Bezugspersonen in den frühen Entwicklungsjahren erfuhren fünf Patienten und bei ebenso vielen litt ein Elternteil an einer schweren psychiatrischen Erkrankung.

Die Ergebnisse zu Häufigkeiten somatischer Erkrankungen in der Stammfamilie beziehen sich nur auf Erkrankungen der Eltern der Patienten. Dabei konnten etwa ein Drittel der Patienten keine zureichend gesicherten Angaben machen und entsprechend summieren sich die Zahlen in der Tabelle 5.9 nicht auf 91 Pat. bzw. 100%.

Tabelle 5.9:
Familiäre Belastung - somatisch

Familiäre Belastung – somatisch	Anzahl Pat. (%) N=91 (Mehrfachantworten möglich)
Herzkrankheit des Vaters	15 (16.5)
Herzkrankheit der Mutter	10 (11.0)
Beide Eltern herzkrank	6 (6.6)
Chronische körperliche Erkrankung des Vaters	12 (13.2)
Chronische körperliche Erkrankung der Mutter	7 (7.7)
Beide Eltern körperlich chronisch krank	2 (2.2)

Bei 16,5 % der Patienten ließ sich anamnestisch eine Herzerkrankung des Vaters feststellen, bei den Müttern wurde bei 11% eine entsprechende Vorerkrankung berichtet. Beide Elternteile waren bei 6,6% der Patienten von einer Herzkrankheit betroffen. Eine Herzerkrankung wurde auch dann angenommen, wenn z.B. von „Herzwassersucht" oder Ähnlichem die Rede war.

Die Kategorie: „chronische körperliche Erkrankungen der Mutter/Vater" bezog sich auf alle Erkrankungsbilder wie z.B.: Rheuma, Diabetes, Tumoren etc., welche eine potentielle genetische Disposition beinhalten. Allerdings wird die Inzidenz dieser somatischen Belastungen sicher unterschätzt, da auch die Patienten, welche Angaben machen konnten, oft unsicher in der Krankheitsbezeichnung waren. Etwa 22% der Patienteneltern litten gesichert an chronischen körperlichen Krankheiten.

5.3.2 Psychische und psychopathologische Auffälligkeiten in der Eigenanamnese

Zur Beurteilung der Fragestellung, inwieweit unser Sample besondere Auffälligkeiten im Hinblick auf lebensgeschichtlich aufgetretene, seelische Erkrankungen aufweist wurde sehr große Sorgfalt auf die genaue Klärung der entsprechenden Symptomatik und der Krankheitsrandbedingungen gelegt. Neben den Patienten wurden auch ihre Angehörigen befragt und - soweit vorhanden - Arztbriefe etc. ausgewertet. Als Zeitspanne für die Inzidenz der psychiatrischen Erkrankungen wurde die Zeit nach dem 18.Lebensjahr bis zu Beginn der letzten erheblichen Verschlimmerung der Herzkrankheit gewählt, d.h. die kardiale Erkrankung war in der Regel bekannt. Dementsprechend wurden neben „klassischen" Erkrankungen wie depressiven Episoden auch Anpassungsstörungen, die in Folge z.B. eines kardialen Infarktes auftraten, einbezogen. Während den unmittelbar vor der HTx-Listung liegenden Monaten aufgetretene psychische Störungen wurden nicht berücksichtigt.

Da der Schweregrad der psychischen Störungen schwer abzuschätzen war, wurde die regelmäßige Einnahme von Neuroleptika oder von Antidepressiva bzw. Anxiolytika als wesentlicher Faktor für die Einstufung der Syndrome als psychiatrisches Krankheitsbild herangezogen und damit ein „hartes Bestimmungskriterium" neben die Selbst- und/oder Fremdschilderungen gestellt. Dies erschien wichtig, da das Vorliegen einer psychischen Störung als eine wichtige Prädiktorvariable betrachtet wurde.

Die psychischen Störungen wurden zum Zeitpunkt der Datenerhebung gemäß der diagnostischen Kriterien der ICD-9 klassifiziert und später nach ICD-10 reklassifiziert. Die Ergebnisübersicht erfolgt in Tab.5.10.

Tabelle 5.10:
Darstellung der psychiatrisch - psychosomatischen Vorgeschichte

Psychiatrisch- psychosomatische Vorgeschichte Diagnosen nach ICD-10	Anzahl Pat. (%) N=91 (Mehrfachantworten möglich)
Alkoholabhängigkeit/ -abusus (F10.1; F10.2)	24 (26.4)
- davon bis unmittelbar vor der kardialen Dekompensation	*8 (8.8)*
- abstinent, aber früher langjähriger Missbrauch	*16 (1.6)*
Somatoforme Störungen (F45.0; F45.1; F45.2; F45.4)	12 (13.2)
Schlafstörungen (F51.0; F51.8),	7 (7.7)
Essstörungen (F50.8)	1 (1.1)
Depressive Störungen (F32.0-3; F33.0-3; F34.1; F38.0)	14 (15.4)
- davon depressive Episoden, die eine stationäre Behandlung erforderlich machten	*5 (5.5)*
Angststörungen (F40.1; F41.1; F41.2)	7 (7.7)
Anpassungsstörungen (F43.0; F43.2)	5 (5.5)
„erhebliche psychische Störungen" d.h. Störungen, die mit der Einnahme von Neuroleptika, Antidepressiva und/oder Anxiolytika über einen Zeitraum von mindestens einem Jahr in der bisherigen Lebensgeschichte verbunden waren	20 (22.0)
Keine psychischen Störungen in der bisherigen Lebensgeschichte	65 (71.4)

Die Feststellung eines früheren oder aktuell noch bestehenden Alkoholabusus war schwierig vorzunehmen, da die Patienten wie ihre Angehörigen um die Problematik im Zusammenhang der Listung für eine HTx wissen und entsprechende Angaben verschweigen bzw. herunterspielen und eine schwer abschätzbare Dunkelziffer angenommen werden muss. In der Vorgeschichte war ein langjähriger Alkoholmissbrauch/-abhängigkeit bei 16 Patienten vorhanden, welche glaubhaft seit mehreren Jahren keinen Alkohol mehr getrunken hatten. Weitere acht Patienten hatten bis unmittelbar vor der aktuellen Dekompensation noch regelmäßig Alkohol konsumiert und waren erst seit einigen Wochen bis Monaten abstinent.

Insgesamt waren in unserem Sample 24 Patienten - alles Männer - durch Alkoholabusus in früheren Lebensabschnitten oder aktuell gekennzeichnet, was einem Anteil von 30% der männlichen Patienten entsprach.

Eine Einordnung dieser Daten ist sehr schwierig, da es in der Literatur kaum verlässliche Häufigkeitsangaben gibt. Schepank fand bei knapp 3% seiner Probanden eine aktuell bestehende Alkoholkrankheit, aber 32% zeigten ein Suchtverhalten als Leitsymptom bei Befundung. Feuerlein (1984) berichtete für 2 % der Bevölkerung das Vorliegen einer Alkoholerkrankung und Wittchen et al. (1992) berichteten über life-time Substanzabusus bei Männern eine Rate von 21.2 %, noch höher sind die Angaben bei Meyer et al. (2000) mit 25.8% für eine Stichprobe der erwachsenen deutschen Bevölkerung, wobei die sicher höheren Zahlen für Männer nicht separat ausgewiesen wurden.

Somatoforme Störungen wiesen 12 (13.2%) Patienten in der Lebensgeschichte auf, wobei multiple Beschwerden genannt wurden, vorwiegend waren die gastrointestinalen und kardio-vaskulären Organsysteme betroffen und auch somatoforme Schmerzstörungen waren anzutreffen. Die Zuverlässigkeit der Diagnosestellung für somatoforme Störungen ist sicher im Rahmen der Untersuchungsbedingungen dieser Studie äußerst vorsichtig zu betrachten. Zugrunde gelegt wurde die Definition von Escobar und Canino (1989), der die Diagnose eines somatoformen Syndroms vom gleichzeitigen Bestehen mehrerer somatoformer Beschwerden abhängig machte: bei Frauen sechs und mehr Beschwerden, bei Männern: vier und mehr Beschwerden. Es erfolgte somit eine akkumulativ-deskriptive Definition über die Symptomzahl. Bei Schepank fand sich für die Prävalenz eines multiplen somatoformen Syndroms in der Allgemeinbevölkerung ein Wert von 26.8% bei Männern und 25.4% bei Frauen. In der Literatur differieren die Angaben ganz erheblich, wobei vorrangig definitorische Probleme dafür verantwortlich sind. Sehr nahe unseren Zahlen kommen die Ergebnisse von Meyer et al. (2000), der eine Häufigkeit von 12.9% feststellte. In der Düsseldorfer Hausarztstudie (Kruse et al., 1998) konnte sogar bei 30.7% der Patienten eine somatoforme Störung diagnostiziert werden (Schwankungsbreite: 12%- 50%), von Schepank werden bei Männern 26.8%, bei Frauen 25.4% genannt.

Insgesamt kann festgestellt werden, dass in der vorliegenden HTx-Population keine Häufung somatoformer Störungen anzutreffen ist, die Prävalenzen entsprechen den Ergebnissen in anderen Studien.

Sieben Patienten wiesen in ihrer Vorgeschichte langandauernde Störungen von Schlaflosigkeit (häufig durch organische Ursachen mitbedingt) auf, es fanden sich auch nichtorganische Schlafstörungen und schwere Störungen des Schlaf-Wach-Rhythmus sowie nächtliche Episoden von Angst. In einem Fall war eine anorektiforme Essstörung zu konstatieren.
Diese Häufigkeiten liegen auch im Rahmen der Erwartungen.

Depressive Störungen als Einzelepisode oder rezidivierend waren in der Lebensgeschichte bei 14 Patienten anzutreffen, wobei bei fünf Patienten eine stationäre Behandlung erforderlich gewesen war. Es fand sich kein Hinweis auf bipolare affektive Störungen.

Schizophrenien oder wahnhaft-halluzinatorische Psychosen waren nicht zu diagnostizieren, wobei anzumerken ist, dass entsprechend erkrankte Patienten in unserem Gesamtpatienten-kollektiv durchaus anzutreffen sind, in diese Stichprobe aber zufällig nicht eingegangen sind.

Bei fünf Patienten fanden sich in der Vorgeschichte eine generalisierte Angststörung, in jeweils einem Fall eine Panikstörung sowie eine Phobie.

Anpassungsstörungen mit depressiver Symptomatik oder mit vorherrschender Angst bzw. mit gemischter Symptomatik lagen bei fünf Patienten vor, dabei standen diese Störungen alle im Zusammenhang mit Belastungen durch die kardiale Erkrankung im Anschluss z.B. der Diagnosenstellung oder dem notwendigen Ausscheiden aus dem Arbeitsleben.

Insgesamt ließen sich 26 (28.6%) Patienten identifizieren, die im Verlauf ihrer Lebensgeschichte ängstlich-depressive Störungen im weiteren Sinne aufwiesen.

Diese Prävalenzen müssen in Bezug gesetzt werden zu Daten aus epidemiologischen Studien : Für depressive Störungen nennen Kessler et al. (1994) ein life-time risk von 17.1% und Meyer et al. (2000) von 12.9% für repräsentative Samples in Deutschland. Somit ist festzustellen, dass die vorliegende HTx-Stichprobe eine größere Häufigkeit dieser Erkrankungsbildern aufweist.

Für Angststörungen werden von Weissman et al. (1997) eine Prävalenz von 2.6%, von Schepank von 4.5% und von Meyer et al. (2000) von 15.1% genannt. Diese große Bandbreite der Häufigkeiten lässt eine aussagekräftige Einordnung der HTx-Stichprobe nicht zu, allerdings sind die gefundenen Häufigkeiten nicht auffallend abweichend.

Für Anpassungsstörungen gibt es z.Z. keine verlässlichen Vergleichszahlen.

Zu psychopharmakologischen Vorbehandlungen:
Bei 20 (22%) der Patienten war eine längere kontinuierliche Einnahme (über mehr als ein Jahr hinweg) von Antidepressiva, Neuroleptika sowie von Anxiolytika im wirksamen Dosisspektrum festzustellen. Dabei handelte es sich bis auf drei Patienten um solche, die an depressiven, ängstlichen bzw. an Anpassungsstörungen in der Vorgeschichte erkrankt und auch entsprechend diagnostisch eingruppiert waren. Dies besagt, dass zwei Drittel der im Lebensverlauf erkrankten Patienten auch eine psychopharmakologische Behandlung erfuhren.
Zum Zeitpunkt der Untersuchung nahmen 25 (36.4%) Patienten regelmäßig Anxiolytika bzw. Tranquilizer und in geringem Ausmaß auch Antidepressiva ein, die sie in der Regel vom Hausarzt oder vom Krankenhaus zur Behandlung depressiv-ängstlicher Symptome erhalten hatten. Es fand sich dabei keine Beziehung zu früher erfolgten Behandlungsperioden, sondern die Verordnungen waren durch eine aktuelle psychische Symptomatik bedingt.

Bei 65 (71.4%) Patienten waren in der Lebensgeschichte keine umschriebenen psychischen Störungen feststellbar gewesen.

Dabei ist zu berücksichtigen, dass eine retrospektive Evaluierung die realen Häufigkeiten üblicherweise unterschätzt und bei den Patienten in ihrer aktuell kritischen Lebenssituation nur eingeschränkte Gültigkeit haben kann.

5.3.3 Kardiologische Diagnosen und Symptomatik

Von den 91 herztransplantierten Patienten litten 60 an einer dilatativen Kardiomyopathie (dKMP), wobei bei zwei Patienten zusätzlich die Diagnose: Zustand nach Aorten-klappenersatz (AKE) vorlag. 31 Patienten waren an einer ischämischen Kardiomyopathie (iKMP) erkrankt (Tabelle 5.11). Diese Verteilung entspricht dem Diagnosenmuster der ISHLT (International Society for Heart and Lung Transplantation, 2000).

Tabelle 5.11:
Kardiale Diagnosen

Diagnosen	Anzahl Pat. (%) N=91
Dilatative Kardiomyopathie	60 (65,9)
Ischämische Kardiomyopathie	31 (34.1)

Insgesamt 18 Patienten hatten sich bis zum Untersuchungszeitpunkt bereits Herzoperationen unterziehen müssen. Dabei handelte es sich abgesehen von zwei Klappenoperationen (AKE) um koronare Bypassoperationen, jeweils acht Patienten wurden einmal bzw. zweimal entsprechend voroperiert (Tab.5.12).

Tabelle 5.12:
Häufigkeiten von vorhergegangenen Herzoperationen

Anzahl der kardialen Voroperationen	Anzahl Pat. (%) N= 91
Keine Voroperation	73 (80.2)
Eine Voroperation	10 (11) (incl. zwei AKE)
Zwei Voroperationen	8 (8.8)

Die Zeitspanne zwischen der Erstmanifestation der Herzerkrankung, d.h. der Feststellung erster Symptomatik und dem Zeitpunkt der Herztransplantation betrug im Durchschnitt etwas mehr als 6 ½ Jahre. Vom Zeitpunkt der definitiven Diagnosestellung bis zur HTx ergab sich ein Zeitraum von 43.1 Monaten und die letztlich wesentliche Zustandsverschlechterung lag im Mittel 14.5 Monate zurück (Tabelle 5.13).
Die durchschnittliche Wartezeit bis zur HTx betrug in den Jahren 1987 bis 1989 im Mittel 6.5 Monate.

Tabelle 5.13:
Verlauf der kardialen Erkrankung

Verlauf der kardialen Erkrankung	M (in Monaten) N = 91	SD (Range in Monaten)
Zeit von der Erstmanifestation der Herzerkrankung bis zur HTx	79.3	78.0 (2.9–612.5)
Zeit von der Diagnosestellung bis zur HTx	43.1	51.2 (2.1-241)
Zeit von der akuten Verschlechterung bis zur HTx	14.5	18.7 (1.1-150.7)
Wartezeit nach Listung bis zur HTx	6.5	6.0 (0.3-26.7)

Anmerkung: M: Mittelwert, SD: Standardabweichung

Die vorherrschenden kardialen Symptome, über welche die Patienten klagten, waren bei etwa 40% chronische Herzschmerzen und fast alle berichteten über ausgeprägte Atemnot. Rezidivierende akute Angina pectoris-Anfälle traten bei 20% der Patienten auf.

11 Patienten waren zum Untersuchungszeitpunkt auf eine kontinuierliche Katecholamingabe angewiesen und sie verbrachten ihre Wartezeit in einem der kooperierenden Berliner Krankenhäuser (Tabelle 5.14).

Tabelle 5.14:
Kardiale Symptomatik

Kardiale Symptomatik	Anzahl der Pat. (%) N=91
Angina pectoris Attacken	18 (19.8)
Chronische Herzschmerzen	37 (40.7)
Atemnot	80 (87.9)
Oedeme	57 (62.6)
Katecholaminpflichtig	**11 (12.1)**

5.3.4 Weitere somatische Parameter

Aufschluss über die prä-HTx vorhandenen Sekundärdiagnosen gibt Tabelle 5.15.

Cerebrovasculäre Insuffizienzen im Sinne von Schwindelanfällen, starker Benommenheit, transitorisch-ischämischen Attacken und passageren Seh- oder Hörstörungen waren bei 28,6% der Patienten zu diagnostizieren. Deren Verursachung ist im Zusammenhang mit der Herzerkrankung zu sehen, aber vereinzelt spielten auch andere Ursachen wie psychogene Faktoren eine wichtige Rolle.

An Stoffwechselerkrankungen wie Diabetes mellitus, Fettstoffwechselstörungen, Schilddrüsen- oder Pankreaserkrankungen litten insgesamt 29,7% der Patienten. Bei 14 Patienten lag eine Niereninsuffizienz vor und 17 litten an einer Leberschädigung.

In einem sehr hohen Maß von 44 % waren unterschiedliche Vorerkrankungen wie Allergien, Hauterkrankungen, Muskeldystrophien etc. aufzufinden, die hier in einer Gesamtkategorie zusammengefasst wurden. Deren Schweregrad war zumeist weniger ausgeprägt, sodass sich daraus keine Kontraindikation für eine Herztransplantation ergab.

Tabelle 5.15:
Weitere somatische Erkrankungen vor HTx

Vorerkrankungen (Prä-HTx)	Anzahl Pat. (%) N=91 (Mehrfachantworten möglich)
Stoffwechselerkrankungen (Fettstoffwechsel; Schilddrüse; Diabetes mellitus; Pankreas u.ä.)	27 (29.7)
Niereninsuffizienz	14 (15.4)
Leberschädigung	17 (18.7)
Cerebro-vaskuläre Insuffizienz (Schwindel; TIAs; Seh- und Hörstörungen)	26 (28.6)
Sonstige Vorerkrankungen	40 (44)

Anmerkung: TIAs- transitorische ischämische Attacken

5.4 Zusammenhänge zwischen den Parametern der allgemeinen und speziellen kardiologischen Anamnese und ihre prognostische Bedeutung für den Verlauf nach Herztransplantation.

Vorbemerkung:

1. Nach der Deskription der soziodemographischen Parameter, der lebensgeschichtlichen Daten und der speziellen kardiologischen Vorgeschichte der Patienten bis zur HTx werden nun in einem ersten Schritt weitergehende Fragen nach *Zusammenhängen zwischen diesen Daten* untereinander analysiert.

2. In einem weiteren Schritt werden ihre *korrelativen Zusammenhänge zum Survival* nach HTx bestimmt, um prognostische Faktoren zu identifizieren.

3. Neben der korrelativen Zusammenhangsanalyse ist es für ein anschaulicheres Verständnis und für differenziertere Interpretationen sinnvoll, die für die Gesamtgruppe der HTx-Patienten ausführlich beschriebenen Anamnesedaten im Vergleich für die drei Überlebensgruppen darzustellen. Dies ermöglicht, unterschiedliche „Muster" zu erkennen, welche die einzelnen Patientengruppen kennzeichnen.

5.4.1 Statistische Zusammenhänge zwischen den soziodemographischen und somatischen Parametern sowie mit denen der speziellen kardiologischen Vorgeschichte.

Die Vielfalt der berechneten Zusammenhänge in diesem Kapitel macht in der Darstellung eine Beschränkung auf die wesentlichsten Ergebnisse notwendig. Tabellen werden nur für herausgehobene Resultate eingefügt. Zu jedem Teilaspekt wird eine Frage vorangestellt, was zu-gleich auf den explorativen Charakter des Vorgehens verweist.

- *Lassen sich in der Datenmatrix geschlechtsspezifische Unterschiede finden?*

  Die *männlichen Patienten* wiesen signifikant mehr *Stoffwechselerkrankungen* (p = .048) auf und sie litten häufiger unter *Ödemen* (p = .006). Alkoholerkrankungen waren ausschließlich bei den Männern anzutreffen.

- *Welche Zusammenhänge bestehen zwischen dem Alter der Patienten und anderen Kennwerten?*

  Das *Alter* der Patienten zum Zeitpunkt der HTx korrelierte erwartungsgemäß hochsignifikant positiv mit der zurückliegenden *Zeitspanne seit Erstmanifestation der Herzerkrankung* (p = .001) und der *Zeitspanne seit Diagnosenstellung* (p = .005) sowie der *Dauer der Krankenhausaufenthalte* bis zur Listung für eine HTx (p = .017). Zugleich korrelierte das Alter mit der *Dauer der Berentung* (p = .005) bzw. der *Erwerbsunfähigkeit* (p = .005) und selbstverständlich mit der *Dauer der jetzigen Partnerschaft* (p = .000).

  Je älter die Patienten waren, desto häufiger wurde das Symptom *chronische Herzschmerzen* (p = .002) angegeben und desto mehr *Nierenerkrankungen* waren zu diagnostizieren (p = .023).

- *Welche Zusammenhänge bestehen zwischen der kardialen Erkrankung und anderen Kennwerten?*

Die Patienten mit der Diagnose einer iKMP waren mit 50.97 Jahren (Range 39.5-64.5) gegenüber 47.8 Jahren (Range 17.7-67) im Durchschnitt drei Jahre älter als die dKMP-Patienten.

Die Zeitspanne seit Auftreten der ersten kardialen Symptomatik war bei den iKMP-Patienten deutlich länger als bei den dKMP-Patienten (87.4 versus 75.2 Monate), gleiches gilt für die Zeitspanne von definitiver Diagnosenstellung bis zur HTx (53.4 versus 40.9 Monate), allerdings waren diese Unterschiede nicht signifikant.

Von den 31 Patienten mit der alleinigen Diagnose einer ischämischen Kardiomyopathie hatten sich 16 einer Herzoperation vor HTx unterziehen müssen: jeweils acht Pat. waren einmal bzw. zweimal voroperiert. Von den 60 dKMP-Patienten war lediglich bei zweien ein Aortenklappenersatz in der Vorgeschichte notwendig gewesen (Diagnosegruppen-unterschied: p = .000, für Anzahl der Vor-Ops).
Entsprechend war natürlich auch die summarische *Dauer bisheriger Krankenhaus-aufenthalte* bei den *iKMP*-Patienten signifikant länger (p = .033).

iKMP-Patienten litten hochsignifikant häufiger unter *Angina-pectoris Attacken* (p = .001) sowie an *chronischen Herzschmerzen* (p = .001) und klagten deutlich häufiger über *akute Atemnot* (p = .03).

In der Vorgeschichte fand sich für die *iKMP*-Patienten eine signifikant erhöhte Zahl von *Patienten mit Analgetika- und Tranquilizerabusus* (p = .038) und auch die Häufigkeit *ausgeprägter psychischer Erkrankungen* (mit einer regelmäßigen Einnahme von Antidepressiva und/oder Neuroleptika in der Lebensgeschichte) war signifikant erhöht (p = .024).

Die nun naheliegende Vermutung, dass der psychische Genesescore, der als Summenvariable emotional belastende Ereignisse in der Kindheit wie Verlust eines Elternteils in kritischen Entwicklungsabschnitten, Inkonstanz der Bezugspersonen bzw. psychische Erkrankungen bei den Eltern abbildet, einen korrelativen Zusammenhang zur Entwicklung einer iKMP zeigen könnte, konnte statistisch nicht verifiziert werden.

Die Grunderkrankung der Patienten erbrachte auch keine Zusammenhänge mit dem Ausmaß der familiären somatischen Vorbelastungen d.h. kardialer oder sonstiger chronischer Erkrankungen bei den Patienteneltern, zusammengefasst im somatischen Genesescore. Insbesondere fanden sich auch bei der gesonderten Analyse nur für frühere Herzerkrankungen der Eltern in Zusammenschau mit der Art der Erkrankung (iKMP, dKMP) bei den Patienten d.h. deren Kindern, keine statistischen Zusammenhänge.

Neben der Orientierung an den beiden Diagnosegruppen wurde die Anzahl der bisher erforderlichen Herzoperationen zusätzlich als Variable betrachtet, da diese in gewisser Weise die Schwere des Krankheitsbildes und den Grad der somato-psychischen Belastungen durch chirurgische Interventionen bis zur Listung für eine HTx wiederspiegelt. Zudem beschreibt sie aus psychologischer Sicht auch die Bereitschaft auf ein chirurgisches Vorgehen einzugehen.

Es zeigen sich in den Berechnungen der Variablen: *Anzahl der Vor-Ops* positive korrelative Zusammenhänge mit *chronischen Herzschmerzen* (p = .021), *Angina-pectoris-Symptomatik* (p = .01) und der *Dauer bisheriger stationärer Aufenthalte* (p = .01); zudem auch zur *Häufigkeit psychischer Störungen mit Einnahme von Antidepressiva/Neuroleptika* (p = .015).

Dieses Ergebnis ist nicht verwunderlich, da die voroperierten Patienten fast ausschließlich die Diagnose einer iKMP aufwiesen.

Der somatische Genesescore zeigte keine Signifikanzen zur Anzahl der kardialen Vor-Ops. Es fand sich aber ein hochsignifikanter Zusammenhang zwischen der *Anzahl kardialer Voroperationen* und dem *psychischen Genesescore* (r: .378, p = .006).

Dieser Zusammenhang zwischen psychischen Risikobedingungen in der Kindheit, erfasst im psychischen Genesescore, mit der Anzahl kardialer Voroperationen, welche wiederum mit der Häufigkeit psychischer Störungen im bisherigen Lebenslauf zusammenhängen, lässt die vorsichtige Interpretation zu, dass es eine Bereitschaft bei diesen psychisch belasteten Patienten für aggressivere Behandlungsinterventionen geben könnte.

Eine solche Einschätzung ist natürlich mit großer Zurückhaltung zu betrachten, doch ist es eindrucksvoll, dass sich auf der Basis eines relativ kleinen Samples solche statistischen Zusammenhänge finden, die in der psychosomatischen Medizin formuliert wurden (Übersicht bei Langosch, 1989)

An dieser Stelle ist inhaltlich sinnvoll zu ergänzen, dass sich in den Daten auch ein negativer Zusammenhang zwischen dem Ausmaß *psychogenetischer Belastungen* in der Kindheit und Jugend (psychischer Genesescore) mit der *Dauer der gegenwärtigen Partnerschaft* fand (p = .028). Dies kann entsprechend den Befunden in der Psychosomatik darauf verweisen, dass psychogenetisch belastete Patienten eine eingeschränkte Bindungsfähigkeit aufweisen.

■ *Welche Zusammenhänge bestehen zwischen der Zeitspanne seit Erstmanifestation der kardialen Erkrankung und den anderen Parametern?*

Die Länge der *Zeitspanne von dem Auftreten erster kardialer Symptome* bis zur Listung für eine HTx gibt an, über wie lange Zeit sich die Krankheit entwickelt hat und entsprechend auch Auswirkungen auf andere Organsysteme und die psychosoziale Gesamtsituation der Patienten hatte. Dieser Parameter korrelierte natürlich positiv mit dem *Alter* der Patienten (p = .001), der *Zeitspanne seit Erwerbsunfähigkeit* bzw. Berentung (p = .000) und der summarischen *Dauer der bisherigen stationären Krankenhausaufenthalte* (p = .014), Zudem besteht ein korrelativer Zusammenhang zu *chronischen Herzschmerzen* (p = .007), einer bestehenden *Leberschädigung* (p = .012) und zum Vorliegen einer *cerebrovasculären Insuffizienz* (p = .024) als Resultante von chronischen Systemschädigungen (Tab. 5.16).

Tabelle 5.16:
Erstmanifestation der Herzerkrankung und andere Kennwerte

Andere Kennwerte	Zeitspanne zwischen Erstmanifestation der Erkrankung bis zur HTx	
	r	p
Alter zum Zeitpunkt der HTx.	.356	.001
Dauer der Erwerbsunfähigkeit bzw. der Berentung	.515	.000
Dauer der stationärer Krankenhausaufenthalte	.609	.014
Chronischen Herzschmerzen	.280	.007
Leberschädigung	.264	.012
Cerebrovasculäre Insuffizienz	.236	.024

Anmerkung: r: Korrelationskoeffizient, p: Signifikanzniveau

- *Welche Zusammenhänge bestehen zwischen Alkoholerkrankungen und psychischen Störungen in der Vorgeschichte und den anderen Parametern?*

Eine *Alkoholerkrankung* in der Vorgeschichte war mit der Inzidenz von *psychischen Störungen* positiv verknüpft, welche so ausgeprägt waren, dass sie einer *psychopharma-kologischen Behandlung über mehr als ein Jahr bedurften* (p = .029). Dieses Ergebnis findet sich in vielen Studien zu Komorbidität psychischer Erkrankungen wieder: Olfson et al. (1997) fanden beispielsweise für Alkoholabusus eine Komorbidität psychischer Erkrankungen von 50%.
Darüber hinaus war die Variable Alkoholkrankheit nicht unerwartet mit *Nikotinabusus bzw. anderen Abhängigkeiten* positiv verknüpft (p = .01) und diese Patienten wiesen auch eine signifikant längere durchschnittliche *Dauer von bisherigen Krankenhausauf-enthalten* auf (p = .017).

Patienten mit der Diagnose einer *erheblichen psychischen Störung* (mit Einnahme von Psychopharmaka) im bisherigen Lebensverlauf fielen durch mehr kardiale Voroperationen, eine längere *Zeitspanne seit Diagnosenstellung* (p = .013) sowie den erwähnten Alkoholabusus auf, darüber hinaus durch einen höheren psychischen Genese-score (siehe nächster Abschnitt)

- *Findet sich ein Zusammenhang zwischen den psychischen und somatischen Belastungen (Genesescores) in der Familienanamnese und anderen Parametern?*

Wie bereits beschrieben korreliert der *psychische Genesescore* positiv mit der Anzahl der kardialen Voroperationen sowie negativ mit der Dauer der bestehenden Partnerschaft. Besondere Aufmerksamkeit verdient die Korrelation mit der Variablen: *erhebliche psychische Störung, die eine Psychopharmakaeinnahme erforderlich machten* (p = .049). Demnach erkranken Patienten mit entsprechender psychosozialer Vorbelastung in Kindheit und Jugend überzufällig häufiger im weiteren Lebensverlauf an psychischen Erkrankungen erheblichen Ausmaßes!

Exkurs: Im Vorgriff auf die spätere Darstellung des psychischen Status zum Zeitpunkt der Evaluierung für eine HTx soll kurz auf Zusammenhänge des psychischen Genesescores mit dem aktuellen psychopathologischen Bild eingegangen werden, da sich hier dieser Bezug anbietet. Der *psychische Genesescore* korreliert mit den Kategorien des psycho-pathologischen Inventars AMDP in folgenden Weise: mit der Kategorie *„Befürchtungen und Zwänge"* (p = .001), mit *„Störungen der Affektivität"* (p = .022), mit *„Antriebs- und psychomotorischen Störungen"* (p = .002) und auch mit *„Ich-Störungen"* (p = .003). Interessant ist dabei die fehlende Korrelation zu neuro-kognitiven Störungen (Aufmerksamkeits-, Konzentrations- oder Gedächtnisstörungen etc.) und zu eventueller psychotischer Symptomatik. Insgesamt korreliert der psychische Genesescore auch sehr hoch mit dem *AMDP-Gesamtscore*, welcher ein globales Maß für die psychische Gestörtheit der Patienten darstellt (p = .001).

Dies bedeutet, dass lebensgeschichtliche psychische Belastungen in ganz erheblichen Ausmaß mit der aktuellen affektiven Symptomatik der Patienten in Zusammenhang stehen. Es zieht sich offenbar ein roter Faden von der Frühgeschichte der Patienten bis zu einer akuten emotionalen Gestörtheit unter den stressenden Bedingungen im Vorfeld einer HTx. Diese Patienten sind offenbar immer wieder gefährdet in Richtung einer psychischen Dekompensation zu entgleisen.

Der somatische Genesescore stand in keinerlei statistischen Zusammenhängen zu anderen Variablen. Insbesondere zeigten sich die beiden Genesescores als vollständig unabhängig voneinander, d.h. eine kardiale oder sonstige chronische körperliche Erkrankung bei den Eltern der Patienten hatte keinen Einfluss auf psychische Entwicklungsbedingungen, soweit sie in den erhobenen Variablen erfassbar waren. Überraschend war das Fehlen jeglicher Zusammenhänge zwischen dem somatischen Genesescore und somatischen Erkrankungen jeglicher Art, die im bisherigen Lebenslauf aufgetreten waren.

Zusammenfassend sind komprimiert als wichtigste Ergebnisse nochmals hervorzuheben:

1. Das Alter der Patienten war nur in Bezug auf erwartbare zeitliche Krankheits-verlaufskennwerte wie Dauer der Erkrankung und Länge bisheriger Krankenhaus-aufenthalte sowie der Zeitspanne seit ihrem Ausscheiden aus dem Arbeitsprozess eine relevante Variable.

2. Männliche Patienten zeigten häufiger Stoffwechselerkrankungen und litten vermehrt unter Ödemen, bedeutsam war aber vorrangig, dass nur bei ihnen Alkohol-erkrankungen anzutreffen waren.

3. Patienten mit einer iKMP wiesen natürlich mehr akute wie auch chronische Herzschmerzen auf und litten an mehr Atemnot als dKMP-Patienten, vor allem fallen sie aber durch eine signifikant höhere Prävalenz psychischer Erkrankungen auf, die mit langer Einnahme von Psychopharmaka (Antidepressiva/Neuroleptika/Anxiolytika) verbunden waren, sowie durch einen sehr viel häufigeren Missbrauch von Analgetika oder Tranquilizern bzw. von Schlafmitteln.

4. Schwere psychische Störungen zeigten eine hohe Komorbidität mit Alkoholerkrankungen in der Vorgeschichte und waren signifikant häufiger bei Patienten zu diagnostizieren, die psychische Belastungsfaktoren in der Familienanam-nese, im psychischen Genesescore summiert, aufwiesen. Zu anderen soziodemo-graphischen Kennwerten und zum somatischen Genesescore, der familiäre Herzer-krankungen sowie chronische Krankheitsbilder erfasst, fanden sich keine statistischen Zusammenhänge.

5. Mit psychischen Vorerkrankungen belastete Patienten hatten sich im Verlauf ihrer Krankengeschichte deutlich häufiger kardialen Operationen unterzogen.

5.4.2 Zusammenhänge zwischen soziodemographischen und somatischen Parametern mit dem Survival nach Herztransplantation.

Besondere Bedeutung kommt den Analysen zu, welche die Überlebenszeit nach erfolgter HTx mit soziodemographischen Daten sowie mit den kardialen Diagnosen und dem kardialen Krankheitsverlauf sowie mit sonstigen somatischen Parametern in Beziehung setzen.
Damit lassen sich Rückschlüsse auf *präoperative Prädiktoren für ein erfolgreiches Outcome nach HTx* finden, d.h. sich der klassischen Frage anzunehmen, welche Merkmale der Patienten können - natürlich in einer multifaktoriellen Zusammenschau - als prognostisch günstig betrachtet werden bzw. in der Praxis relevanter: als problematisch oder als potentielle Kontraindikatoren angesehen werden (Tab. 5.17)

Als relevanter Prädiktor zeigte sich das *Alter* der Patienten zum Zeitpunkt der HTx mit einer negativ signifikanten Korrelation zum *Survival* (p = .022), d.h. je älter die Patienten waren, desto kürzer war die Überlebensspanne nach HTx.
Um den Einfluss des Alters weiter zu verdeutlichen, werden die Patienten, welche zum Zeitpunkt der HTx jünger als 55 Jahre sind, den über 55- Jährigen (davon acht Patienten über 60 Jahre) im Gruppenvergleich gegenübergestellt: die mittlere Überlebenszeit beträgt in diesem Vergleich 5.64 Jahre (SD: 4.34) versus 3.38 Jahre (SD: 4.49), varianzanalytisch errechnete sich eine Signifikanz von p = .029.

Das *Geschlecht* der Patienten hatte keinen Einfluss auf das Überleben (Pearson-Correlation: p = .59).

Die Diagnosen *dilatative Kardiomyopathie* oder *ischämische Kardiomyopathie* hatten keinen Einfluss auf die Überlebenszeitspanne, obgleich die dKMP-Patienten im Mittel knapp ein halbes Jahr länger lebten (5.65 versus 5.13 Jahre).

Die *Zeitspannen zwischen Erstmanifestation der Erkrankung bzw. Diagnosenstellung und HTx* waren jeweils signifikant negativ mit dem *Survival* korreliert (p = .033 bzw. p = .006).

Die vielfältigen psychosozialen/psychischen Variablen zeigten keinerlei Korrelationen. Dabei ist doch explizit hervorzuheben, dass insbesondere psychische Erkrankungen, auch von erheblicher Ausprägung und im besonderen auch Alkoholerkrankungen, sei es ein länger zurückliegender wie auch ein aktuell persistierender Alkoholmissbrauch, keinen Einfluss auf das Survival hatten.

Entsprechend zeigte auch der psychische Genesescore keinen korrelativen Zusammenhang zum Survival; das gleiche Resultat fand sich auch für den somatischen Genesescore.

Als einziger somatischer Parameter ließ sich eine *präoperative Behandlung mit Katecholaminen* als signifikant negativer Prädiktor für das *Überleben* der Patienten finden (p = .021). Dies bestätigt natürlich, dass eine schwere Herzinsuffizienz, die den Einsatz von Katecholaminen erforderlich macht, sich negativ auf die Überlebenswahrscheinlichkeit auswirkt.

Tabelle 5.17:
Prädiktoren für das Survival

	Überlebenszeit in Jahren	
	r	p
Alter der Patienten zum Zeitpunkt der HTx	-.240	.022
Zeitspanne zwischen Erstmanifestation der Erkrankung bis zur HTx	-.224	.033
Katecholaminpflichtig	-.311	.004

Anmerkung: r: Korrelationskoeffizient, p: Signifikanzniveau

Zusammenfassung:
Je älter die Patienten vor der Herztransplantation waren und je länger die Erkrankung vorher bestand, desto kürzer war die Überlebenszeit; die akute Schwere der Herzinsuffizienz vor HTx, charakterisiert durch die Notwendigkeit von Katecholamingabe, limitierte ebenfalls signifikant das Überleben.

Psychosoziale Kennwerte wie auch andere somatische Vorerkrankungen oder der aktuelle somatische Status hatten keinen Einfluss auf die Überlebenszeit.

Die Frage nach Prädiktoren für die Qualität des Überlebens wird im letzten Abschnitt der Ergebnisdarstellung wieder aufgegriffen.

5.4.3 Kennwerte der allgemeinen und speziellen Anamnese in ihrem Bezug auf verschiedene Patientenüberlebensgruppen.

Die drei „Überlebensgruppen", die in der Übersicht am Anfang des Ergebnisteiles bereits dargestellt wurden, wurden nach der Zeitspanne ihres Überlebens bzw. ihres Todes bestimmt und sollen hier nochmals kurz dargestellt werden.

- Diejenigen Patienten, welche innerhalb der ersten sechs Monate nach HTx verstarben, wurden in der 1. Gruppe zusammengefasst. Es handelte sich um 29 Patienten.

- Diejenigen Patienten, welche die HTx länger als sechs Monate überlebten, aber vor Ablauf eines Zehn-Jahreszeitraumes verstarben wurden in der 2. Gruppe zusammengefasst. Es handelte sich um 24 Patienten.

- die aktuell länger als zehn Jahre lebenden Patienten bildeten die 3. Gruppe.

Diese Vorgehensweise soll im Anschluss an die Fragestellung des Survivals eine größere Transparenz für das Verständnis der „Ursachen" für das unterschiedlich lange Überleben der Patienten bringen.

Neben der Darstellung von Häufigkeitsverteilungen sollen in diesem Kapitel natürlich diese zugleich auf Gruppenunterschiede statistisch geprüft werden. Dabei sind die Differenzen zwischen den beiden „Extremgruppen", der frühgestorbenen Patienten zu den gegenwärtig langzeit-überlebenden Patienten, von besonderem Interesse. Die mittlere 2. Gruppe ist durch die große Spanne der Überlebenszeiten sehr heterogen und für die interessierenden Fragestellungen weniger relevant.

5.4.3.1 Soziodemographische, psychische wie somatische familiäre Belastungen und psychiatrische Vorgeschichte in Bezug auf die drei Überlebensgruppen.

Die *demographischen Kennwerte* und die *mittlere Überlebenszeit* der drei Patientengruppen sind in Tab. 5.18 dargestellt.

Tabelle 5.18:
Geschlecht, Alter und Überlebenszeit

	1. Gruppe N=29	2. Gruppe N=24	3. Gruppe N=38
	N (%)	N (%)	N (%)
Weiblich	2 (6.9)	4 (16.7)	6 (15.8)
Männlich	27 (93.1)	20 (83.3)	32 (84.2)
	M (SD)	M (SD)	M (SD)
Alter zum Zeitpunkt der HTx (Jahre)	51.67 (11.11)	48.58 (8.63)	47.01 (9.19)
Mittlere Überlebenszeit (Jahre)	0.097 (0.11)	4.2 (2.66)	10.2 (1.17)

Anmerkung: M: Mittelwert, SD: Standardabweichung
Signifikanz: lediglich tendenzieller Unterschied für Alter: 1. Gruppe vs 3. Gruppe: $p(t)= .065$

Es fanden sich in der Gruppe der Frühgestorbenen relativ etwas mehr Männer als in den beiden anderen Gruppen.
Im Einzelvergleich zeigte sich der Mittelwertsunterschied für das Alter zum Zeitpunkt der HTx zwischen den Patienten, welche innerhalb des ersten halben Jahres gestorben sind und den heute noch lebenden Patienten als tendenziell signifikant ($p = .065$).

Für den *Familienstand* und die *häusliche Situation* zeigte sich, dass die langzeitüberlebenden Patienten weit überwiegend verheiratet waren und der Anteil der Ledigen vor allem in Gruppe 2 hoch war (Tab. 5.19). Analog dazu lebten die Patienten der 3. Gruppe zu 87% mit einem Partner zusammen (Tab. 5.20).

Tabelle 5.19:
Familienstand

Familienstand	1. Gruppe N=29 N (%)	2. Gruppe N=24 N (%)	3. Gruppe N=38 N (%)
Ledig	3 (10.3)	5 (20.8)	2 (5.3)
Geschieden	2 (6.9)	1 (4.2)	3 (7.9)
Verwitwet	2 (6.9)	1 (4.2)	0 (0)
Verheiratet	22 (75.9)	17 (70.8)	33 (86.8)

Tabelle 5.20:
Häusliche Situation

Häusliche Situation	1. Gruppe N=29 N (%)	2. Gruppe N=24 N (%)	3. Gruppe N=38 N (%)
Allein lebend	4 (13.8)	3 (12.5)	3 (7.9)
Mit Partner	19 (65.5)	20 (83.3)	32 (84.2)
Mit Partner und Kindern	4 (13.8)	0 (0)	1 (2.6)
Mit Eltern / Geschwistern / Großeltern	2 (6.9)	1 (4.2)	2 (5.3)

Bezüglich der *Schulbildung und des beruflichen Status* fällt der etwas höhere Anteil von Patienten mit Abitur bzw. der noch Schüler in der 1. Gruppe auf (Tab. 5.21). Der relative Anteil der Angestellten/Beamten wie der Selbstständigen lag in der 1. Gruppe relativ höher als im Vergleich zur 3. Gruppe, welche wiederum vor allem durch einen fast 50%-Anteil von Facharbeitern gekennzeichnet war (Tab. 5.22).

Tabelle 5.21:
Schulbildung

Schulbildung	1. Gruppe N=29 N (%)	2. Gruppe N=24 N (%)	3. Gruppe N=38 N (%)
Schüler	2 (6.9)	0 (0)	0 (0)
Abitur	5 (17.2)	2 (8.3)	5 (13.2)
Mittlere Reife	5 (17.2)	4 (16.7)	7 (18.4)
Hauptschule	16 (55.2)	18 (75.0)	25 (65.8)
Kein Schulabschluss	1 (3.4)	0 (0)	1 (2.6)

Tabelle 5.22:
Beruflicher Status

Beruflicher Status	1. Gruppe N=29 N (%)	2. Gruppe N=24 N (%)	3. Gruppe N=38 N (%)
Angestellte/ Beamte	11 (37.8)	7 (29.2)	12 (31.6)
Selbständige (Steuerberater, Architekt etc.)	3 (10.3)	3 (12.5)	2 (5.3)
Facharbeiter	8 (27.6)	12 (50.0)	18 (47.4)
Schüler, Studenten, in Ausbildung	5 (17.2)	0 (0)	0 (0)
Ungelernte Arbeiter	2 (6.9)	2 (8.3)	2 (53)
Hausfrau	0 (0)	0 (0)	4 (10.5)

In Bezug zur *Erwerbstätigkeit* vor HTx ließen sich keine Gruppenunterschiede finden.

Tabelle 5.23:
Erwerbstätigkeit

Erwerbstätigkeit zum Zeitpunkt der HTx	1. Gruppe N=29 N (%)	2. Gruppe N=24 N (%)	3. Gruppe N=38 N (%)
Erwerbstätig	8 (27.6)	6 (25.0)	13 (34.2)
Sonstige: Schüler, Studenten, Sozialhilfe, arbeitslos	2 (6.9)	0 (0)	3 (7.9)
Berentet	16 (55.2)	16 (66.7)	22 (57.9)
Weniger als 1 Jahr	*0 (0)*	*3 (12.5)*	*3 (7.9)*
1 bis 4 Jahre	*12 (4,4)*	*9 (37.5)*	*13 (34.2)*
Länger als 4 Jahre	*4 (13.8)*	*4 (16.7)*	*6 (15.8)*
Keine Angaben	3 (10.3)	2 (8.3)	0

Die *finanziell-wirtschaftliche Lage* wurde für alle drei Gruppen in drei Viertel der Fälle gleichermaßen als durchschnittlich bis überdurchschnittlich angegeben (Tab. 5.24)

Tabelle 5.24:
Finanzielle Situation

Finanzielle Situation	1. Gruppe N=29 N (%)	2. Gruppe N=24 N (%)	3. Gruppe N=38 N (%)
Überdurchschnittlich	8 (27.6)	5 (20.8)	7 (18.4)
Durchschnittlich	15 (51.8)	12 (50.0)	23 (60.5)
Unterdurchschnittlich	6 (20.6)	7 (29.2)	8 (21.1)

Das Ausmaß der *familiären psychischen Belastungen* war in allen drei Gruppen im wesentlichen vergleichbar. Psychische Erkrankungen der Eltern waren nur in Einzelfällen anzutreffen, Verluste der Mutter oder des Vaters während kritischer Entwicklungsphasen waren summiert in der 1. Gruppe bei sieben, in Gruppe 2 bei acht und in Gruppe 3 bei 11 Patienten aufzufinden (Tab.5.25).

Tabelle 5.25:
Familiäre Belastung - psychisch

Familiäre Belastung – psychisch	1. Gruppe N=29 N (%)	2. Gruppe N=24 N (%)	3. Gruppe N=38 N (%)
Psychische Krankheit der Eltern	1 (3.4)	3 (12.5)	1 (2.6)
Inkonstanz der Bezugspersonen	3 (10.3)	0 (0)	2 (5.3)
Verlust des Vaters < 6. Lebensjahr	3 (10.3)	2 (8.3)	8 (21.1)
Verlust des Vaters 6.-15. Lebensjahr	2 (6.9)	2 (8.3)	2 (5.3)
Verlust der Mutter < 6. Lebensjahr	1 (3.4)	1 (4.2)	1 (2.6)
Verlust der Mutter 6.-15. Lebensjahr	1 (3.4)	3 (12.5)	0 (0)

Bezüglich der *familiären Belastung* durch Herzerkrankungen der Eltern fanden sich in der Gruppe der Frühverstorbenen prozentual mehr als doppelt so viele kardiale Erkrankungen der Mütter (neun Pat.) als in den beiden anderen Gruppen (vier bzw. drei Patienten).

15 Patienten in der 1. Gruppe hatten einen herzkranken Vater oder Mutter bzw. beide Elternteile waren erkrankt im Vergleich zu jeweils acht Patienten in den beiden anderen Gruppen. Die aufgezeigten Differenzen erreichten allerdings, offenbar bedingt durch die kleinen Zellbesetzungen, kein Signifikanzniveau.

Chronische körperliche nicht kardiale *Erkrankungen* waren etwa gleich häufig in den Gruppen vertreten (Tab. 5.26).

Tabelle 5.26:
Familiäre Belastung - somatisch

Familiäre Belastung – somatisch	1. Gruppe N=29 N (%)	2. Gruppe N=24 N (%)	3. Gruppe N=38 N (%)
Herzkrankheit des Vaters	6 (25.0)	4 (22.2)	5 (25.0)
Herzkrankheit der Mutter	6 (25.0)	2 (11.1)	2 (10.0)
Beide Eltern herzkrank	3 (12.5)	2 (11.1)	1 (5.0)
Chronische körperliche Krankheit des Vaters	4 (16.7)	3 (16.7)	5 (26,3)
Chronische körperliche Krankheit der Mutter	4 (16.7)	1 (5.6)	2 (10.5)
Beide Eltern chronisch körperlich krank	0	1 (5.6)	1 (5.3)

In Bezug auf die *psychiatrische Vorgeschichte* ließen sich keine Unterschiede zwischen den drei Gruppen finden (Tab. 5.27).

Tabelle 5.27:
Psychiatrische Vorgeschichte

Psychiatrisch-neurologische Vorgeschichte	1. Gruppe N=29 N (%)	2. Gruppe N=24 N (%)	3. Gruppe N=38 N (%)
Störung durch Alkohol (F10)	6 (20.7)	8 (33.3)	10 (26.3)
- *davon aktuell bis zur Dekompensation*	*2 (6.9)*	*3 (12.5)*	*3 (7.9)*
- *abstinent, aber früher langjähriger Missbrauch*	*4 (13.8)*	*5 (20.8)*	*7 (18.4)*
„erhebliche psychische Störungen" mit Einnahme von Neuroleptika, Antidepressiva und Anxiolytika (in der Vorgeschichte)	7 (24.1)	5 (20.8)	8 (21.1)

63

Zusammenfassung:

Die drei Überlebensgruppen nach HTx zeigten bei der Betrachtung ihrer soziodemographischen Daten, ihrer psychischen Belastungsfaktoren in der Genese und in Bezug auf ihre psychiatrische Vorgeschichte keine wesentlichen Unterschiede.

Die familiäre Belastung für Herzerkrankungen war in absoluten Häufigkeiten in der Gruppe der frühverstorbenen Patienten deutlich höher als insbesondere in der Gruppe der langzeitüberlebenden Patienten, ebenso der Anteil der Männer und das Durchschnittsalter zum Zeitpunkt der HTx.

5.4.3.2 Die Herzerkrankung und weitere somatische Vorerkrankungen in Bezug auf die Überlebensgruppen

Die Verteilung der beiden kardialen Diagnosen über die 3 Überlebensgruppen erbrachte zwar ein relatives Überwiegen der iKMP-Patienten in der Gruppe der Frühgestorbenen, diese Unterschiede waren aber nicht signifikant (Tab. 5.28).

Tabelle 5.28:
Kardiale Diagnosen

Diagnosen	1. Gruppe N=29 N (%)	2. Gruppe N=24 N (%)	3. Gruppe N=38 N (%)
Dilatative Kardiomyopathie	17 (58.6)	16 (66.6)	27 (71.1)
Ischämische Kardiomyopathie	12 (41.4)	8 (33.3)	11 (28.9)

Die Häufigkeitsverteilung der Variablen: Anzahl der Voroperationen über die drei Gruppen ist in Tab. 5.29 dargestellt. Auch hier findet sich - vergleichbar zu iKMP - eine Häufung von kardialen Voroperationen in der 1. Gruppe mit 30.9% im Vergleich zu 18.6% in der 3.Gruppe, allerdings ohne statistische Signifikanz.

Tabelle 5.29:
Anzahl der kardialen Voroperationen

Anzahl der kardialen Voroperationen	1. Gruppe N = 29 N (%)	2. Gruppe N = 24 N (%)	3. Gruppe N = 38 N (%)
Keine Voroperation	20 (68.9)	22 (91.6)	31 (81.5)
Eine Voroperation	6 (20.6)	2 (8.4)	5 (13.4)
Zwei Voroperationen	3 (10.3)	0	2 (5.2)

Die *frühverstorbenen Patienten* wiesen im Vergleich zu den Langzeitüberlebenden eine um ein Viertel längere Zeitspanne seit Erstmanifestation der Erkrankung und eine signifikant längere *Zeitspanne seit Diagnosenstellung* auf (p = .007). Die Wartezeiten nach erfolgter HTx-Listung unterschieden sich erwartungsgemäß nicht. (Tab. 5.30)

Tabelle 5.30:
Verlauf der kardialen Erkrankung

Verlauf der kardialen Erkrankung	1. Gruppe N=29 M	2. Gruppe N=24 M	3. Gruppe N=38 M
Zeit von der Erstmanifestation der Herzerkrankung bis zur HTx in Monaten	81.9	103.5	58.9
Zeit der Diagnosestellung bis zur HTx in Monaten	66.8 [1]	41.9	28.3 [2] **
Wartezeit nach Listung bis zur HTx in Monaten	5.99	7.1	5.95

Anmerkung: M: Mittelwert; ** t-Test: 1. Gruppe versus 3. Gruppe, p = .006

Beim Vergleich der kardialen Symptomatik fanden sich erneut keine verifizierbaren Unterschiede zwischen den drei Gruppen (Tab. 5.31).
Von großer Bedeutung ist aber, dass alle 11 Patienten, welche präoperativ katecholamin-pflichtig waren, in den beiden Gruppen der verstorbenen Patienten anzutreffen waren. *Ein Viertel aller Patienten in der 1. Gruppe waren präoperativ katecholaminpflichtig und ein Sechstel derjenigen der 2. Gruppe, im Gegensatz dazu keiner von den heute noch lebenden Patienten.*
Die Chi-Quadrat-Testung erbrachte einen signifikanten Unterschied zwischen den frühge-storbenen und den langzeitüberlebenden Patienten von p = .009.

Tabelle 5.31:
Kardiale Symptomatik

Kardiale Symptomatik	1. Gruppe N=29 N (%)	2. Gruppe N=24 N (%)	3. Gruppe N=38 N (%)
Angina pectoris Attacken	4 (13.8)	3 (12.5)	11 (28.9)
Chronische Herzschmerzen	14 (48.3)	9 (37.5)	14 (36.8)
Atemnot	27 (93.1)	20 (83.3)	33 (86.8)
Oedeme	21 (72.4)	11 (45.8)	25 (65.8)
Katecholaminpflichtigkeit	**7 (24.1)** [1]	**4 (16.7)**	**0(0)** [2] **

Anmerkung: ** Chi-Quadrat: 1. Gruppe versus 2. Gruppe , p = .009

Die Differenzierung der somatischen Vorerkrankungen über die drei Gruppen erbrachte keine signifikanten Unterschiede, allerdings wird deutlich, dass sich in der Gruppe der Früh-gestorbenen absolut wie in %-Relation sehr viel mehr Vorerkrankungen fanden als in der Gruppe der langzeitüberlebenden Patienten (Tab. 5.32).

Tabelle 5.32:
Weitere somatische Erkrankungen vor HTx

Vorerkrankungen (Prä-HTx)	1. Gruppe N=29 N (%)	2. Gruppe N=24 N (%)	3. Gruppe N=38 N (%)
Stoffwechselerkrankungen (Fettstoffwechsel, Schilddrüse, Diabetes; Pankreas u.ä.)	11 (37.9)	9 (37.5)	7 (18.4)
Niereninsuffizienz	6 (20.7)	3 (12.5)	5 (13.2)
Leberschädigung	6 (20.7)	8 (33.3)	3 (7.9)
Systemerkrankungen	5 (17.2)	1 (4.2)	3 (7.9)
Cerebro-vaskuläre Insuffizienz (Schwindel; TIAs; Seh- und Hörstörungen)	9 (31.0)	9 (37.5)	8 (21.1)
Sonstige Vorerkrankungen	14 (48.3)	13 (54.2)	13 (34.2)

Zusammenfassung:
Die differentielle Analyse der drei Patientengruppen im Hinblick auf unterschiedliche Häufigkeiten bezüglich somatischer Krankheitsparameter erbrachte deutliche Unterschiede zwischen den frühverstorbenen Patienten im Vergleich zu den heute noch lebenden Patienten:
Die Gruppe der frühverstorbenen Patienten war gekennzeichnet durch einen höheren Anteil von iKMP-Erkrankungen, die Patienten hatten mehr kardiale Voroperationen erfahren, litten häufiger an kardialen Beschwerden, waren signifikant häufiger zum Zeitpunkt der Listung katecholaminpflichtig, sie hatten einen längeren Krankheitsverlauf und deutlich mehr somatische Zusatzerkrankungen als die Gruppe der heute noch lebenden Patienten.

5.5 Psychischer Status vor Herztransplantation und seine prädiktive Bedeutung für das Survival

In diesem Kapitel sollen die Untersuchungsergebnisse zum psychischen Status der Transplantationspatienten während der Wartezeit auf die HTx-in der Regel erhoben zum Zeitpunkt der letztlich entscheidenden Indikationsstellung und Listung für die Operation dargestellt werden. Die psychopathologischen und die psychosomatischen Befunde sowie die Muster der aufzufindenden Bewältigungsstrategien werden beschrieben und weiters mit den Befunden bei Patienten mit anderen Erkrankungen verglichen. Des weiteren sollen sorgfältig Zusammenhänge zwischen den verschiedenen Erhebungsinstrumenten analysiert werden, um eine "Tiefenschärfe" in die Interpretationen einzubringen. Hierfür werden vorrangig faktorenanalytische Statistikverfahren eingesetzt, auf welche auch in späteren Ergebnisabschnitten zurückgegriffen wird. Bei diesem Vorgehen ergeben sich auch Gesichts-punkte und Anregungen, die über einen ganz engen Bezug zur Transplantation hinausgehen und allgemeinpsychologische Betrachtungen zulassen.

5.5.1 Befunde nach dem AMDP-System ("psychischer Befund")

5.5.1.1 Deskription der Kategorien und Symptome

5.5.1.1.1 Häufigkeitsverteilungen

Für die Studienpopulation der 91 Patienten ergaben sich für die Häufigkeit und den Ausprägungsgrad der einzelnen psychopathologischen Symptome und die Gewichtung der Syndrome sehr unterschiedliche Verteilungen.

Bei den Symptomen der Kategorie „Bewusstseinsstörungen" zeigte lediglich ein Patient eine leichte Bewusstseinstrübung und ein Patient eine Bewusstseinseinengung.

In der Kategorie „Orientierungsstörung" war bei einem Patienten eine mittelgradige zeitliche Desorientierung, bei einem eine mittelgradige Orientierungsstörung zur Situation und bei einem weiteren über die eigene Person feststellbar.

Deutliche Einbußen fanden sich hingegen in der Kategorie „Aufmerksamkeits- und Gedächtnisstörung". Das Symptom „Auffassungsstörungen" war bei 20 Patienten (22,2 %) anzutreffen: bei 14 in leichter, bei vier in mittlerer und bei zwei Patienten in schwerer Ausprägung. „Konzentrationsstörungen" fand sich bei insgesamt 46 Patienten (50,5 %) mit einer Verteilung von leichter Ausprägung bei 17, mittelgradiger bei 26 und schwerer bei drei Patienten. „Merkfähigkeitsstörungen" ergaben sich bei 35 Patienten (38,5%): in leichter Ausprägung bei 21, in mittelgradiger bei zehn und bei vier Patienten in schwerem Ausprägungsgrad. Ähnlich die Verteilung bei den „Gedächtnisstörungen": 23 Patienten (25,2%) zeigten Auffälligkeiten, neun davon leichte, 12 mittlere und zwei schwere Beeinträchtigungen. „Konfabulationen" und „Paramnesien" zeigten zwei bzw. ein Patient.
Da Patienten in mehreren Symptomen der Kategorie „Aufmerksamkeits- und Gedächtnisstörung" zugleich Ausprägungen aufwiesen, wurden die am häufigsten beobachteten Symptome zusammengefasst und die Anzahl der scorenden Patienten bestimmt. Dies diente dazu sich ein inhaltlich zutreffenderes Bild über den Anteil der durch mehrfache Beeinträchtigungen betroffenen Patienten zu verschaffen. Dieses Vorgehen wurde innerhalb aller AMDP-Kategorien angewandt.

In der Kategorie „Aufmerksamkeits- und Gedächtnisstörung" wiesen nun entsprechend 24% der Patienten bei mehr als drei Symptomen zugleich Ausprägungen auf und können somit als in ihrer neurokognitiven Funktionsfähigkeit deutlich beeinträchtigt angesehen werden. Weitere 28,7% scorten zugleich auf zwei bis drei Symptome und lediglich 45% zeigten keinerlei Beeinträchtigungen.

Zusammenfassend ist festzuhalten, dass bei mehr als der Hälfte aller untersuchten Patienten erhebliche Einbußen in der funktionellen Leistungsfähigkeit des Gehirns anzutreffen waren.
Die Ursachen hierfür sind zum einen in einer Perfusionsminderung des Gehirns mit einer relativen Sauerstoffminderversorgung zu sehen und zum anderen auf stressbedingte Prozesse als Reaktion auf die lebensbedrohliche Situation und auch auf Deprivationsvorgänge bedingt durch psycho-soziale Verluste zurückzuführen.

Innerhalb der Kategorie „Formale Denkstörung" zeigten 24 Patienten (26,3%) bei „verlangsamtem Denken" zu gleichen Anteilen leichte bzw. mittelgradige Ausprägungen. Das Symptom „umständliches Denken" war bei 28 Patienten (30,8%) zu zwei Dritteln mit leichter

Ausprägung gescort, „eingeengtes Denken" und „perseverierendes Denken" zeigten jeweils 17 Patienten (18,7%), wiederum zu etwa gleichen Anteilen in leichter bzw. mittlerer Ausprägung. „Grübeln" wiesen 14 Patienten (15,4%) auf, davon neun in mittelgradiger Ausprägung. Die übrigen Symptome waren nur in Einzelfällen anzutreffen.

Insgesamt fanden sich in der Zusammenschau 11% der Patienten in mehr als drei Symptomen dieses Syndroms durchgängig beeinträchtigt, 27% in mehr als zwei Symptomen und 61,5% wiesen keinerlei Störungen bei ihren formalen Denkprozessen auf.

Auch diese Psychopathologie ist mitbedingt durch organische funktionelle neurologische Defizite. Darüber hinaus sind wahrscheinlich zwanghafte Kontroll- und Stabilisierungsmechanismen zur Abwehr vor Angstüberflutungen und Fraktionierungsprozessen maßgebend.

Im Bereich der Kategorie „Befürchtungen und Zwänge" fand sich bei 11 Patienten (12,1%) zu gleichen Anteilen leicht bis mittelgradig ausgeprägt das Symptom „Misstrauen". „Zwangsgedanken" zeigten zehn Patienten (11%) in vorwiegend leichtem Grad. Drei Patienten zeigten hypochondrische Züge und zwei eine mittelgradige Phobie, eine hypochondrische Symptomatik fand sich bei fünf Patienten.

Zu vernachlässigen sind die Kategorien „Wahn" und „Sinnestäuschungen". Lediglich ein Patient litt unter „Wahngedanken" und wies damit zugleich leichte „akustische Halluzinationen, Geruchs -und Geschmackshalluzinationen" sowie in schwerer Ausprägung „optische Halluzinationen" auf. Bei einem weiteren Patienten waren leichte Störungen im Sinne von „Derealisations- bzw. Depersonalisationserlebnissen" festzustellen.

Besondere Bedeutung kommt der im AMDP sehr umfangreich erfassten Kategorie „Störungen der Affektivität" zu, da diese Symptomatologie im Zusammenhang mit der schwerst belastenden Situation vor einer Herztransplantation in hohem Maße anzutreffen ist.

Am häufigsten litten die Patienten unter einer deprimierten und ängstlichen Stimmungslage sowie unter dem Symptom „innerlich unruhig". Bei jeweils 41 Patienten (45,1%) mussten diese Affekte in überwiegend mittelgradiger bzw. schwerer Ausprägung festgestellt werden.

Die Symptome „ratlos" und „affektlabil" folgten in absteigender Reihenfolge der Häufigkeit ihres Auftretens und wurden bei 22 Patienten (24,2%) etwa gleichhäufig für leichte und mittlere Ausprägungen gescort. „Hoffnungslos" wurde als Symptom bei 15 Patienten (16,5%) und „affektarm" sowie „dysphorisch" bei 14 Patienten (15,4%) in überwiegend mittlerer und schwerer Graduierung angetroffen.

Eine besondere Bedeutung kommt in der Literatur einer ambivalenten Einstellung zu der HTx im Hinblick auf ein erfolgreiches Outcome zu. Ambivalenz als psychopathologisches Symptom fand sich bei 14 Patienten (15,4%), davon bei neun in erheblicher Intensität. Als prognostischer Faktor erfolgt eine Bewertung in einem späteren Kapitel.

Im Gegensatz zu den bisher beschriebenen, in ihrer Qualität bedrückenden Symptomen, sind „submaniforme Gestimmtheit" durchaus als situative Reaktionen zu beobachten: 13 Patienten (15,4%) zeigten ein „gesteigertes Selbstwertgefühl" und bei acht (8,8%) war eine "euphorische" Stimmung anzutreffen, jeweils aber nur leichten bis mittleren Grades.

„Schuldgefühle" ließen sich bei lediglich vier Patienten feststellen, wobei nicht explizit nach Schuldgefühlen bezogen auf Phantasien nach erhofften, ersehnten Organspenden exploriert wurde. Diesbezüglich ist auch von einer hohen Schamschwelle auszugehen.

Die übrigen affektiven Symptome sind nur jeweils vereinzelt zu beobachten. Bemerkenswert ist aber noch das Vorhandensein des Symptoms "Störung der Vitalgefühle" bei 12 Patienten (13,1%), welches ein Merkmal des somatischen Syndroms bei depressiven Episoden darstellt.

An dieser Stelle ist aus der Kategorie „sonstige Störungen" die "Suizidalität" anzuführen, welche bei fünf Patienten im psychischen Erleben dominierend war.

Um eine Gewichtung des Ausmaßes erheblich affektiv gestörter Patienten in der Gesamtgruppe zu erhalten, wurde wiederum die Anzahl der Patienten bestimmt, die gleichzeitig mehrere Symptome der Kategorie "Störungen der Affektivität" aufwiesen.

Bei 22 Patienten (24,2%) fanden sich zugleich Ausprägungen in fünf und mehr Symptomen. Bei einem weiteren Viertel der Patienten konnten zugleich drei bis vier Symptome angetroffen werden und bei 15% Scores für zwei affektive Items. Ohne erkennbare psychopathologische Symptomatik im affektiven Erleben zeigten sich insgesamt 32 (35,2%) der 91 untersuchten Patienten.

Zusammenfassend lässt sich feststellen, dass etwa ein Drittel aller Patienten im *emotionalen Bereich* als unbeeinträchtigt einzuschätzen waren und andererseits bei etwa 50% der Patienten eine Vielzahl affektiver Symptome gleichzeitig anzutreffen waren .

In der Kategorie „Antriebs- und psychomotorische Störungen" wiesen 19 Patienten (20,8%) das Symptom "motorisch unruhig" in vorwiegend mittelgradiger Schwere auf und in Einzelfällen imponierte eine besondere "Antriebsarmut" oder "Antriebsgehemmtheit".

Bei 13 Patienten (14,3%) fanden sich unterschiedlich deutlich ausgeprägte "aggressive Verhaltensweisen".

5.5.1.1.2. Mittelwertsdarstellung der AMDP- Skalen

Die eben beschriebene differenzierte Darstellung zu den Häufigkeiten und graduellen Ausprägungen der psychopathologischen Einzelsymptome und der Einordnung nach der Zahl der betroffenen Patienten kann ergänzt werden durch die Gegenüberstellung der gemittelten Ausprägungsgrade für die einzelnen Syndrome des AMDP über alle 91 Patienten.

Die Berechnung dieser mittleren Summenwerte erfolgte, indem für alle Symptome innerhalb eines Syndroms die Ausprägungsgrade aufsummiert und durch die Anzahl der Symptome dividiert wurde. Die Kategorie „circadiane Besonderheiten" blieb dabei ausgespart, da sich keine Scorungen fanden.

In der Abbildung 5.3 sind die Ergebnisse graphisch dargestellt.

Abb. 5.3: Darstellung der mittleren Ausprägungen für die Kategorien des AMDP

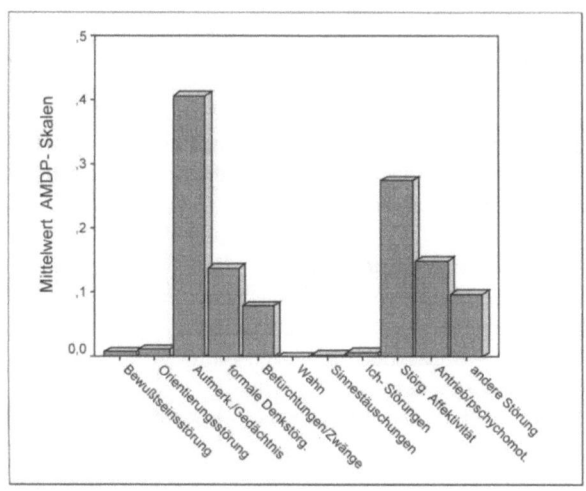

Diese Form der Darstellung erbringt natürlich sehr niedrige mittlere Ausprägungen, zum einen wegen einer Vielzahl von Items, die mit „nicht vorhanden" gescort wurden und durch die relativ hohe Zahl unbeeinträchtigter Patienten. Trotzdem ergab sich ein interessantes *Profil der Kategorien* und damit ein anschauliches Bild zur *Gewichtung der einzelnen Störungskategorien zueinander*. Insgesamt zeigte sich ein niedriger Psychopathologiegrad in der Gesamtpatientengruppe.

„Aufmerksamkeits- und Gedächtnisstörung" stellten die relativ am deutlichsten ausgeprägte Kategorie dar, dabei lag der gemittelte Ausprägungsgrad aber lediglich bei 0,406, d.h. im Bereich leichter Ausprägungen. **„Formale Denkstörung"** sind wohl inhaltlich dieser Kategorie am engsten zuzuordnen, da sie auch Ausdruck neuropsychologischer Beeinträchtigungen sind; sie nahmen im Profil die vierte Stelle ein.

Als zweiter „Block" imponierten die **„Störungen der Affektivität"** sowie **„Antriebs- und psychomotorische Störungen"**, die in der Ausprägung an zweiter bzw. dritter Stelle standen.

5.5.1.2 Faktorenanalytische Ergebnisse

Das AMDP-System ist für eine Anwendung im weiten Störungsbereich der Psychiatrie konzipiert. Zur Beschreibung der Symptomatik im Bereich der Herzchirurgie ist daher eine Reduktion der verwendeten Items sinnvoll, um durch die Beschränkung auf wirklich relevante Symptome ein praktikables Inventar zur Verfügung zu haben. Eine Vielzahl der Items aus den Kategorien: „Bewusstseinsstörung", „formale Denkstörung", „Wahn", „Sinnestäuschungen" oder „Ich-Störungen" sind für die anstehenden Fragestellungen nicht zutreffend.
Entsprechend wurden die 100 Items nach ihrer Verteilungen auf die Studienpopulation geprüft und im Ergebnis konnte eine Auswahl von 25 relevanten Symptomen getroffen werden.
Die ausgewählten Items unterzogen wir einer Faktorenanalyse, mit im Wesentlichen folgenden Zielsetzungen:

1. Mathematisch generierte Neuzuordnung der Items und damit das Verlassen der Gruppierungen in den vorgegebenen Syndromen. Ziel war es neue Symptomgruppen zu bilden, um eine Klarifizierung der Störungen bei dieser speziellen Patientenpopulation zu erreichen.
2. Die generierten Faktoren sollten zur Klärung der Zusammenhänge mit anderen präoperativen Variablen dienen.
3. Die gewonnenen Faktoren dienten als Prädiktoren für Vorhersagen auf postoperative Variablen.

Im Ergebnis der **Faktorenanalyse** ließen sich **fünf Hauptfaktoren** extrahieren, die 65,52% der Gesamtvarianz erklärten. Sie einzelnen Items werden in der absteigenden Reihenfolge ihrer Ladungen auf dem jeweiligen Faktor dargestellt:

1. *Faktor: "neurokognitive Beeinträchtigung"*
   Auf diesem Faktor laden die Einzelitems: Gedächtnisstörungen---verlangsamtes Denken--- Merkfähigkeitsstörungen ---Auffassungsstörungen --- eingeengtes Denken--- Konzentrationsstörungen---umständliches Denken---affektarm.
2. *Faktor: "aggressiv-gereizt-dysphorisches Syndrom"*
   Auf diesem Faktor laden die Einzelitems: Aggressivität---Misstrauen---gereizt--- dysphorisch---ambivalent.

70

3. *Faktor: " depressives Syndrom"*
   Auf diesem Faktor laden die Einzelitems: ratlos---Störung der Vitalgefühle---hoffnungslos---deprimiert---affektlabil.
4. *Faktor: "ängstlich-vegetatives Syndrom"*
   Auf diesem Faktor laden die Einzelitems: ängstlich---innerlich unruhig---motorisch unruhig---vermindertes Selbstwertgefühl.
5. *Faktor: "zwanghaftes Syndrom"*
   Auf diesem Faktor laden die Einzelitems: Zwangsgedanken---Grübeln---perseverierendes Denken.

5.5.1.3 Prädiktive Bedeutung des AMDP

a) Die wesentlichste Fragestellung im Zusammenhang mit den eben beschriebenen Ergebnissen der Faktorenanalyse der psychopathologischen Symptomatik zielte auf den Stellenwert der identifizierten Faktoren als PRÄDIKTOREN für das Überleben nach einer Herztransplantation ab.
Die **Regressionsanalyse** der *fünf AMDP-Faktoren* auf das *Survival nach HTx* erbrachte für das Gesamtmodell *kein signifikantes Ergebnis*. Es ergab sich eine multiple Korrelation von .347, was einer erklärten Varianz von 12.1% entspricht (korrigierter quadrierter multipler Korrelationskoeffizient: .046).
Als einzelner **Prädiktor für die Überlebenszeit** erwies sich die Faktorskala *„depressives Syndrom"* mit einem $r = 0.243$ ($p = 0.02$) als **signifikant**.
Dies bedeutet, dass Patienten mit einem höheren Maß an depressiver Verstimmtheit im Vorfeld einer HTx eine längere Überlebenszeit aufwiesen.

b) Dieses erstmal überraschende Ergebnis wurde im Weiteren geprüft durch einen Vergleich der drei Patientengruppen mit unterschiedlichen Überlebenszeiträumen.
Die drei Patientengruppen wurden in ihrer Zusammensetzung bereits im Anfangsüberblick erläutert.
Die Mittelwertsvergleiche der AMDP- Faktoren für diese drei Patientengruppen sind in der Tab. 5.33 dargestellt.

Tabelle 5.33:
Gruppenvergleiche für die Faktorlösungen des AMDP (Werte sind z- standardisiert)

AMDP-Faktoren	1. Gruppe Mittelwert	2. Gruppe Mittelwert	3. Gruppe Mittelwert	F	p (F)
„Neurokognitive Beeinträchtigung"	0.15	-0.09	-0.07	< 1	
„Aggressiv-gereizt-dysphorisches Syndrom"	-0.26	0.19	0,11	1.19	.311
„Depressives Syndrom"	-0.28	-0.22	0.32	2.96	.049
„Ängstlich-vegetatives Syndrom"	-0.12	-0.29	0.24	1.62	.206
„Zwanghaftes Syndrom"	-0.06	0.11	- 0.008	< 1	

Anmerkung: dreifach gestufte einfaktorielle Varianzanalyse

Die Gruppe der frühverstorbenen Patienten zeigte das höchste Maß an *„neurokognitive Beeinträchtigung"* und weis die niedrigsten Werte auf dem Faktor *„aggressiv-gereizt-dysphorisches Syndrom"* auf. In Bezug zum Faktor *„depressives" und „ängstlich-vegetatives Syndrom"* zeigte diese Gruppe ebenfalls eher niedrige Ausprägungen und unterschied sich in diesen beiden Faktoren nicht von den nach sechs Monaten verstorbenen Patienten.

Die aktuell lebenden Patienten (3. Gruppe) zeigten relativ hohe Z-Werte mit positiven Ladungen auf den Faktoren *„depressives Syndrom"* und *„ängstlich-vegetatives Syndrom"* und unterschieden sich in gleicher Richtung auch deutlich von der 1. Gruppe im Hinblick auf den Faktors *„aggressiv-gereizt-dysphorisches Syndrom"*.

Die jenseits von sechs Monaten und vor zehn Jahren verstorbenen Patienten (2. Gruppe) wiesen im Mittel die niedrigsten Ausprägungen für *„zwanghaftes Syndrom"* auf. Dabei muss nochmals darauf hingewiesen werden, dass diese Patientengruppe wegen ihrer Inhomogenität in den Analysen keine große Beachtung fand und der Fokus auf die beiden „Extremgruppen" der frühgestorbenen und der noch heute lebenden Patienten gelegt wurde.

Die Signifikanzprüfung der Mittelwertsunterschiede zwischen den Gruppen mittels einer dreifach-gestuften einfaktoriellen Varianzanalyse ergab nur für den Faktor *„depressives Syndrom"* einen signifikanten Unterschied ($p = .049$).

Im Einzelvergleich konnte dann gezeigt werden, dass dieses Ergebnis auf einem **signifikanten Unterschied** zwischen den **frühverstorbenen Patienten** und den **aktuell noch lebenden Patienten** beruht ($p=0.033$); letztere Gruppe war demnach durch eine besonders ausgeprägte **depressive Symptomatik** gekennzeichnet.

c) Der AMDP-Gesamtscore

Es wurde ein Gesamtscore des AMDP als Ausdruck des psychopathologischen Gestörtheitsgrades generiert, um damit eine eventuelle Prädiktion auf das Survival zu berechnen, bzw. um andere Variablenzusammenhänge feststellen zu können.

Dieser Gesamtscore wurde berechnet, indem die am besten streuenden 25 Items, welche in die Faktorenanalyse eingingen, in ihren Ausprägungen für jeden Patienten aufsummiert wurden.

Der Mittelwert der AMDP-Gesamtscores betrug 9.65 (Standardabweichung 9.09), der Range der Patientenwerte reichte von 0 bis max. 32 Punkte.

Die Korrelation des *AMDP-Gesamtscores* der Patienten mit der *Überlebenszeit* erbrachte *keinen signifikanten Zusammenhang*.

d) Als weiterer Schritt wurden die AMDP-Gesamtscores auch für die drei Überlebensgruppen getrennt dargestellt und varianzanalytisch auf Signifikanz geprüft (Tab. 5.34).

Tabelle 5.34:
Ergebnisse der AMDP-Gesamtscores für die 3 Überlebensgruppengruppen

Überlebensgruppen	1. Gruppe Mittelwert	2. Gruppe Mittelwert	3. Gruppe Mittelwert
AMDP-Gesamtscore	8.09	8.57	11.42

Anmerkung: Range: 0-32

Auch hier fand sich in den Mittelwerten neuerlich eine höhere psychopathologische Gestörtheit in der 3. Patientengruppe, die - nach den bisherigen Resultaten - offenbar wesentlich durch die vermehrte ängstlich-depressive Symptomatik bestimmt war. Der Unterschied zwischen den Mittelwerten der 1. Gruppe und der 3. Gruppe war lediglich grenzwertig signifikant (p = .054).

Zusammenfassend lässt sich feststellen, dass eine psychische Befindlichkeit, die durch Bedrücktheit, Ratlosigkeit, Störung der Vitalgefühle und Affektlabilität gekennzeichnet war, offenbar in engem Zusammenhang mit einem erfolgreichen Überleben nach einer Herztransplantation zu stehen scheint. Sie war ein signifikanter Prädiktor für das Survival und die aktuell lebenden Patienten wiesen in diesem Syndromfaktor auch präoperativ die höchsten Werte auf. Dies ist auf dem ersten Blick überraschend, lässt aber die Interpretation zu, dass eine reaktive depressive Symptomatik als psychische "Auslenkung" auf die hochangespannte seelische Situation im Vorfeld einer Herztransplantation eine positiv zu wertende Befindlichkeit darstellt. Es ist denkbar, dass diese Patienten sich angemessener seelisch auf Stressoren einzustellen vermögen und die reale Bedrohung nicht verleugnen. Entsprechend flexibler und angemessener könnten sie auch im weiteren Langzeitverlauf nach HTx auf Anforderungen reagieren und sich konstruktiver mit Belastungen auseinandersetzen. Die sehr früh nach der HTx verstorbenen Patienten waren vor allem durch neuropsychologische Beeinträchtigungen und das Fehlen emotionaler Symptomatik gekennzeichnet.

5.5.2 Ergebnisse des psychischen und sozialkommunikativen Befundes (PSKB)

Der PSKB ist, wie im Methodenteil ausführlich beschrieben, ein Befundsystem zur Beschreibung des Verhaltens und Erlebens von neurotischen und psychosomatisch beeinträchtigten Patienten auf der Basis eines tiefenpsychologischen Konzeptes. Grundlage der systematischen Persönlichkeitsbeschreibung sind hierbei Aspekte der Lebensgeschichte, der aktuellen Symptomatik und der zwischenmenschlichen Beziehungen der Patienten, speziell deren sozialkommunikative Aspekte. Diese Beachtung des zwischenmenschlichen Bereichs mit seinen feineren kommunikativen, atmosphärisch spürbaren, emotionalen und sozialen Bezügen ermöglicht eine vertiefte und umfassendere Beschreibung der HTx-Patienten in Ergänzung zu der rein psychopathologischen Sicht des AMDP. Wesentlich ist dabei auch die Einbeziehung von Bewältigungs- und Abwehrprozessen mittels spezieller Items.
Auf der Basis dieses Inventars können Fragestellungen bezüglich sozialkommunikativer Störungen und des Einflusses von Persönlichkeitsfaktoren auf psychische Krankheitsbilder im unmittelbaren postoperativen Verlauf sowie im Langzeitverlauf nach HTx geklärt werden.

5.5.2.1 Häufigkeitsverteilungen der PSKB- Items

Die verschiedenen klinischen Merkmale des PSKB werden im Folgenden absteigend nach der Häufigkeit ihres Auftretens dargestellt d.h. das Vorhandensein eines Symptoms, einer klinischen Auffälligkeit, wird zur differenzierten Beschreibung der Patientengruppe herangezogen. Zusätzlich wird als zweiter Betrachtungsaspekt zu den einzelnen Merkmalen angeführt, in welchem Maße eine mittlere bis schwere Ausprägung vorliegt.

- 75% der Patienten berichteten über „Körpersymptome", d.h. über körperliche Missempfindungen, Fehlfunktionen und Störungen wie vegetative Beschwerden (Schwitzen, Kopfschmerzen, Zittern), körperlich funktionelle Störungen im Bereich von Magen, Darm, Atmung, Muskulatur, Herz/Kreislauf oder über Ekzeme,

Adipositas, Ulcera etc.. Hierbei wurde bei der Erhebung die spezifische Herz- und Kreislaufsymptomatik ausgeklammert, allerdings fließen die mittelbaren Folgen wie Schlafstörungen und vegetative Unruhe mit ein. Knapp die Hälfte der Patienten (38.7%) zeigte dabei eine mittlere bis schwere Ausprägung in diesem Merkmalsbereich.

- „sexuelle Befriedigung beeinträchtigt" bei 57.1% der Patienten. Dieses Merkmal bezieht sich auf sexuelles Desinteresse, Angst bei sexueller Annäherung und Mangel an gefühlsmäßiger Befriedigung wie auch Potenzstörungen. Bedeutsam ist hierbei, dass 33.3% der Patienten unter ganz erheblich ausgeprägten Formen dieser Störungen litt und wegen der Schambesetztheit und Zurückhaltung zu diesem Thema bei unserem älteren Patientengut noch eine sehr hohe Dunkelziffer einzurechnen ist. Insgesamt kann wohl davon ausgegangen werden, dass fast alle Patienten im sexuellen Bereich seit längerem unter massiven Beeinträchtigungen litten.

- „innere Unruhe" bei 55.4% der Patienten. Hier wird eine dauerhafte innere Anspannung/ Erregung erfasst: „Ich komme nicht zur Ruhe, fühle mich wie getrieben, bin ständig nervös"; das Item war bei 19.6% mittel bis schwer ausgeprägt.

- „allgemeine Angst" bei 53.4% der Patienten. Dieses Merkmal erfasst frei flottierende Ängste, ängstliche Gespanntheit oder unterschwellige Dauerangst; es war bei 31% mittel bis schwer ausgeprägt.

- „aktuell depressive Stimmung" bei 53.4% der Patienten. Dieses Merkmal erfasst negative Stimmungen und Gefühl, traurige Bewegtheit und resignierte Erstarrung. 26.9% zeigten hier eine aktuell besonders schwere Ausprägung der Depressivität.

- „geminderter Antrieb" bei 51.9% der Patienten. Dabei fühlt sich der Betroffene ohne Dynamik, interesselos: „Kann mich zu nichts aufraffen, bin innerlich wie leer". Dieses Merkmal ist vorrangig als Äquivalent zu Depressivität aufzufassen. Mehr als die Hälfte der Patienten (29.3%) zeigte es in mittlerer bis schwerer Ausprägung.

- „Konzentrationsstörungen" bei 44.6% der Patienten: Diese Merkmal umfasst eine Unfähigkeit die Aufmerksamkeit dauerhaft einer Tätigkeit zuzuwenden: „Ich verliere ständig den Faden, vergesse sofort, was ich eben gemacht habe". Bei 12.5% lag eine mittlere bis schwere Ausprägung vor.

Diese Beeinträchtigungen sind als unmittelbare Reaktionen auf die schwere psychische Belastung zu sehen und gehören zu dem Bereich der affektiven–neurokognitiven Störungen, wie sie sich in vergleichbaren Häufigkeiten auch in den AMDP-Items wiederfanden.

Im Gegensatz zu den eben beschriebenen Merkmalen, die auf das subjektive „Ich", die eigenen Befindlichkeiten zentrieren, gilt es das Erleben des Patienten im Bezug zu den anderen Menschen, also im sozialen und interaktionellen Bereich zu betrachten.

- In der Kategorie: „vorherrschende Gefühle zu Menschen", sahen sich 43.6 % der Patienten in intensiver Verantwortung und Verpflichtung gegenüber anderen Menschen, sich um diese kümmern zu müssen z.B.: „Für das Wohlergehen der Partnerin verantwortlich, für andere immer da zu sein, etc.". Eine Überbetonung dieser Verantwortlichkeit in „Überfürsorglichkeit", d.h. eine forcierte Fürsorglichkeit um die anderen, besondere Rücksichtsnahme, war bei 18.6% festzustellen. Ergänzend dazu konnte bei 31.0% der Patienten eine „vorrangige Bindung an die Kinder, Eltern, Geschwister" beobachtet werden. Diese Einstellungen/Erlebensweisen waren vermutlich auch Ausdruck der kritischen Lebenssituation der Patienten, die sich ihren Angehörigen besonders verpflichtet fühlten, zum einen aus Dankbarkeitsgefühlen und wohl auch in Projektion eigener Sorgen auf andere (ein bedeutsamer Abwehrmechanismus).

- Interessant war, dass immerhin 25% der Patienten (14.3% in erheblichen Ausmaß) im Merkmal „Gefügigkeit" , d.h.„Ich bin sehr nachgiebig, möchte niemandem wehtun, ich gebe schnell nach, gehe jedem Streit aus dem Weg" Ausprägungen zeigten. Etwa in gleicher Häufigkeit fand sich das Merkmal: „Gekränktheit" bei 21.4% der Patienten, d.h. der Patient fühlt sich durch andere Menschen schnell verletzt, zurückgewiesen, „Ich reagiere sehr empfindlich, bin schnell beleidigt", 8.9% zeigten hier mittlere bis schwere Ausprägungen. „Misstrauisch-argwöhnisch" waren 19.3% (10.5% mittel bis schwer) und „Benachteiligung", d.h. z.B. „Ich komme zu kurz, bin enttäuscht" vermittelten 14.3% der Patienten.

- Dieser Faden wird ergänzt in der Kategorie „soziale Lebensbewältigung". Hier erwies sich das Merkmal: „Überangepasstheit" als herausragend. Dabei wird das Bemühen des Patienten erfasst, in besonderem Maß bereit zu sein, den Ansprüchen anderer gerecht zu werden, alles zu tun, was von ihnen verlangt wird und ein ausgeprägtes Pflichtbewusstsein zu haben. 40.0% der Patienten erfüllten hier die Beschreibungskriterien (16.4% mittel bis schwer), was als Beleg für den hohen subjektiv empfundenen Anpassungsdruck zu verstehen ist: aktuell den Angehörigen gegenüber, aber vor allem auch gegenüber den Ärzten etc.. Zugleich bilden sich hierin aber auch persönlichkeitsimmanente Charakterzüge ab.
Am zweithäufigsten lies sich das Merkmal: „überhöhtes Ordnungsbedürfnis" bei 28,3% der Patienten finden, d.h. der Patient braucht Überblick und Ordnung, um Sicherheit empfinden zu können. Dieses Bedürfnis ist in einer Situation der hochgradigen Gefährdung sicher sehr wichtig.

Weitere relevante Items mit einer berichteten Häufigkeit zwischen 20% und 30% in der Patientenpopulation waren:

- „beeinträchtigte Affektsteuerung/Impulskontrolle" bei 29.1% der Patienten (12.7% mittel bis schwer), d.h. der Patient wird von Gefühlsbewegungen überrollt," Ich bin schnell am Weinen, wenig belastbar, aufbrausend, kann mich nicht beherrschen"

- „früher Suchtzüge" bei 28.1% der Patienten, d.h. Alkohol, Rauchen, Drogen, suchtartiger Umgang mit Essen in der Lebensgeschichte.

- „Zwangsgedanken" bei 27.6% der Patienten d.h. der Patient erlebt wiederkehrende, sich aufdrängende Gedanken und Vorstellungen, die er willentlich nicht abstellen kann.
Diese Symptomatik ist eng verknüpft mit überhöhtem Ordnungsbedürfnis und Ausdruck zwanghafter Persönlichkeitszüge. In einer Situation großer Bedrohung ist eine regressive Entwicklung mit einem Wiederaufleben zwanghafter Züge als Abwehr von psychischer Destabilisierung ein häufiger Bewältigungsmechanismus.

- „Überbetonung von Ansehen/Leistung/Geltung" bei 23.4% der Patienten , dabei bemüht sich der Patient um ein positives Selbstbild, indem er leistungs- und geltungsorientiert lebt und sich damit bemüht zugrunde liegende Selbstzweifel auszugleichen.

- „früher depressive Stimmungen" bei 20.7% der Patienten d.h. anamnestisch rezidivierende depressive Syndrome. Dieses Item fand sich etwas häufiger als depressive Störungen, die im Interview zur psychiatrischen Vorgeschichte erheben wurden (15,4%), da nun hier auch depressive Persönlichkeitsstörungen z.B. im Sinne einer melancholischen Charakterstruktur zusätzlich erfasst wurden.

Diese Resultate müssen nun in Relation zu Ergebnissen in anderen Studien gesetzt werden.
Hierzu bietet sich ein Vergleich mit den Resultaten an, die in der wohl umfänglichsten deutschen Psychotherapiestudie mit Erhebungen bei 615 ambulanten Psychotherapiepatienten (Rudolf und Stille, 1982) gefunden wurden. Es zeigt sich dabei, dass die dort ermittelten Häufigkeiten zu den eben beschriebenen Items durchgängig ganz erheblich über den in der vorliegenden Studie gefundenen Werten lagen.

Eine weitere Einordnung und Klarifizierung der Ergebnisse ist durch ein modifiziertes Analysevorgehen möglich. Um ein prägnanteres Muster zu erhalten, werden psychiatrische Befundsysteme häufig dichotomisiert, „um den qualitativen Sprung zwischen dem Normalen und Psychopathologischen sichtbar zu machen" (Rudolf, 1981).
Analog zu dieser Strategie wurden die klinischen Merkmale (Items) erfasst, welche eine Ausprägung von 2 oder 3 (mittel oder schwer) aufwiesen. Diesem Vorgehen liegt die Erfahrung zugrunde, dass bei psychosomatischen/neurotischen Merkmalen eine leichte Ausprägung eher dem Normalspektrum zugeordnet werden kann und erst Werte größer als 1 als klinische Zeichen angesehen werden sollten; es wird dann von *klinischen Auffälligkeiten* gesprochen. In einem zweiten Schritt wurde dann die mittlere Anzahl klinischer Auffälligkeiten über alle Patienten berechnet (Rudolf, 1981).

Zum Zeitpunkt der präoperativen Erhebung lag- bei Anwendung dieses Vorgehens- die **mittlere Anzahl klinischer Auffälligkeiten** bei **4.75** mit einer Standardabweichung von 2.07, Range 2-23.
Dieser Wert lässt sich nun mit den Ergebnissen verschiedener Arbeiten zu Untersuchungen an neurotischen Patienten vergleichen (Rüger, 1977; Bolk-Weischedel, 1978):
der mittlere Wert für eine **Gruppe von gesundeten Patienten** nach einer Behandlung wegen psychischer Störungen lag bei **2.1**, die Werte für **Patienten mit akuten seelischen Störungen** je nach der Art der notwendigen Behandlung, d.h. ob ambulante oder stationäre Therapie, lagen **zwischen 15.3 und 27.4** (Rudolf, 1981; S. 158).

Ordnet man unsere prä-HTx-Patienten in diese Vergleichsgruppen ein, so kann eine relativ niedrige mittlere Anzahl von psychischen klinischen Auffälligkeiten konstatiert werden. Sie lag zwar mehr als doppelt so hoch wie diejenige gesundeter Psychotherapiepatienten und bei einem Drittel der Mittelwerte für Patienten, die sich in einer ambulanten Psychotherapie befanden.

Zusammenfassend kann aus diesen Darlegungen ersehen werden, dass unsere Patienten im Vorfeld einer HTx eine erhebliche Anzahl auffälliger psychischer Merkmale zeigten, die aber jeweils etwa zur Hälfte nur in leichter Ausprägung vorlagen. Ihre Werte lagen trotzdem im Durchschnitt etwa doppelt so hoch wie diejenigen einer Gruppe gesundeter Patienten nach einer abgeschlossenen Psychotherapie und es fand sich auch ein nicht unerheblicher Anteil von Patienten, welche unter mittleren bis schweren klinischen Auffälligkeiten litten. In der praktischen Arbeit mit Patienten im Vorfeld einer Herztransplantation ergibt sich nicht selten die Notwendigkeit eine psychotherapeutische und/oder psychopharmakologische Therapie durchzuführen, eine Erfahrung, die durch diese Ergebnisse gestützt wird.

5.5.2.2 Mittelwertsdarstellung der PSKB- Skalen

Mit faktorenanalytischen Verfahren wurde von den Autoren des PSKB die Ebene der Betrachtung von Einzelitems und diejenige einer inhaltlich vorgegebenen Merkmals-gruppierung aufgegeben, um die verborgene innere Struktur der Merkmale an unterschiedlich zusammengesetzten Patientengruppen zu eruieren (Rudolf und Porsch, 1986). Die resultierenden Faktoren wurden als „neurotische Interaktionsmuster" oder Persönlichkeits-dimensionen verstanden. Die auf diese Weise entstandenen zehn Befundskalen werden nun zur Darstellung der psychischen Auffälligkeiten der HTx-Patienten verwandt. Die Skala „Scheitern in Beziehungen" wurde ausgeklammert, da nur verschwindend wenige Patienten darauf scorten.

Die Ergebnisse der Mittelwertsberechnungen für die PSKB- Skalen auf der Basis der HTx-Gesamtpopulation werden in Abbildung 5.4 dargestellt.

Abbildung 5.4:
Darstellung der mittleren Ausprägungen für die Skalen des PSKB

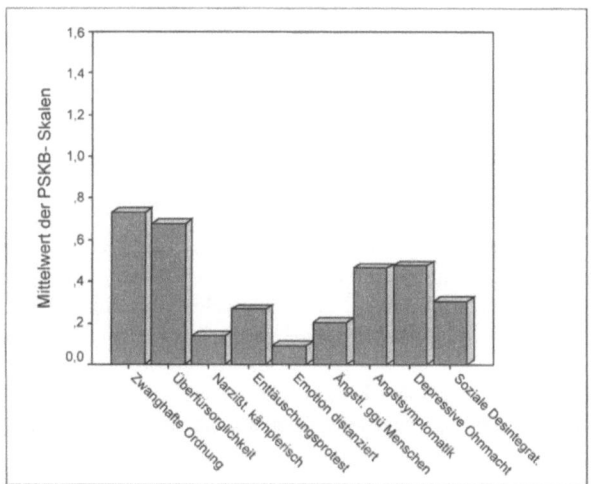

Die mittleren Ausprägungen für die jeweiligen Skalen erweisen sich als niedrig und bleiben durchgängig unter dem Wert von eins, was einer leichten Ausprägung entspricht. Die niedrigen Ausprägungen sind dadurch bedingt, dass jeweils einige Items der Skalen oftmals durchgängig mit 0 zu scoren waren, da diese Merkmale im Wesentlichen nur bei Patienten mit neurotischen Störungen anzutreffen sind.
Analog zur Darstellung beim AMDP geht es um ein *Profil der Patientenpopulation auf der Basis der PSKB-Befundskalen* und eine Gewichtung der Skalen zueinander.

Die Befundskalen „zwanghafte Ordnung" und „Überfürsorglichkeit" waren mit Mittelwerten von 0.78 bzw. 0.7 relativ am höchsten ausgeprägt. Es zeigte sich damit ein ähnliches Bild wie bei der Einzelmerkmalsbetrachtung:

Auf der Skala „zwanghafte Ordnung" laden Items wie Zwangsgedanken, überhöhtes Ordnungsbedürfnis oder Überangepasstheit. Damit fand sich hier noch akzentuierter, als die wesentlichste „innere und äußere" Verhaltens- und Erlebensweise, das Bemühen oder der empfundene Zwang bzw. der „Charakterzug", Struktur und Regeln, Konstanz und Kontrolle herzustellen, besser vermutlich zu benötigen, um der somatischen wie seelischen Bedrohung begegnen und die innere Homöostase erhalten zu können. Innere Normen und Vorschriften sind wichtig. Verbunden ist dies offenbar mit einer Bereitschaft zu Überangepasstheit, zu einer Orientierung an den Forderungen und Erwartungen der Umwelt.

Die Skala „Überfürsorglichkeit" bezieht sich auf einen außergewöhnliche Verantwortlichkeit gegenüber anderen, insbesondere gegenüber der Familie, sie gilt im Allgemeinen als positive menschliche Eigenschaft. Andererseits beinhaltet sie auch eine schuldgefühlshafte Einstellung gegenüber Menschen und auch eine besondere Gefügigkeit. Die Schuldgefühle gründen sicher auch in der spezifischen Dynamik in Bezug auf Wünsche nach einem Spenderherz und den damit verknüpften Vorstellungen vom „ersehnten" Tod eines anderen Menschen.
Als das Gemeinsame dieser beiden Skalen kann das „Sich bemühen" angesehen werden (Rudolf, 1981).

Eine zweite Gruppe bildeten mit Mittelwerten um 0.5 die Skalen **„depressive Ohnmacht"** und **„Angstsymptomatik"**. Diesen beiden Skalen ist das Gemeinsame ein „ Ausgeliefertsein und Aufgeben". Neben der spezifischen Symptomatik sind hier auch persönlichkeits- spezifische Strukturen einbezogen, die durch anklammerndes Verhalten und orale Bedürftigkeit bzw. eine Bereitschaft zu entsprechend ängstlich-depressiver „Weltsicht" gekennzeichnet sind.

Die Skalen „soziale Desintegration" und mit noch niedrigerem Mittelwert auch „Enttäuschungsprotest" verdienen noch Beachtung. „Soziale Desintegration" beinhaltet dabei Items wie „vorliegende Suchtstrukturen", „Bindungsschwierigkeiten" bzw. auch „Ver- sorgungsansprüche", insgesamt das Bild einer aufgebenden, ausweichenden Einstellung.

„Enttäuschungsprotest" hat viel mit hoher Kränkbarkeit, Neid und Gefühlen der Benachteilig- ung und des Scheiterns zu tun. Sie beinhaltet aber als einzige auch das sich Wehren, das Ankämpfen.

Vergleicht man dieses Profil der HTx-Patienten mit einer Gruppe von 86 Patienten mit „Herzsensationen", die sich an psychotherapeutische Polikliniken gewandt haben (Rudolf und Porsch, 1986), so fällt auf, dass deren Muster dominiert ist von Angstsymptomatik und Enttäuschungsprotest und die zwanghaft-überfürsorglichen Skalen relativ dazu eher niedriger gescort wurden. Bei Patienten, welche sich wegen psychischer oder psychosomatischer Störungen verschiedenster Diagnosen in ambulante oder stationäre Behandlung begeben hatten, zeigen sich zwanghafte Ordnung und Überfürsorglichkeit in gleichrangiger Ausprägung wie Angstsymptomatik und depressive Ohnmacht. Bei den HTx-Patienten hingegen ist das Bild eines übersozialisierten, zwanghaft akzentuierten Menschen mit einer verantwortungsbewussten und fürsorglichen Einstellung, die mit Nachgiebigkeit und dem Verzicht auf eigene Interessen verbunden ist, dominiert.

Es gibt leider keine Befunde zum Profil in einer unausgelesenen Normalgruppe, welche zur Einordnung noch herangezogen werden könnte.

Zusammenfassend ist von ganz wesentlicher Bedeutung, dass als dominierende Erlebensweisen und interaktionelle Beziehungsmuster das Streben nach Ordnung und Kontrolle, nach Sicherheit und Bindung zu anderen Menschen zu finden sind. Kontrolle ist sicher notwendig um die real wie in der Phantasie anflutenden Bedrohungen zu ertragen. Dies ist oftmals verbunden mit einem gewissen Maß an Überangepasstheit, in einigen Fällen mit Gefügigkeit und erheblicher Kränkungsbereitschaft. Angst und depressive Ohnmachtsgefühle sind emotional natürlich die vorherrschenden Gefühle. Dennoch darf auf keinen Fall übersehen werden, dass diese Charakterisierungen ein Profil für die Gesamtgruppe der Patienten darstellen und nicht den Patienten kennzeichnen. Die Ausprägungen auf den jeweiligen Befundskalen sind im Mittel als leicht einzustufen und liegen im Grunde im Grenzbereich des normalen Persönlichkeitsspektrums.

5.5.2.3 Faktorenanalytische Ergebnisse

Die im vorangegangenen Abschnitt dargestellten Ergebnisse nehmen die Merkmalsgruppen oder die Faktorskalen des PSKB, wie sie von den Autoren vorgelegt wurden, zur Grundlage der Datenanalyse. In diesem Abschnitt soll nun eine eigene Faktorenanalyse mit dem Datensatz der Studienpopulation durchgeführt werden, um den speziellen Gegebenheiten bei überwiegend nicht neurotischen Patienten gerecht zu werden. Diese neuen Faktorskalen sollen als Prädiktoren für Berechnungen zum Survival und zu anderen postoperativen Variablen dienen. Da der PSKB in seiner Konzeption auf die Erfassung einer sehr großen Bandbreite psychischer bzw. psychoneurotischer Merkmale angelegt ist, ergeben sich für eine ganze Reihe von PSKB-Merkmalen bei einem speziellen Patientenkollektiv wie den hier untersuchten HTx-Patienten nur selten Ausprägungen. Dementsprechend ist es sinnvoll und notwendig PSKB-Items nach ihrer besonderen klinischen Relevanz, aber vor allem orientiert an einer ausreichenden Verteilung der Antwortscores auszuwählen. Nach sorgfältiger Analyse konnten auf diesem Weg 24 Items ausgewählt werden und einer Faktorenanalyse unterzogen werden. Als beste Faktorenlösung ergab sich ein Fünf-Faktorenmodell mit einer erklärten Gesamtvarianz von 69,8%. Inhaltlich gut interpretierbar waren jedoch nur die im Folgenden beschriebenen vier Faktoren, deren Items in der Reihenfolge ihrer Ladungen aufgeführt werden:

1. *Faktor: "angstvolle, depressiv-grüblerische, körperliche Spannung"*
    Auf diesem Faktor laden die Einzelitems: innerlich unruhig---allgemeine Angst---vegetativ-funktionelle Körpersymptome---depressiv aktuell---Grübeln/Zweifel---Überfürsorglichkeit

2. *Faktor: "angepasst-nachgiebig-verantwortungsvolle Ordnungsbedürftigkeit"*
    Auf diesem Faktor laden die Items: überhöhtes Ordnungsbedürfnis ---Gefügigkeit---Überangepasstheit--- Verpflichtung/Verantwortung gegenüber anderen Menschen ---gestörte Konzentration

3. *Faktor: "misstrauisch-gekränkte Benachteiligung"*
    Auf diesem Faktor laden die Items: Misstrauen---Benachteiligung--- früher depressiv --- Gekränktheit---Affektsteuerungsschwäche.

4. *Faktor: "anspruchlich-narzisstische suchtgefährdete Struktur"*
    Auf diesem Faktor laden die Items: Anspruchlichkeit---Überbetonung von Ansehen, Leistung, Geltung---aktuell Suchtzüge.

Diese vier Faktoren wurden nun als Prädiktoren für die Überlebenszeit nach der Herztransplantation in einem regressionsanalytischen Modell verwendet (siehe nächster Abschnitt).

5.5.2.4 Prädiktive Bedeutung des PSKB

Der PSKB wurde in dieser Studie verwendet um zum einen eine fundierte Beschreibung der Patienten im Hinblick auf ihre sozialkommunikativen und interaktionellen Verhaltens- und Persönlichkeitsmuster zu erhalten und zum anderen, um die wichtigen Fragestellungen zu erhellen, inwieweit daraus Vorhersagen in Bezug zum postoperativen Verlauf möglich sind.

- Die **regressionsanalytische** Berechnung des Zusammenhangs zwischen den *vier extrahierten Faktoren des PSKB* (siehe vorangegangener Abschnitt) und der *Überlebenszeit* nach HTx erbrachte für das Gesamtmodell **keine Signifikanz**. Es ergab sich eine multiple Korrelation von .378, was einer erklärten Varianz von 14.3% entsprach (korrigierter quadrierter multipler Korrelationskoeffizient -.006). Dies bedeutet, dass die präoperativ erhobenen Ausprägungen der Patienten in den faktorenanalytisch gewonnenen Verhaltens- und im weiteren Sinne Persönlichkeitsmustern des PSKB keine Aussage über das Survival nach HTx zulassen. Insbesondere gab es im Gegensatz zum AMDP keinen Faktor, der sich als signifikanter Prädiktor erwies.

- In einem weiteren Ansatz wurden die drei Überlebensgruppen auf Unterschiede in den vier Faktorskalen getestet, um ein tiefenschärferes Bild zu erhalten. Es fanden sich nun erwartungsgemäß auch keine signifikanten Gruppenunterschiede (Tab. 5.35).

  Es zeigten sich aber deutlich gegensätzliche Ladungen und Ladungswerte für die Faktoren „angstvoll, depressiv-grüblerische, körperliche Spannung", „angepasst-nachgiebig-verantwortungsvolle Ordnungsbedürftigkeit" sowie „anspruchlich-narzisstisch suchtgefärdete Struktur" zwischen der 1. Gruppe: der frühgestorbenen Patienten und der 3. Gruppe: den heute noch lebenden Patienten. Dies ist so zu interpretieren, das die langzeitüberlebenden Patienten vor allem durch eine erkennbar höhere Symptomatik in Bezug auf depressive-angstvolle-vegetative Spannung und eine stärkere Ausprägung verantwortungsvollen Verhaltens mit Streben nach Kontrolle und Ordnung sowie einer gewissen Überangepasstheit und Gefügigkeit gekennzeichnet waren. Sie wiesen andererseits deutlich weniger Züge einer anspruchlich-narzisstischen Haltung mit Suchttendenzen auf.

Tabelle 5.35:
Gruppenvergleiche für die Faktorlösungen des PSKB (Werte sind z-standardisiert)

Faktoren	1. Gruppe Mittelwert	2. Gruppe Mittelwert	3. Gruppe Mittelwert	P (F)
„Angstvolle, depressiv-grüblerische, körperliche Spannung"	-0.36	0.02	0.23	n.s.
„Angepasst-nachgiebig-verantwortungsvolle Ordnungsbedürftigkeit"	-0.19	-0.05	0.16	n.s.
„Misstrauisch-gekränkte Benachteiligung"	0.03	-0.36	0.21	n.s.
„Anspruchlich-narzisstische suchtgefährdete Struktur"	0.26	0.04	-0.20	n.s.

- Das Ausmaß der klinischen psychischen Auffälligkeit jedes untersuchten Patienten kann auch, analog zum AMDP, in einem individuellen *PSKB-Gesamtscore* global abgebildet werden. Dieser Gesamtscore wurde gebildet, indem die jeweiligen Ausprägungen (0-3) der Patienten auf den 24 Items, die als relevant für die Faktorenanalyse ausgewählt worden sind, aufsummiert wurden. Dabei waren natürlich alle 24 items in ihrer Bedeutsamkeit gleich gewichtet.

Der Mittelwert der Gesamtscores für alle Patienten betrug 11.92 (Standardabweichung 7.74), der Range der Patientenwerte reicht von 0 bis max. 33.

Die Korrelationsanalyse der PSKB-Gesamtscores mit der Überlebenszeit kann als Ergänzung der faktorbasierenden Berechnungen gelten. Es zeigte sich aber auch hier **kein signifikanter Zusammenhang** zwischen den *PSKB-Gesamtscores* und der *Überlebenszeit* der Patienten.

- Als weiterer Schritt wurden die PSKB-Gesamtscores auch für die drei Überlebensgruppen getrennt dargestellt und varianzanalytisch auf Signifikanz geprüft (Tab. 5.36)

Tabelle 5.36:
Ergebnisse der PSKB-Gesamtscores für die drei Überlebensgruppen

Überlebensgruppen	1. Gruppe Mittelwert	2. Gruppe Mittelwert	3. Gruppe Mittelwert
PSKB-Gesamtscore	10.25	12.20	13.10

Anmerkung: Range: 0 - 33;

Es zeigte sich, dass die langzeitüberlebenden Patienten den höchsten mittleren PSKB-Gesamtscore aufwiesen und damit wiederum mehr klinische psychische Auffälligkeiten zeigten als die beiden anderen Gruppen der verstorbenen Patienten. Zwar lagen die Mittelwerte der 3. Gruppe um fast drei Scorepunkte höher als derjenigen der 1. Gruppe, dieser Unterschied war aber knapp nicht signifikant (p = .57)

Um dieses Ergebnis etwas lebendiger werden zu lassen, kann hier auf einige Ergebnisse der Einzelitemvergleiche der PSKB für die drei Überlebensgruppen verwiesen werden (auf eine Gesamtdarstellung wird verzichtet): die langzeitüberlebenden Patienten zeigten signifikant mehr „Verpflichtung, Verantwortungsgefühle" gegenüber anderen Menschen (p =.049), deutlich mehr „Bindung an die Familie" (p =.022) und weniger „Überbetonung von Ansehen, Leistung, Geltung" (p =.049).

5.5.3 Korrelative Zusammenhänge der AMDP- und PSKB Faktoren

Um ein Bild über Zusammenhänge zwischen den beiden Psychopathologieinventaren AMDP und PSKB zu erhalten, erfolgte eine bivariate Korrelation zwischen den jeweilig extrahierten Faktoren.
Die Ergebnisse werden in Tabelle 5.37 veranschaulicht.

Tabelle 5.37:
Korrelationsmatrix der ermittelten AMDP- und PSKB- Faktoren

PSKB- Faktoren / AMDP- Faktoren	„angstvolle, depressiv- grüblerische körperliche Spannung" r	„angepasst- nachgiebig- verantwortungs volle Ordnungsbedürf- tigkeit" r	„misstrauisch- gekränkte Benach- teiligung" r	„ansprüchlich- narzisstische- suchtgefährdete Struktur" r
„Neurokognitive Beeinträchtigung"	-.088	-.138	.428 (p = .029)	-.165
„Aggressiv-gereizt- dysphorische Beeinträchtigung"	-.053	-.253	.792 (p = .000)	.283
„Depressives Syndrom"	.507 (p = .008)	.289	-.137	-.286
„Ängstlich- vegetatives Syndrom"	.721 (p = .000)	-.264	.078	-.191
„Zwanghaftes Syndrom"	.223	.478 (p = .013)	.290	.040

Anmerkung: r: Korrelationskoeffizient, p: Signifikanzniveau

Es zeigten sich sehr sinnvolle Korrelationen: der PSKB-Faktor „angstvolle, depressiv-grüblerische körperliche Spannung" korrelierte sehr hoch mit den AMDP-Faktoren „depressives Syndrom" (p = .008) und „ängstlich-vegetatives Syndrom" (p = .000). Dies gibt die enge Verknüpfung zwischen der einzigen im Wesentlichen durch Symptome gekenn-zeichneten Faktorskala des PSKB mit dem „depressiven" wie dem „Angst" - Syndrom des AMDP wieder. In der PSKB-Faktorskala „angstvolle, depressiv-grüblerische, körperliche Spannung" sind die affektiven Symptome somit realiter zusammen abgebildet.

Die PSKB-Faktorskala „angepasst-verantwortungsvolle Ordnungsbedürftigkeit" korrelierte signifikant mit der Faktorskala „zwanghaftes Syndrom" des AMDP (p = .013), d.h. eine kontrollierend-angepasste, gefügige Haltung ist natürlich mit zwanghafter Symptomatik verbunden.
Die PSKB-Faktorskala „misstrauisch-gekränkte Benachteiligung" weist einen deutlichen Zusammenhang mit der „neurokognitive Beeinträchtigung" (p = .029) und der „aggressiv-gereizt-dysphorische Beeinträchtigung" des AMDP (p = .000) auf. Dieser Zusammenhang fokussiert einen Symptomenkomplex der klinisch sehr oft imponiert und bei dem offenbar eine neurokognitive Beeinträchtigung reaktiv oder auf Grund cerebraler Dysfunktionen mit aggressiver Gereiztheit, Misstrauen und einer hohen Kränkungsbereitschaft verknüpft ist.
Die PSKB-Faktorskala „ansprüchlich-narzisstische-suchtgefährdete Struktur" hat keine

durch Signifikanzen erhärtete Entsprechung im AMDP, es deutet sich aber, theoriekonform, eine Nähe zu rascher Missstimmung und gereiztem Verhalten an, welches dann zu der latenten Enttäuschungsbereitschaft und den narzisstischen Größenideen passt.

5.5.4 Zusammenfassung zu den AMDP und PSKB-Befunden.

Vorbemerkung: Wegen der Fülle der Daten und unterschiedlicher Beschreibungsebenen sollen die beiden Inventare nochmals in komprimierter Form in eine Zusammenschau gesetzt werden:

Die beiden Messinstrumente AMDP und PSKB zur Beschreibung des psychischen Befundes vor der Herztransplantation erfassen ein sehr breites Spektrum psychopathologischer Auffälligkeiten, wobei die im engeren Sinne psychiatrischen Symptome im AMDP erfasst werden und die eher psychosomatischen und charakterlichen Verhaltens- und Erlebensweisen im PSKB abgebildet werden. Der PSKB erhebt auf der Basis der im Interview erkennbaren interaktionellen Bereitschaften einen Persönlichkeitsbefund zu dem natürlich auch psychische Symptome gehören. Entsprechend ergaben sich in einigen Bereichen Überlappungen zwischen den beiden Messinstrumenten, die bezüglich der hier untersuchten Patientenpopulation überraschend hoch ausfielen, zugleich aber ein Indikator für die Validität der Instrumente wie der Untersuchungsqualität waren.

So fanden sich für die, auf einer eigenen Faktorenanalyse beruhenden, einzelnen Faktoren des AMDP wie des PSKB hohe Interkorrelationen für ängstlich-depressive Symptomatik und deren körperliche Äquivalente, für zwanghafte Syndrome mit angepasstem Verhalten bzw. ordnungsliebenden Persönlichkeitszügen und für eine aggressiv gefärbte, gereizt-dysphorische Symptomatik mit argwöhnisch-misstrauischen Einstellungen, welche wiederum zugleich mit neurokognitiven Beeinträchtigungen/Defiziten im Zusammenhang standen.

Die Faktorskala „neurokognitive Beeinträchtigung" (AMDP) umfasste Störungen der Aufmerksamkeit, der Merkfähigkeit und des Gedächtnisses, sowie der geistigen Flexibilität und Umstellungsfähigkeit im Denken und der Auffassung. In diesen Leistungsbereichen, welche in vergleichbarer Form im PSKB nicht erfasst werden, zeigten sich die HTx-Patienten in Relation zu den anderen AMDP-Kategorien besonders beeinträchtigt, die entsprechenden Skalenwerte zeigten die höchste mittlere Ausprägung.

Als häufigstes Einzelsymptom ließen sich Konzentrationsstörungen bei immerhin 50.5% der Patienten diagnostizieren und in der Gesamtkategorie „Aufmerksamkeits- und Gedächtnisstörungen" fanden sich bei 24% der Patienten breitgestreute Einbußen und bei weiteren 28.7% graduelle Einbußen. Bei den „formalen Denkstörungen" wiesen 11% umfassendere Defizite und weitere 27% graduelle Störungen auf. Lediglich 45% der Patienten waren im Bereich der Aufmerksamkeit und des Gedächtnisses unbeeinträchtigt.

„Affektive Störungen" erwiesen sich als die am zweithäufigsten auffällige Psychopathologiekategorie. So fand sich eine ängstlich-depressive Stimmungslage als hervorstechendstes Symptom bei 45.1% der Patienten. Verbreitet man auch hier die Basis der Betrachtung auf das gleichzeitige Vorhandensein mehrere Symptome dieser Kategorie, so zeigten 24.2% der Patienten zugleich Auffälligkeiten bei einer Vielzahl affektiver Symptome und weitere 25% bei wesentlichen Leitsymptomen, wobei die Ausprägungen dabei überwiegend mittleren bis schweren Grades waren. „Störungen des Antriebs und der Psychomotorik" in Form von Antriebsarmut oder Gehemmtheit bzw. einer motorischen Unruhe oder Aggressivität waren in einem Anteil von 14%-20% der Patienten anzutreffen.

Die Kategorie „Befürchtungen und Zwänge" nahm im Profil der AMDP-Kategorien einen untergeordneten Rang ein, trotzdem berichtete etwa jeder zehnte Patient über Zwangsgedanken oder Zwangsbefürchtungen in relevanter Ausprägung.

Psychotische Reaktionen mit Wahn oder Sinnestäuschungen waren extrem selten zu beobachten gewesen.

Der PSKB ergänzt die psychopathologische Befundung durch strukturelle Persönlichkeitsaspekte und Interaktionsmuster, wodurch sich ein etwas andersartiges Gesamtmuster ergab. Hier dominierten nach dem Grad der Ausprägung die Skalen: „zwanghafte Ordnung" und „Überfürsorglichkeit" vor den beiden Skalen „Angstsymptomatik" und „depressive Ohnmacht". In der Skala „zwanghafte Ordnung" werden aber neben der Symptomebene vor allem auch Persönlichkeitszüge wie Angepasstheit und Kontrollbedürfnis erfasst. „Überfürsorglichkeit" beinhaltet eine verantwortungsbewusste, aber auch nachgiebig-gefügige Einstellung.

In der Angstskala sind u. a. Symptome wie „allgemeine Angst" oder „innere Unruhe" erfasst, die ähnlich wie im AMDP bei 55% der Patienten vorlagen und in der Skala „depressive Ohnmacht" waren die Symptome „Traurigkeit" und „Hoffnungslosigkeit" bei mehr als 50% der Patienten anzutreffen. Besonders erwähnenswert ist, dass Klagen über körperliche Missempfindungen und funktionelle körperliche Störungen von 75% der Patienten vorgetragen wurden und fast 60% der Patienten über Beeinträchtigungen der sexuellen Befriedigung klagten (ein Drittel in starkem Ausmaß).

Übereinstimmend war in beiden Messinstrumenten somit ein Anteil von mehr als 50% affektiv deutlich beeinträchtigter Patienten mit psychovegetativer Begleitsymptomatik zu finden. Dies belegt die starke emotionale Reaktion auf die bedrohliche Lebenssituation, die offen in Angst und Depression oder auch somatisiert in Erscheinung trat. Daneben fanden sich ganz erhebliche neurokognitive Störungen, welche die Patienten verunsicherten und bei Aufgabenstellungen und Befragungen rasch in Überforderungssituationen brachten. Es bestehen natürlich erhebliche Wechselwirkungen zwischen den neuropsychologischen Defiziten und der emotionalen Befindlichkeit der Patienten.

Die zwanghaften Symptome und Einstellungen sind zum einen als strukturelle Persönlichkeitszüge anzusehen, zum anderen aber vor allem im Kontext mit den ständigen Bewältigungsbemühungen zu sehen die aktuellen wie oft langjährig vorbestehenden Belastungen zu kontrollieren. Als ein besonders wichtiges Ergebnis ist die angetroffenen ausgeprägte Verantwortlichkeit gegenüber anderen (Familie) und die gefügige Anpassung anzusehen, welche wohl auch in Reaktion auf die erlebten Abhängigkeiten akzentuiert zu Tage traten.

Die Suche nach *Prädiktoren* auf der Basis der beiden Faktorenanalysen des AMDP und des PSKB erbrachte lediglich einen Faktor, der mit dem Survival der Patienten in signifikanten Zusammenhang stand. Die Faktorskala „depressives Syndrom" des AMDP korreliert mit einem $p = .025$ mit der Überlebenszeit nach HTx, d.h. Patienten mit einer depressiven Symptomatik vor der Transplantation überlebten signifikant länger.

Eine weitergehende Transparenz der Daten ergab sich durch die Analyse der Faktorwerte und -ladungen bezogen auf die drei Patientenüberlebensgruppen. Hieraus lassen sich für die langzeitüberlebenden Patienten folgende summarische Charakterisierungen formulieren: diese Patienten waren präoperativ ängstlicher und depressiver (z.T. ausgedrückt in körperlicher Anspannung), zeigten eher eine dysphorische Gereiztheit oder auch Zeichen einer latenten aggressiven Spannung und in ihren Haltungen zeigten sie sich angepasster, gefügiger und zwanghaft kontrollierter als die bereits innerhalb der ersten sechs Monate verstorbenen Patienten.

Diese frühverstorbenen Patienten hingegen waren vor allem gekennzeichnet durch neurokognitive Defizite, ablesbar an Gedächtnis-, Konzentrations- und Aufmerksamkeitsstörungen sowie Einbußen in der geistigen Flexibilität und im Denken. Darüber hinaus fanden sich bei ihnen tendenziell eher anspruchlich-narzisstische Persönlichkeitszüge bzw. Suchttendenzen. Ängste oder Depressionen wie auch zwanghafte Symptomatik waren bei diesen Patienten relativ seltener anzutreffen, sie zeigten auch weniger Verantwortlichkeit und Bezogenheit gegenüber anderen Menschen.

5.5.5 Ergebnisse zu den PSKB-Abwehrskalen

Die folgenden Darstellungen zu Abwehr und Bewältigung beziehen sich auf ein vorwiegend psychodynamisches Verständnis im Hinblick auf die Bewältigung der Belastungen vor einer Herztransplantation wie es im Kapitel 2.3 dargestellt wurde. Obwohl die Begrifflichkeit überwiegend aus der psychodynamischen Nomenklatur entlehnt ist, werden nur die offen erkennbaren Bewältigungsformen in den Fremdeinschätzungen des PSKB und der Hackett-Cassem Skala erfasst, sowie die Selbsteinschätzungen der Patienten in dem Fragebogen zu Konfliktbewältigungsstrategien.

5.5.5.1 Mittelwertsdarstellung der Abwehr und Anpassungsitems

In Abbildung 5.5 sind die Mittelwerte für die neun Items dargestellt, die den persönlichen Stil bezüglich Abwehr und Anpassung beschreiben.

Abbildung 5.5:
Darstellung der Mittelwerte für die PSKB-Abwehritems

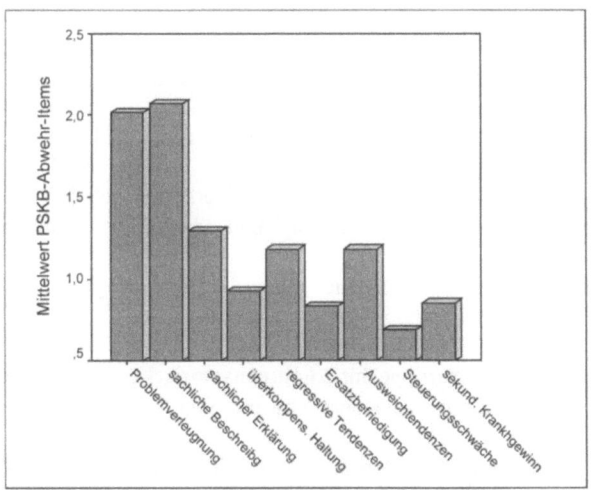

Anmerkung: Die Ratingstufen der Abwehr/ Anpassungsitems reichen von den Endpunkten 0 („nicht vorhanden") bis 6 („stark ausgeprägt").

Bei der Analyse ergaben sich für die HTx-Patienten relativ niedrige Mittelwerte für die einzelnen Abwehrformen. Dies muss auf dem Hintergrund gesehen werden, dass dieses Inventar ursprünglich zur Beurteilung psychoneurotischer Patienten konzipiert wurde und deren Abwehrverhalten prononziertere Ausprägungen aufweisen. In dieser Studie lag das Interesse nicht vordringlich auf der quantitativen Ausprägung der einzelnen Items, sondern auf dem **Abwehr- und Anpassungsmuster** der Patienten.

Die relativ stärksten Ausprägungen zeigten die Abwehrmechanismen:
„Verharren auf der Ebene sachlicher Beschreibung" sowie **„Problemverleugnung"** mit Skalenmittelwerten knapp über dem Score zwei. Deutlich niedrigere mittlere Scores fanden sich für die Abwehr- und Anpassungsmechanismen: „Verharren auf der Ebene sachlicher Erklärungen" (Rationalisierung, Intellektualisierung, Psychologisierung etc.) mit einem Skalenmittelwert von 1.36 und „ regressive Tendenzen" und „Vermeideverhalten, Ausweichtendenzen", die jeweils bei Skalenwerten von ca. 1.2 aufwiesen.
Die niedrigsten Ausprägungen fanden sich für die Abwehr- und Anpassungsmuster: „überkompensatorische Haltungen", „Ersatzbefriedigungen", "sekundärer Krankheitsgewinn" sowie „Steuerungsschwäche, geringe Frustrationstoleranz".

5.5.5.2 Darstellung der zwei Abwehr- und Anpassungskategorien

Der Autor des PSKB konnte eine Zuordnung der neun einzelnen Abwehrmechanismen auf zwei übergeordnete Skalen als sinnvoll belegen: die Skala : „regressive Abwehr" und die Skala „kompensatorische Abwehr" . Diese Zusammenfassung der einzelnen Abwehr-Anpassungsitems in zwei Skalen wurde nun auch auf der Basis der Daten der hier untersuchten Patienten experimentell durch Vorgabe einer Zweifaktorenlösung überprüft. Dabei gelang - durchaus überraschend - eine Replizierung der Ergebnisse von Rudolf (1981) und zwar sogar fast identisch gemäß der Ladungen der Items auf dem jeweiligen Faktor.
Der erste Faktor: „regressive Abwehr" wurde, in der Reihenfolge ihrer Ladungen, gebildet durch die Einzelitems:„regressive Tendenzen/ Bequemlichkeitshaltungen/ Anspruchshaltungen", „geringe Frustrationstolcranz/Steuerungsschwäche", „sekundärer Krankheitsgewinn", „Ersatzbefriedigungen" und „Vermeidehaltungen/Ausweichtendenzen".
Der zweite Faktor: „kompensatorische Abwehr" wurde gebildet durch die Einzelitems: „Verharren auf der Ebene sachlicher Beschreibung", „Verharren auf der Ebene sachlicher Erklärung" (Rationalisierung), „Problemverleugnung" und „überkompensatorische Haltung".

Die kompensatorische Abwehr ist als eine relativ schwerbewegliche Haltungsstruktur anzusehen.

Es fand sich in unserer Patientengruppe für **„kompensatorische Abwehr"** ein Mittelwert über alle Patienten von **1.59** und für **„regressive Abwehr"** von **0.95**.

Zusammenfassend kann festgestellt werden, dass die Patienten zum Zeitpunkt der Evaluierung für eine Listung zur HTx vorwiegend kompensatorische Bewältigungsmechanismen zeigten d.h. sie suchten durch rational-intellektualisierende Beschreibungen und sachliche Feststellungen, Problemverleugnungen ihr Leben, ihre Krankheitssituation zu beschreiben und sich der bedrohlichen aktuellen Situation zu stellen bzw. zu entziehen. Sie bemühten sich ihre Gefühle der Angst, Bedrohung und lebensbedrohlichen Gefährdung nicht aufkommen zu lassen, sie zu verdrängen bzw. zu verleugnen, durch kognitive Mechanismen zu bearbeiten, um ihr inneres Gleichgewicht zu halten oder wiederherzustellen. Zugleich kann dieses Verhalten auch positiv im Sinne eines aktiven

Copings verstanden werden, indem sachliche Informationen gesammelt werden und versucht wird, die Situation für sich zu ordnen, Übersicht und Kontrolle zu gewinnen.

Deutlich weniger wurde im Durchschnitt auf Bewältigungsmechanismen wie regressiver Rückzug, Ersatzbefriedigungen und Vermeide -und Weglauftendenzen zurückgegriffen. Dies ist aber natürlich eine sehr vereinfachte Darstellung, da sich die verschiedenen Bewältigungsmechanismen natürlich nicht wechselseitig ausschließen, sondern bei jedem Menschen in einer Mischung in Erscheinung treten, in einem individuellem Muster. Generell ist zu sagen, dass Bewältigungsmechanismen sowohl eine persönlichkeitsimmanente, überdauernde Komponente aufweisen wie auch situationsbedingt von der Person variabel eingesetzt werden und damit auf Erfahrungen im bisherigen Leben zurückgegriffen wird. Die schwere Stresssituation vor einer eventuellen HTx ist jenseits bisheriger Erfahrungen für den Einzelnen und hat sicher eine traumatische Qualität. Vergleicht man die vorliegenden Ergebnisse mit denen von 615 Psychotherapiepatienten (Rudolf u. Stille, 1982) zeigte sich bei den Psychotherapiepatienten auch ein Überwiegen von rationalisierenden, affektisolierenden und sachlich beschreibenden Mechanismen, aber erheblich weniger Problemverleugnung. In deren Profil von Abwehr und Anpassung nahmen regressive Tendenzen sowie Ausweich- und Vermeidungsverhalten fast die gleiche Bedeutung ein wie die rationalisierenden Mechanismen. Dieses Bild fand auch Bestätigung in einer weiteren Analyse der zwei übergeordneten Abwehrskalen „kompensatorische Abwehr" und „regressive Abwehr" bei der Erstbefundung von 601 psychotherapiesuchenden Patienten, in der sich die beiden Abwehrskalen im Verhältnis 100 zu 80 darstellten (Rudolf, 1987).
Die HTx-Patienten zeigten hingegen ein deutliches Übergewicht kompensatorischer im Verhältnis zu regressiven Bewältigungsformen. Dies deutet darauf hin, dass sie sich aktiver mit den Herausforderungen auseinander setzten und nur zu einem geringeren Ausmaß partiell oder als vorwiegenden Bewältigungsmechanismus auf den Rückzug von der Welt und ein „Sich-in-das Schicksal-Ergeben" zurückgriffen.

5.5.5.3 Faktorenanalytische Ergebnisse

Analog zu dem Vorgehen bei AMDP und PSKB wurden weitere Faktorenanalysen auf der Datenbasis der Studienpopulation vorgenommen. Da die im ersten Analyseschritt replizierte Zwei-Faktorenlösung lediglich 49,02 % der Varianz aufklärte, wurde versucht eine optimalere Faktorenlösung mit größerer erklärter Varianz zu finden.
Es ergab sich dabei streng mathematisch eine vier Faktorenlösung mit der hohen Varianzaufklärung von 72,92 %, die nun im Folgenden dargestellt wird:

1. *Faktor: „rationalisierend-verleugnende Abwehr"*
   Auf diesem Faktor laden die Items: „Verharren auf der Ebene sachlicher Beschreibung"---„Verharren auf der Ebene sachlicher Erklärung"---„Problemverleugnung"
2. *Faktor: „ regressive Bewältigung"*
   Auf diesem Faktor laden die Items: „sekundärer Krankheitsgewinn"---„regressive Tendenzen"
3. *Faktor: „orale ICH- Schwäche"*
   Auf diesem Faktor laden die Items: „Ersatzbefriedigung"---„Steuerungsschwäche"
4. *Faktor: „überkompensatorische Abwehr"*
   Auf diesem Faktor laden die Items: „überkompensatorische Haltung"---„Ausweichtendenzen"

Diese Faktorenlösung lässt sich inhaltlich sehr sinnvoll interpretieren und die einzelnen

Faktoren wurden deshalb auf ihre Bedeutsamkeit als Prädiktoren für das Survival und die Follow-up-Variablen geprüft.

5.5.5.4 Prädiktive Bedeutung der PSKB- Abwehrfaktoren

Die **vier Abwehrfaktoren** wurden in eine Regressionsanalyse mit der **Überlebenszeit** als abhängiger Variablen einbezogen. Das *Gesamtmodell* erwies sich als insgesamt **signifikant** mit einem p = .024; es ergab sich eine multiple Korrelation von .445, was einer erklärten Varianz von 19.8% (korrigierter quadrierter multipler Korrelationskoeffizient .134) entsprach. Die Signifikanz des Gesamtmodells beruht einzig auf dem höchstsignifikanten negativen Zusammenhang zwischen den Faktorwerten für *„rationalisierend-verleugnende Abwehr"* und der *Überlebenszeit* (p = .001).

Die übrigen drei Faktoren hatten keine prädiktive Bedeutung.

Dies bedeutet ganz Entscheidendes: Patienten, die auf die Bedrohung der schweren Herzerkrankung und die bevorstehende Herztransplantation mit "Wegschauen", Verleugnen und mit sachlichen Erklärungen unter Aussparung emotionaler Reaktionen reagierten, wiesen eine deutlich verkürzte Überlebenszeit auf.

Zur weiteren Veranschaulichung dieses Ergebnisses und der Wertigkeit der anderen Faktoren in Bezug auf das Survival wurden die Faktorwerte und -ladungen für die drei Überlebensgruppen berechnet (Tabelle 5.38).

Tabelle 5.38:
Gruppenvergleiche für die Faktorenlösung der PSKB- Abwehr und Anpassung (Werte sind z- standardisiert)

Faktoren	1. Gruppe N = 17 M	2. Gruppe N = 17 M	3. Gruppe N = 25 M	F	p (F)
„Rationalisierend-verleugnende Abwehr"	0.38	0.19	-0.39	3.45	0.039
„Regressive Bewältigung"	-0.20	0.24	-0.04	< 1	
„Orale ICH- Schwäche"	-0.26	0.41	-0.13	2.32	0.108
„Überkompensatorische Abwehr"	0.15	-0.08	-0.04	< 1	

Anmerkung: M: Mittelwert, dreifach gestufte einfaktorielle Varianzanalyse

Die 3. Gruppe der langzeitüberlebenden Patienten zeigte die geringste *„rationalisierend-verleugnende Abwehr"* und im statistischen Vergleich stellte sich der Unterschied zu der 1. Gruppe als signifikant dar (p= .039) und ist damit natürlich in Konkordanz zum Prädiktoren-ergebnis.
Betrachtet man wiederum die beiden Gruppen 1 und 3 im Vergleich zueinander, so waren die Frühgestorbenen durch die erwähnte, stark ausgeprägte *„rationalisierende Abwehr"* und durch erhöhte Werte bei der *„überkompensatorischen Abwehr"* gekennzeichnet und durch sehr niedrige Ausprägungen bei *„regressive Bewältigung"* und *„orale Ich-Schwäche"*, d.h. sie zeigten wenig Ersatzbefriedigungstendenzen und Steuerungsschwäche. Demgegenüber waren die langzeitüberlebenden Patienten eigentlich nur durch ein relativ deutliches Fehlen von rationalisierenden Bewältigungsmechanismen gekennzeichnet und ansonsten

„unauffällig", d.h. auch nicht durch die, in der speziellen Literatur als prognostisch eher ungünstig einzuschätzenden Bewältigungsmechanismen wie *„regressive Bewältigung"* oder Ausweichtendenzen gekennzeichnet.

Die sehr inhomogene 2. Gruppe zeigte besondere Ausprägungen bei *„regressiver Bewältigung"* und *„orale Ich-Schwäche"*. Dies zu werten muss sicher mit größter Vorsicht geschehen, aber man kann spekulieren, inwieweit diese Mechanismen im Verlauf nach einem „Durchleben" der problematischen ersten sechs Monate nach HTx eine ungünstige Prognose mitbedingen.

Der Vollständigkeit wegen wurde auch die Korrelation der beiden übergeordneten PSKB-Abwehrfaktoren: *„kompensatorische"* und *„regressive Abwehr"* auf die Überlebenszeit berechnet: Hier ließen sich keine Zusammenhänge aufzeigen. Dies ist wohl dadurch bedingt, dass die Zusammenfassung der neun Abwehritems in zwei Skalen die Unterschiede, wie sie sich in den Abwehrfaktoren darstellen, verwischen.

Zusammenfassend muss festgehalten werden, dass ein rationalisierend-verleugnendes Abwehr- und Anpassungsverhalten einen negativen Prädiktor für das Überleben nach HTx darstellt. Dieses Verhaltensmuster fand sich dominierend in der Gruppe der frühgestorbenen Patienten, die ausgeprägt verleugnend und vordergründig „vernunftbetont", emotionsfrei, reagierten und sich auch relativ ausgeprägt überkompensatorisch-ausweichend mit dem „kritischen Lebensereignis HTx" auseinander setzten. Bei den langzeitüberlebenden Patienten waren eben diese Reaktionsweisen hingegen am seltensten anzutreffen.

Exkurs: Eine weitere wichtige Fragestellung im Kontext von Abwehr- und Anpassungsmechanismen ist deren Beziehung zu gleichzeitig erfasster psychopathologischer Symptomatik. Die fünf Faktorskalen des AMDP wurden deshalb mit den vier Abwehrfaktoren des PSKB auf Zusammenhänge geprüft. Dabei zeigt sich der Abwehrfaktor *„rationalisierend-verleugnende Abwehr"* signifikant negativ korreliert mit dem AMDP-Faktor *„ängstlich-vegetatives Syndrom"* (p = .013). Der Abwehrfaktor *„regressive Bewältigung"* ist höchstsignifikant mit dem AMDP-Faktor *„aggressiv-gereizt-dysphorisches Syndrom"* (p = .000) verknüpft.

Der Abwehrfaktor *„orale Ich-Schwäche"* ist positiv signifikant korreliert mit den AMDP-Faktoren: *„neurokognitive Beeinträchtigung"* (p = .003), *„aggressiv-gereizt-dysphorisches Syndrom"* (p = .013) und mit *„zwanghaftes Syndrom"* (p = .023). Der Abwehrfaktor *„überkompensatorische Abwehr"* ist negativ korreliert mit *„zwanghaftes Syndrom"* (p = .032). Es lässt sich somit die theoretische Erwartung auf dieser Datenbasis bestätigen, dass rationalisierend-verleugnende Patienten offenbar wenig Angst zeigen und regressive Abwehrtendenzen oft mit Missgestimmtheit und kindlich dysphorischem Verhalten parallel gehen. Patienten mit Steuerungsschwäche und sekundärem Krankheitsgewinn (*„orale Ich-Schwäche"*) zeigen vorrangig zugleich neurokognitive Beeinträchtigungen und erscheinen missgestimmt, gereizt-dysphorisch in Verbindung mit zwanghaften Verhaltensweisen. Hier könnte man spekulieren, inwieweit die cerebralen Beeinträchtigungen letztlich als Ursache für einen Selbstkontrollmangel anzusehen sind und die Patienten durch Zwangsmechanismen „versuchen", Kontrolle zurückzugewinnen.

Patienten mit überkompensatorischen Abwehrhaltungen und -handlungen sowie Ausweich-tendenzen zeigen hingegen wenig zwanghafte Symptomatik

5.5.6 Die Hackett-Cassem Skala - Kurzform

Der eindimensionalen Hackett-Cassem Skala-Kurzform liegt eine dichotome Skalierung zu Grunde. Der Grad der Verleugnung wird ermittelt, indem die Anzahl der mit „Ja" beantworteten Items zusammengezählt wird und die Größe des Summenscores (0-16) spiegelt das Ausmaß der Verleugnung wieder. Die Mittelung der Summenscores über alle Patienten ergab einen Wert von 2.46 mit einer Standardabweichung von 1.41. Dieser Mittelwert entspricht 15,37 % des möglichen Maximalwert von 16. Lediglich 13 Patienten wiesen dabei Scores von vier oder fünf auf, d.h. erreichten ein Viertel der möglichen Höchstwerte.

In der umfassenden Studie von Hackett und Cassem (1982) erreichte der Patientenmittelwert 43,8% des möglichen Höchstwertes. Das Ausmaß der Verleugnung in der Studienpopulation war im Vergleich zu den Herzinfarktpatienten der obigen Autoren somit als sehr gering einzustufen. Dies kann darauf zurückgeführt werden, dass die lange Vorgeschichte der schwer herzinsuffizienten Patienten vor einer HTx mit den in der Regel wiederholten ärztlichen Untersuchungen eine komplette Verleugnung nur in Extremfällen zulässt und die von Hackett untersuchten Patienten im Akutzustand, respektive Schockzustand, auf einer Intensivstation untersucht wurden.

Die Korrelationsberechnung der *Verleugnungsscores* mit dem *Survival* erbrachte keinen Zusammenhang.
Zur Ergänzung sollen noch die Gruppenmittelwerte für die drei Überlebensgruppen dargestellt werden (Tabelle 5.39). Hier fanden sich entsprechend auch keine Unterschiede.

Tabelle 5.39:
Gruppenvergleiche für den Summenwert der Hackett-Cassem Skala-Kurzform

Hackett Cassem Skala	1. Gruppe N = 14 M	2. Gruppe N = 14 M	3. Gruppe N = 14 M	F	p (F)
Verleugnung	2.20	3.00	2.25	1.54	0.227

Anmerkung: M: Mittelwert, dreifach gestufte Varianzanalyse

Zusammenfassend kann festgestellt werden, dass die Art der Verleugnung, wie sie in der Hackett-Cassem Skala erfasst wird, bei den Patienten vor einer HTx wenig ausgeprägt war und keine prädiktive Bedeutung zeigte.

5.5.7 Fragebogen zu Konfliktbewältigungsstrategien (FKBS)

Vorbemerkung: Die sorgfältige Bearbeitung des relativ umfangreichen FKBS mit seinen zehn vorgegebenen Geschichten war lediglich 45 Patienten möglich, die übrigen waren auf Grund ihres schlechten Gesamtzustandes dazu nicht in der Lage.
In der Auswertung des Inventars wird keine Unterscheidung nach den zwei Antwortebenen: gefühlsmäßige oder handlungsbezogene Reaktionen vorgenommen, da die diesbezügliche getrennte Auswertung keine unterschiedlichen Ergebnisse erbrachte.

5.5.7.1 Mittelwertsdarstellung der FKBS- Skalen

Die Mittelwerte aller Patienten für die fünf Skalen des FKBS sind in der Abbildung 5.6

graphisch veranschaulicht. Je höher die Skalenwerte sind, desto ausgeprägter ist die jeweilige Bewältigungskategorie, der Maximalwert liegt für alle Skalen bei 60.

Abbildung 5.6:
Darstellung der Mittelwerte für die Skalen des FKBS

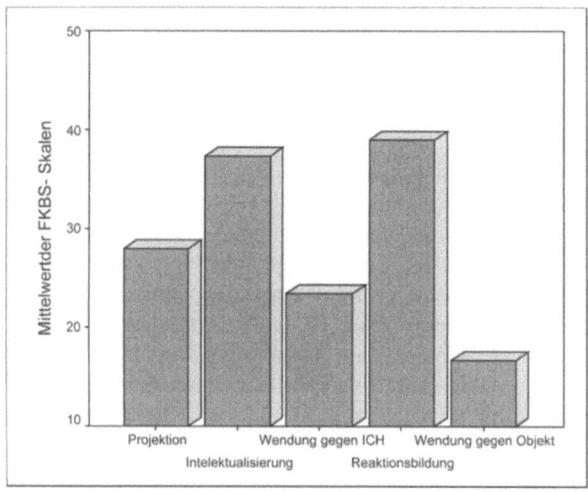

Die höchsten Werte (Mittelwert = 39) zeigten die Patienten auf der Skala „Verleugnung, Verdrängung, Reaktionsbildung und Verneinung". Hierbei wird die bedrohliche, frustrations-auslösende Situation von der bewussten Wahrnehmung ausgeschlossen. Die von Hentschel et al. (1998) erhobene Eichstichprobe (N = 671) weist für diese Skala einen deutlich niedrigeren Mittelwert von 32.46 auf. Der Unterschied zwischen der Patienten- und der Eichkontroll-gruppe erweist sich im statistischen Vergleich als höchstsignifikant (t = 4.79; p = .000).

Als zweite wichtige Konfliktbewältigungsstrategie erwies sich die Skala „Intellektualisierung, Rationalisierung, Isolieren" mit einem Mittelwert von 37.4. Hier wird die bedrohliche Situation in ein logisch anmutendes, „abgehobenes" affektfreies Ereignis umgewandelt und die sich ergebenden Folgen (z.B. die bevorstehende HTx) als eine „notwendige" Folge dargestellt. Der Vergleich mit der Eichkontrollgruppe, die einen deutlich niedrigeren Mittelwert von 30.66 aufweist, erbringt ebenfalls einen höchstsignifikanten Unterschied (t = 5.07; p = .000).

Für die Skala „Wendung gegen das Objekt", die ausdrückt, dass die Aggression nach außen abreagiert wird, hatten die HTx-Patienten die niedrigsten Werte (Mittelwert =16.42) im Vergleich zu den anderen Skalen und auch in Bezug zur Kontrollgruppe (Mittelwert = 21.68). Der Mittelwertsvergleich erbrachte hier wiederum einen hochsignifikanten Unterschied (t = 3.03; p = .004).

Keine statistisch bedeutsamen Unterschiede zeigten sich für die Bewältigungsstrategien „Projektion" (Kontrollgruppenmittelwert = 29.18) und „Wendung gegen das eigene Ich" (Kontrollgruppenmittelwert = 23.48).

Diese Ergebnisse sind insofern sehr überraschend und bedeutsam, da sich bei dieser Erfassung des Abwehrverhaltens durch *Selbstbeurteilung* im FKBS eine hohe

Übereinstimmung mit den Ergebnissen der *Fremdbeurteilung* mittels des PSKB-Abwehr-bogens ergab. Diese Übereinstimmung muss deshalb als besonders wichtig angesehen werden, da die Kreuzvalidierung von Fremd- mit Selbstbeurteilungsskalen in der psychologischen Forschung zumeist unbefriedigende Resultate erbringt und in Bezug auf solch komplexe Konstrukte wie Abwehrmechanismen nun ganz besonders unerwartet ist. Hinzu kommt die besondere Konstruktion des FKBS mittels dargebotener Szenen, in die sich der Proband durch einen Phantasievorgang hineinversetzen muss und damit wird ein sehr komplexer Vorgang der Messung zu Grunde gelegt.

Zusammenfassend kann nun neuerlich - analog zu den Ergebnissen des PSKB-Abwehrbogens - aufgezeigt werden, dass Patienten ihre bedrohliche Situation vor der HTx in hohem Maße durch Abwehroperationen wie Verleugnung, Verdrängung und Rationalisierung „bewältigten und abwehrten". Dieses Bild wird nun noch ergänzt durch ihr offenbares Bemühen (bewusst wie unbewusst), aggressive Impulse gegenüber der Umwelt nicht aufkommen zu lassen oder gar ein offen aggressiv- getöntes Verhalten zu zeigen. Ärger, Wut und Enttäuschungsgefühle werden nicht an andere Menschen adressiert, sondern durch andere innere Abwehroperationen bearbeitet. Dies ist wohl vorrangig auf das Erleben der Abhängigkeit von dem sozialen Umfeld und insbesondere von dem medizinischen Setting zurückzuführen, indem eine Anpassung als erwartetes Verhalten phantasiert wird. Auch erfolgt kein vermehrter Rückgriff auf autoaggressive, autodestruktive Mechanismen.

5.5.7.2 Prädiktive Bedeutung

Die fünf Bewältigungskategorien des FKBS zeigten in der Korrelationsmatrix erheblich Interkorrelationen und sind somit nicht unabhängig voneinander.
Die Analyse auf ihre **prädiktive Bedeutung** für des **Survival** der Studienpatienten erbrachte **keine signifikanten Ergebnisse**.
Die ergänzende Analyse zu eventuellen Unterschieden zwischen den drei Überlebensgruppen ist in Tab.5.40 dargestellt.

Tabelle 5.40:
Gruppenvergleiche für die Skalensummenwerte des FKBS

Skalen	1. Gruppe N = 15 M	2. Gruppe N = 15 M	3. Gruppe N = 15 M	F
„Projektion"	27.53	28.25	28.27	< 1
„Intellektualisierung, Rationalisierung"	36.69	37.83	37.60	< 1
„Wendung gegen das eigene Ich"	21.23	23.67	25.00	< 1
„Verleugnung, Verdrängung Reaktionsbildung"	38.54	39.83	38.73	< 1
„Wendung gegen das Objekt"	17.15	15.17	17.60	< 1

Anmerkung: M: Mittelwert, dreifach gestufte einfaktorielle Varianzanalyse

Die drei Überlebensgruppen zeigten sehr ähnliche Skalenmittelwerte und keine signifikanten Unterschiede.
In der durchgeführten Faktorenanalyse bildeten die beiden Bewältigungsstrategien

„Reaktionsbildung, Verdrängung, Verleugnung und Verneinung" und „Intellektualisierung, Rationalisierung, Isolieren" einen Faktor, der als „reife Abwehr" bezeichnet werden kann, während die drei „Wendung gegen das Objekt" bzw. „Wendung gegen das eigene Ich", sowie „Projektion" ebenfalls auf einem gemeinsamen Faktor luden, der als „frühe Abwehr" bezeichnet werden kann. Diese Labelung gründet sich auf entwicklungsspezifische Phasen, die mit den genannten Bewältigungsmechanismen in Verschränkung gebracht werden.

Eine *Regressionsanalyse* auf die *Überlebenszeit* wie auch der Vergleich der drei Gruppen erbringt ebenfalls keine signifikanten Ergebnisse.

Zusammenfassend kann festgestellt werden, dass der FKBS keine prädiktive Bedeutung für das Überleben nach HTx hatte und sich auch die drei Überlebensgruppen bezüglich der Abwehrskalen nicht unterschieden.

5.5.8 Befunde zum Fragebogen zur Abschätzung des psychosomatischen Krankheitsgeschehens (FAPK)

Vorbemerkung: Wie bereits bei den anderen Untersuchungsinstrumenten erläutert, liegt auch beim FAPK den Berechnungen eine reduzierte Patientenzahl zu Grunde: N = 42.

5.5.8.1 Mittelwertsdarstellung

Um das Ausmaß der subjektiven Anteile beim Zustandekommen oder der Aufrechterhaltung von psychosomatischen Störungen bei der Patientenpopulation abschätzen zu können, wurden deren Skalenmittelwerte einer gesunden Kontrollgruppe nach Koch (1981) gegenübergestellt. Die Ergebnisse sind der Tabelle 5.41 zu entnehmen.

Tabelle 5.41:
Kontrollgruppenvergleiche für den Skalensummenwert des FAPK der Prä-HTx-Patienten

Skalen	Prä-HTx- Patienten N = 42		Gesunde KG N = 77			
	M	SD	M	SD	t	p (t)
„Realitätsbezug" (Maximum: 26)	20.07	4.18	21.82		-2.67	.011
„Emotionale Beziehungsleere" (Maximum: 24)	5.45	4.23	3.32		3.27	.002
„Soziale Anpassung" (Maximum: 20)	7.82	3.59	5.08		4.83	.000

Anmerkung: M: Mittelwert, SD: Standardabweichung, t-Test

Im Vergleich mit einer gesunden Kontrollgruppe des Autors des FAPK zeigte die vorliegende Patientengruppe signifikant weniger „Realitätsbezug", d. h. den HTx-Patienten gelingt die psychische Realitätsbewältigung nicht so gut, sie können z. B. mit auftretenden Widersprüchen schlechter umgehen, weniger aktiv-handelnd eine Konfliktlösung suchen und sich praktisch mit der sozialen Wirklichkeit auseinandersetzen. Sie tendieren mehr zu passivem Rückzug bzw. hilfesuchendem Verhalten. Im Vergleich zu anderen Patientengruppen z.B. psychosomatisch Kranken (M = 17.84) lagen ihre Ausprägungen aber nahe am „Normalwert" und dürfen nicht überinterpretiert werden.

Ebenfalls signifikant unterschiedliche Ergebnisse zeigten sich für die Skala „emotionale Beziehungslehre". Die HTx-Patienten zeigten demnach geringere Fähigkeiten Gefühle mitzuteilen, sie verleugneten sie unbewusst mehr als die Probanden der Kontrollgruppe oder versuchten die Emotionen eher abzuwehren. Dies bedeutet nicht, dass sie tatsächlich eine Gefühllosigkeit aufweisen.

Besonders ausgeprägte, höchst signifikante Differenzen fanden sich zwischen der prä-HTx-Patientengruppe und der Kontrollgruppe für die Skala „soziale Anpassung". Die Patienten waren demnach durch eine höhere Anpassung und Unterordnung an gegebene Verhältnisse charakterisiert, sie versuchen Problemsituationen und den damit verbundenen psychischen Konflikten aus dem Weg zu gehen, wollen unauffällig sein.
Ihr Mittelwert entsprach mit 7.82 etwa demjenigen von psychosomatisch erkrankten Patienten in stationärer Behandlung, welche Werte knapp über 8.1 aufwiesen und deutlich über den Mittel-wertenwerten von 4.7 von Patienten in psychoanalytischer Behandlung oder 6.2 von psychisch/ psychosomatisch erkrankten Patienten einer psychotherapeutischen Poliklinik (Rudolf, 1987, S. 123)
Er ist deckungsgleich mit dem von Patienten, die an funktionellen Beschwerden leiden.

5.5.8.2 Prädiktive Bedeutung

Die **drei Skalen des FAPK** erwiesen sich bei der statistischen Analyse **nicht** als **Prädiktoren** für das **Survival** der Patienten. Dabei ist anzumerken, dass die Skalen nicht unabhängig voneinander waren: „emotionale Beziehungsleere" korrelierte mit „sozialer Anpassung" (p = .007) und hoch negativ mit „Realitätsbezug" (p = .000).
Der Mittelwertsvergleich für die drei Untersuchungsgruppen nach Herztransplantation erbrachte ebenfalls keine Unterschiede (Tabelle 5.42).

Tabelle 5.42:
Gruppenvergleiche für die Skalensummenwerte des FAPK

Skalen	1. Gruppe N = 14 M	2. Gruppe N = 13 M	3. Gruppe N = 15 M	F	p (F)
„Realitätsbezug" (Maximum: 26)	20.21	18.92	21.0	< 1	
„Emotionale Beziehungsleere" (Maximum: 24)	4.94	6.86	5.36	1.48	.240
„Soziale Anpassung" (Maximum: 20)	7.36	9.15	7.00	1.38	.265

Anmerkung: M: Mittelwert, dreifach gestufte einfaktorielle Varianzanalyse

Zusammenfassend kann festgestellt werden, dass der FAPK keine prädiktive Valenz für das Überleben nach HTx aufweist. Als Gesamtskizze ergibt sich folgendes Bild: die Patienten vor einer HTx zeigten in erheblichem Maße die Einstellung, es sei notwendig sich an die Realitäten anzupassen, sich „unauffällig" zu verhalten und Konflikten bewusst aus dem Weg zu gehen. Sie tendieren tendenziell eher zum Rückzug, haben Angst vor Bedrohung und der Zukunft und sehen weniger Chancen für eine aktiv-verändernde Lebensbewältigung. Ihre Gefühle suchen sie eher bewusst zu verleugnen oder „ für sich zu behalten".

5.5.9 Zusammenhänge zwischen dem PSKB-Abwehrbogen, dem FKBS und dem FAPK

Die vier PSKB-Abwehrfaktoren zeigten in der Korrelationsmatrix lediglich schwach tendenzielle Zusammenhänge zu den fünf Skalen des FKBS.

Die *Faktorskala „rationalisierend-verleugnende Abwehr"* (PSKB) zeigte auf dem 10%-Niveau mit den beiden FKBS-Skalen „Intellektualisierung, Rationalisierung" und „Verleugnung, Verdrängung, Reaktionsbildung" verknüpft, allerdings lud auch die PSKB-Faktorskala *„regressive Bewältigung"* auf einem gemeinsam gebildeten Faktor.

Die übergeordnete FKBS-Skala „frühe Bewältigungsmechanismen" zeigte keine Zusammen-hänge zu dem Faktor *„orale Ich-Schwäche"* des PSKB, obgleich dies von der Theorie her zu erwarten gewesen wäre.

Die Hackett-Cassem Skala erwies sich als völlig unabhängig von den beiden anderen Bewältigungsinventaren. Ihre Ja/Nein-Skalierung bereitete bei der Anwendung auch große Schwierigkeiten und insgesamt erscheint sie wenig brauchbar.

Der FAPK war ebenfalls unabhängig von den anderen Inventaren, obgleich er inhaltlich eine Nähe zu den Abwehr- und Bewältigungsmessinstrumenten erwarten ließ. Offenbar überlappt aber sein Erfassungsspektrum nicht zureichend mit den vorgenannten Inventaren.

Zusammenfassend kann nochmals abschließend und sehr komprimiert zu Abwehr, Anpassung und Bewältigung der HTx im allgemeinsten Sinne festgestellt werden:

Die Patienten zeigten als Gesamtgruppe vorrangig kompensatorische Bewältigungs-mechanismen d.h. sie waren bemüht, durch eine rational-intellektualisierend-versachlichende und auch verleugnende, affektisolierende „Auseinandersetzung" mit den Anforderungen und Gefährdungen durch die Krankheit und geplante Operation sowie letztlich der Infragestellung der eigenen Existenz und der Familie fertig zu werden. Zugleich zeigten sie eine erhebliche soziale Anpassung und Unterordnung und brachten ihre Gefühle wenig zum Ausdruck. In relativ geringerem Maße ließen sich regressive Bewältigungsmechanismen wie Rückzug und „Sich in die Krankheit ergeben" feststellen. Diese Beschreibung des IST-Zustandes muss nun zum Erfolg dieser Bewältigungsmechanismen in Bezug gesetzt werden: hier erwies sich im Hinblick auf das Survival nach HTx eine besonders stark ausgeprägte Verleugnung und „Neutralisierung", die Überbetonung des rational-kognitiven Copings und damit im Grunde eine Abwendung von der äußeren Wirklichkeit wie der inneren Gefühlswelt als prognostisch ungünstig. Eine Starre im Verhalten und Handeln, die zwar vordergründig „vernünftig" erscheinen mag und ein „Einfrieren" emotionaler Reaktionen können momentan subjektiv stabilisierend wirken und im Sinne phantasierter oder realer sozialer Erwünschtheit (des medizinischen Umfeldes) sein, aber daraus resultiert offenbar eine Gefährdung für das Überleben der ersten sechs Monate nach der HTx.

5.6 Die Prognose des Survival auf der Basis anamnestischer und psychischer Variablen

Nach Darstellung vielfältigster psychosozialer, krankheitsbezogener Daten und des psychischen Status im Vorfeld der Herztransplantation soll untersucht werden, ob das Survival auf der Basis als sich relevant erwiesener Parameter statistisch prognostiziert werden kann (regressionsanalytischer Ansatz) und welche Patientengruppen sich bei Durchführung einer Clusteranalyse darstellen lassen.

5.6.1 Multiple Regressionsanalyse.

In eine multiple Regressionsanalyse wurden als unabhängige Variablen eingeführt:

a) das Alter der Patienten zum Zeitpunkt der HTx

b) die vier Faktorskalen des psychopathologischen Befundsystems AMDP

c) die PSKB-Faktorskala: „rationalisierend-verleugnende Abwehr"

Diese Variablen wurden einbezogen, da das Alter als Prognosefaktor wichtig ist, die vier AMDP-Faktorskalen die Psychopathologie abbilden und die „rationalisierende-verleugnende Abwehr" sich als einzig relevante Variable aus dem Bereich Bewältigungsmechanismen erwiesen hatte.
Die Berechnungen ergaben ein R von .557 und damit eine erklärte Varianz von .310 (korrigierter quadrierter multipler Korrelationkoeffizient von .231). Das **Gesamtmodell** wies eine **Signifikanz** von **p= .011** auf.

Dieser signifikante Gesamtzusammenhang war in jeweils negativer Ladung auf das *Alter* der Patienten (p = .03) und die Faktorskala *„rationalisierend –verleugnende Abwehr"* zurückzuführen.(p = .009).
Als Ergänzung sei angeführt, dass die Einbeziehung des psychischen Genesescores wie auch des PSKB-Gesamtscores keine Bedeutsamkeit zeigten und das Modell in seiner Prognose leicht abschwächten.

Zusammenfassend kann damit festgestellt werden, dass ein höheres Alter zum Zeitpunkt der HTx und insbesondere ausgeprägte rationalisierend-verleugende Bewältigungsstrategien für eine kürzere Überlebenszeit nach HTx signifikant „verantwortlich" waren. Die psychopathologische Symptomatik hatte in diesem Modell keinen Einfluss.

5.6.2 Clusteranalyse

Es wurde in einem ersten Schritt eine Clusteranalyse mit den fünf AMDP-Faktorskalen, den vier Abwehrfaktorskalen des PSKB, dem Alter sowie die Überlebenszeit der Patienten durchgeführt.
Diese ergab eine drei Clusterlösung, die zwei gleichgroße Cluster mit jeweils 25 Patienten und ein Cluster mit sieben Patienten ergaben. Im Letzteren fanden sich mit einem Durchschnittsalter von 33.79 Jahren die deutlich jüngsten Patienten mit der längsten Überlebenszeit von 10.93 Jahren. Die beiden anderen Cluster umfassten die durchschnittlich Mittvierziger bzw. die Mittfünfziger und beide Gruppen überleben durchschnittlich knapp fünf Jahre. Die Dominanz des Alters war sehr stark ausgeprägt und führte zu einer

Verwischung der psychischen Einflussvariablen. Um die Bedeutung der Psychopathologie und der Bewältigungsstrategien herauszuarbeiten, deren gruppenbildende Valenz zu untersuchen, wurde deshalb eine weitere Clusteranalyse unter Ausschluss des Alters durchgeführt, deren Ergebnisse in Tab.5.43 dargestellt sind.

Taballe 5.43:
Clusteranalyse über psychogene Einflussfaktoren

Faktorskalen des AMDP und PSKB, Überlebenszeit	Cluster 1 N = 28	Cluster 2 N = 29
„Neurokognitive Beeinträchtigung"	-.201	.104
„Aggressiv-gereizt-dysphorisches Syndrom"	-.007	-.046
„Depressives Syndrom"	-.062	-.314
„Ängstlich-vegetatives Syndrom"	.265	-.255
„Zwanghaftes Syndrom"	.214	-.264
„Rationalisierend-verleugnende Abwehr"	-.454	.512
„Regressive Bewältigung"	-.097	.010
„Orale Ich- Schwäche"	.078	-.053
„Überkompensatorische Abwehr"	-.068	.138
Überlebenszeit in Jahren	9.68	1.02

Die beiden Patientencluster unterschieden sich sehr eindrucksvoll im Hinblick auf die Überlebenszeit: Cluster 1-Patienten überlebten knapp zehn Jahren im Vergleich zu einem Jahr für das zweite Patientencluster.

Die Patienten des Cluster 1 sind gekennzeichnet durch wenig neurokognitive Störungen, durch ängstlich-vegetative Symptomatik und zwanghafte Impulse sowie durch signifikant wenig rationalisierend-verleugnende oder überkompensatorische Abwehr.

Die Patienten des Clusters 2 hingegen sind charakterisiert durch relativ erhöhte Werte im Bereich neurokognitiver Beeinträchtigungen, im Wesentlichen aber durch ein „Fehlen" psychopathologischer Symptomatik, d.h. sie zeigen wenig Angst oder depressive Verstimmungen wie auch relativ wenig zwanghafte Symptomatik. Dies ist verbunden mit hohen Kennwerten für die Bewältigungsmechanismen rationalisierend-verleugnender wie überkompensatorischer Abwehr/Anpassung. Regressives Rückzugsverhalten bzw. sekundärer Krankheitsgewinn sind bei diesen Patienten relativ häufig anzutreffen.

Zusammenfassend kann festgestellt werden, dass die Clusteranalyse zwei präzise voneinander differenzierte Patientencluster erbrachte. Die frühverstorbenen Patienten waren neuerlich durch ein stark ausgeprägtes rationalisierend-verleugnendes und überkompensatorisches Bewältigungsverhalten charakterisiert bei gleichzeitig sehr geringer psychopathologischer Symptomatik. Hier zeigten sich wiederum die psychodynamischen Prozesse eines Fernhaltens emotionaler Reaktionen vom Bewusstsein durch Verdrängung und Verleugnung bzw. kontraphobischer Abwehr, welche aber bei besonders starker Ausprägung hochsignifikant mit sehr kurzer Überlebenszeit verbunden sind. Den neurokognitiven Störungen kommt wohl eine Bedeutung zu als Kennwert für den Schweregrad des

körperlichen Krankheitsbildes und mittelbar auch für eine Einschränkung der Bewältigungs-
ressourcen der Patienten. Die langzeitüberlebenden Patienten zeigten ein nahezu spiegel-
bildliches Muster in fast allen Kennwerten gegenüber den Frühgestorbenen, sie sind affektiv
schwingungsfähig mit einer der Situation angemessenen emotionalen Symptomatik und
wenig starrer Abwehr.

5.7 Prädiktive Bedeutung eines psychischen Risikoindexes für das Survival

Neben den bisher verwandten speziellen und differenzierenden Skalen zum psycho-
pathologischen und Persönlichkeitsbefund wie zu Bewältigungsmechanismen ist die
Wertigkeit eines psychischen Risikoscores auf das Survival zu betrachten. In der klinischen
Arbeit werden Beurteilungen häufig durch die innere Zusammenschau vielfältiger
Einzelergebnisse durch den erfahrenen Arzt getroffen. Dieser bewusst und in Teilen sicher
auch unbewusst ablaufende Prozess wird als klinisches Urteil erheblich gewichtet und ist,
insbesondere bei rasch zu treffenden Entscheidungen sehr relevant.
Auf der Basis der vielen bislang dargestellten Kennwerte zum psychischen Status und den
interaktionellen Aspekten aus den psychiatrischen Interviews, die auch die Anpassungs-
fähigkeit, den „elan vitale", optimistische oder pessimistische Zukunftserwartungen und die
Bereitschaft der Patienten zur Auseinandersetzung mit der HTx beinhalteten, wurde zum
Zeitpunkt der Listung eine Einschätzung vorgenommen, inwieweit der einzelne Patient den
Anforderungen des Transplantationsprozesses gewachsen sein wird. Damit verband sich die
Frage nach der Prognose, d.h. ob er als Risikopatient einzuschätzen ist.

Insgesamt 26 Patienten (28,6%) wurden auf diese Weise als **Risikopatienten** eingestuft. Die
Berechnung einer punktbiserialen Korrelation auf die **Überlebenszeit** erbrachte ein r = -.25, **p
= .008**, d.h. dieser einfache Risikoscore war ein hochsignifikanter Prädiktor für das Survival.
Auf die Überlebensgruppen bezogen ergab sich: 12 Risikopatienten verstarben innerhalb der
ersten sechs Monate nach HTx (41.4% der 29 verstorbenen Patienten), neun im Zeitraum vor
Erreichen des Zehn-Jahresüberlebenszeitraums (37.5% der 24 verstorbenen Patienten) und in
der Gruppe der langzeitüberlebenden Patienten fanden sich lediglich fünf Risikopatienten,
was einem Anteil von 13,2% entsprach. Diese Gruppenunterschiede waren natürlich ebenfalls
hochsignifikant.
Die Zusammenhangsanalyse des Risikoscores mit den anderen anamnestischen Parametern
erbrachte einen Zusammenhang zu psychiatrischen Erkrankungen im bisherigen Lebenslauf
(p =.001) und auch Alkoholabhängigkeiten waren bei den Risikopatienten deutlich erhöht (p
=.02), der aktuelle psychische Status zeigte überraschend keinen Zusammenhang. Erstaunlich
war das Ergebnis, dass Risikopatienten häufiger an Nieren- (p = .021) und Leberschädigungen
(p = .005) sowie Systemerkrankungen (p =.015) litten. Insbesondere ergab sich ein sehr enger
Zusammenhang zum somatischen Genesescore (p =.009).
Der Risikoscore war nicht mit einer Häufung von psychiatrischen Störungen in den ersten drei
postoperativen Wochen nach HTx verknüpft.

Zusammenfassend kann festgestellt werden, dass ein globaler, sehr einfacher, „klinischer"
Risikoscore eine ungewöhnlich hohe Vorhersagekraft für das Survival der Patienten aufweist
und damit wird das objektive wie intuitive Urteil erfahrener Kliniker in dieser Studie gestützt.

5.8 Psychiatrischer Status nach HTx

5.8.1 Psychiatrische Störungen im früh-postoperativen Verlauf

5.8.1.1 Häufigkeiten unterschiedlicher Störungsbilder

In den ersten drei Wochen nach HTx wurden bei Vorliegen psychiatrischer Störungen für jede Woche entsprechende Diagnosen gemäß der ICD-10 für jeden Patienten gestellt.

Die Zuordnung der Patienten zu den Kategorien des ICD-10 Kapitels für psychische Störungen war z.T. schwierig, da die Leitlinien für Gruppen von Störungen nur bedingt auf die spezifischen Gegebenheiten im unmittelbaren postoperativen Verlauf nach einem so invasiven Eingriff wie sie eine Herztransplantation darstellt, anwendbar sind. Die HTx ist ein Ereignis in einem Kontinuum von prä- und postoperativen Einflussfaktoren sowohl organischer wie psychologischer Genese.

- Auf der somatischen Ebene vollzieht sich der Wechsel von einem terminal herzinsuffizienten Patienten mit multiplen Organminderleistungen, auch entsprechend chronisch verminderter cerebraler Zirkulation, zu einem Patienten mit vollständig wiederhergestellter Herzleistung. Allerdings stellen prolongierte Bypasszeiten, intraoperative Mikroembolien und Blutverluste wesentliche operationsbedingte psychotrope Faktoren dar. Die Erholung der verschiedenen Organsysteme erfolgt unterschiedlich schnell, es treten auch vorübergehende Störungen auf wie z.B. der Nierenfunktion, pulmonale Störungen und Stoffwechseldysfunktionen (Zuckerentgleisungen, Schilddrüsendysfunktionen etc.), die psychische Auswirkungen haben.
Die präoperativen Medikamente werden ausgewaschen, die spezifischen Substanzen des Abstoßungsschemas, Antibiotika und Antimykotika etc. werden appliziert und entsprechend kommt es zu weitreichenden Änderungen im Organismus mit konsekutiven psychischen Reaktionen.

- Auf der psychologischen Ebene sind die Stressoren ebenso mannigfaltig und können hier nur stichpunktartig angeführt werden.
Zum einen sind die Patienten mit den situativen Bedingungen auf einer Intensivstation konfrontiert: mit der Fülle an „unverständlichen" medizinischen Überwachungsgeräten, den Störungen des Tag-Nachtrhythmus, dem Wechsel der betreuenden Schwestern und Pfleger, den Belastungen durch die initiale Beatmung etc.. Zum anderen ist noch immer eine Bedrohung des Lebens gegeben, die Unsicherheit inwieweit man sich auf das neue Herz verlassen kann, Kraft und „Selbstständigkeit" zurückgewinnen kann, besteht anfangs weiter, auch Schuldgefühle gegenüber dem Spender, „auf dessen Tod habe ich gewartet, ihn erhofft" bedeuten eine erhebliche psychische Belastung.
Wenig Beachtung haben bislang Aspekte eines tiefgreifend veränderten Körpererlebens aufgrund der HTx gefunden. Es ist davon auszugehen, dass die „Ersetzung des Herzens" zu Änderungen im Körperbild- bzw. Selbst führen und tiefgreifende Irritationen im basalen Körpererleben angestoßen werden, welche erst durch einen Prozess der Inkorporation des „Fremden ins Eigene" verarbeitet werden.

Die organischen Einflussfaktoren müssen bei psychodiagnostischer Kategorisierung der Patienten in den ersten drei postoperativen Wochen als wesentlich angesehen werden, obgleich ihre Gewichtung gegenüber den genuin psychischen Faktoren nicht quantifizierbar ist.

Es waren deshalb vorrangig psychische Störungen aufgrund einer Schädigung oder

Funktionsstörung des Gehirns oder einer körperlichen Krankheit aus der Gruppe F06 der ICD-10 zu diagnostizieren.

Neben den eindeutigeren Kategorien Delir, gemischter Ätiologie (F05.8) und den paranoid und paranoid-halluzinatorischen organisch bedingten Zustandsbildern (F06.2) sowie der leichten kognitiven Störung (F06.7) (die zumeist eher eine schwere kognitive Störung ist) bereitete es besondere Schwierigkeiten die vielgestaltigen affektiven Syndrome mit ihren oftmals rasch wechselnden Symptomen einzuordnen.

Da Cortison integraler Bestandteil des immunsuppressiven Standardschemas ist, ist stets eine entsprechende kausale Beeinflussung der Affektivität anzunehmen, ebenso besteht eine gesicherte psychotrope Wirkung seitens des Cyclosporins und in geringerem Umfang der Antihypertonika und der bereits genannten Antibiotika und so sind die Diagnosen F06.8 und F06.9 vorrangig heranzuziehen ohne dass die organischen Bedingungen sinnvoll voneinander unterschieden werden können.

Die Ergebnisse zu den psychiatrischen Störungen sind in Tabelle 5.44 dargestellt.

Tabelle 5.44:
Darstellung der Diagnosenverteilung für die jeweils erste, zweite und dritte Woche nach Herztransplantation

Diagnosen gemäß ICD-10	1. postoperative Woche N (%)	2. postoperative Woche N (%)	3. postoperative Woche N %
keine psychiatrische Störung	31 (34.1)	32 (35.2)	40 (44.0)
Delir (F 05.8 und 05.9)	27 (29.7)	11 (12.1)	3 (3.3)
Org. wahnhafte Störung (F 06.2), org. Halluzinose (F06.0)	4 (4.4)	2 (2.2)	1 (1.1)
Org. affektive Störungen, Angststörungen und sonstige nicht näher bezeichnete Störung (F 06.3, 06.4, 06.8, 06.9)	11(12.1)	15 (16.5)	12 (13.2)
Leichte kognitive Störung (F 06.7)	5 (5.5)	9 (10.0)	8 (8.8)
Belastungs- und Anpassungsstörung (F 43)	0	6 (6.6)	7 (7.7)
Psychiatrisches Zustandsbild:z.Z. nicht eindeutig klassifizierbar oder nicht beurteilbar	8 (8.8)	9 (10.0)	8 (8.8)
Verstorben nach HTx (summiert)	5 (5.5)	7 (7.7)	12 (13.2)

Keine psychischen Störungen zeigten 31 bzw. 32 Patienten, d.h. knapp ein Drittel der Transplantierten in der ersten und zweiten postoperativen Woche. In der dritten postoperativen Woche stieg diese Zahl auf 40 Patienten (44%) an.

Kurz nach Transplantation war bei 27 Patienten (39.7%) ein **Delir** zu diagnostizieren, nach Ablauf der zweiten Woche war die Anzahl der betroffenen Patienten auf 11 zurückgegangen und in der dritten postoperativen Woche war nur noch bei drei Patienten ein delirantes Zustandsbild festzustellen.

Organische wahnhafte Störungen oder **eine organische Halluzinose** fanden sich initial lediglich bei vier Patienten und zum Ende der dritten postoperativen Woche litt nur noch ein Patient an dieser Störung.

Organische affektive oder organische Angststörungen bzw. nicht näher bezeichnete psychische Störungen wiesen in der ersten postoperativen Woche 11 Patienten auf, in der zweiten erhöhte sich die Zahl auf 15 und zum Ende der dritten Woche war diese Diagnose noch bei 12 Patienten zu stellen.

Belastungs- und Anpassungsstörungen mit Angst und depressiven Reaktionen sowie Symptomen verschiedener affektiver Qualitäten wurde den Patienten zugewiesen, bei denen keine klinisch-somatischen Parameter verändert waren und bei den Untersuchungen deutlich die Beschäftigung mit der außergewöhnlich belastenden Situation der Transplantation und einem Versagen der zur Verfügung stehenden Bewältigungsmechanismen im Vordergrund standen. Hierzu gehören auch kurzzeitig anhaltende Zustandsbilder einer akuten Belastungsreaktion. In der zweiten postoperativen Woche fanden sich bei sechs (6.6%) der Patienten dieses Störungsbild, zum Ende der dritten postoperativen Woche bei sieben Patienten (7.7%).

Bei Vorliegen schwerer organischer Komplikationen unterschiedlichster Genese, die z.B. weitere chirurgische Eingriffe oder eine prolongierte Sedierung etc. notwendig machten, wurde der Zustand der Patienten als nicht beurteilbar eingestuft, wobei aber auch schwerste delirante Zustände als Ursache für die Kategorie: „aktuell nicht zuverlässig beurteilbar" in Frage kamen. Etwa 10% der Patienten waren jeweils während der ersten drei postoperativen Wochen in diese Kategorie einzuordnen.

Ebenso wurden die im jeweiligen Wochenverlauf verstorbenen Patienten nicht eingestuft, da sie entweder aus oben genannten Gründen nicht beurteilbar waren oder nur zu einem Messzeitpunkt untersuchbar waren. Insgesamt verstarben 12 Patienten innerhalb der ersten drei Wochen.

Aus der Tabelle ist deutlich ablesbar, dass ein rascher Rückgang der organisch bedingten psychischen Störungen und zugleich ein Anwachsen der genuin psychischen Störungen feststellbar war.

Der Verlauf psychischer Störungen in den ersten drei Wochen postoperativ war natürlich von unterschiedlichster Charakteristik in dem Patientenkollektiv. Es gab zum einen Patienten, die beispielsweise durchgängig eine organisch bedingte wahnhafte oder eine affektive Störung zeigten, zum anderen veränderten sich aber die Störungsbilder und ein Patient, der in der ersten Woche ein Delir zeigte, imponierte in der zweiten Woche durch eine wahnhafte Störung (als Residualzustand) und eventuell war dann in der dritten Woche lediglich nur noch eine kognitive Störung feststellbar.

Um eine noch aussagekräftigere Kategorisierung (auch für solide Berechnungen) zu erhalten, werden die Patienten bestimmt, die in allen drei postoperativen Wochen durchgängig entweder ohne deutliche psychische Symptomatik waren oder aber durchgängig psychiatrische Störungen aufwiesen:

Von den 91 Patienten zeigten 26 (28.6%) über die gesamten drei postoperativen Wochen hinweg keine psychischen Auffälligkeiten, sie waren seelisch „stabil".

Bei den hier gemachten Prozentangaben ist zu berücksichtigen, dass diese auf die Ausgangspatientengruppe bezogen sind; durch die steigende Zahl der Todesfälle in den drei Wochen steigen sie natürlich relativ an: von Ende der ersten Woche mit 30.2% über 30.95% am Ende der zweiten Woche bis auf 32.9% am Ende der dritten Woche der noch lebenden Patienten.

Bei 33 Patienten fanden sich psychiatrische Störungen unterschiedlicher Diagnosengruppen zu allen Messzeitpunkten während der ersten drei Wochen nach HTx. Dies bedeutet, dass 36.3% der Patienten durchgängig erheblich psychisch beeinträchtigt waren. Auf die Wochenendzeitpunkte bezogen liegen die Prozentzahlen bei 38.4%, 39.3% und 41.8% der jeweils lebenden Patienten.

Dieser Anteil an beeinträchtigten Patienten ist im Grunde noch etwas höher anzusetzen, da etwa 10% der Patienten jeweils pro Woche nicht zu beurteilen waren und sich darin ein Anteil schwer psychiatrisch auffälliger Patienten verbirgt, der von anderen Ursachen nicht zu differenzieren war.

5.8.1.2 Zusammenhänge postoperativer psychiatrischer Störungen mit anderen psychischen und somatischen prä- und postoperativen Variablen

Die Darstellung dieses Kapitels erfolgt wiederum gegliedert nach wesentlichen Fragen.

1. Gibt es einen Zusammenhang zwischen dem Alter zum Zeitpunkt der HTx und dem Auftreten unmittelbarer postoperativer psychiatrischer Störungen?

Die Vorannahme, dass mit einer Zunahme des Alters der transplantierten Patienten auch eine höhere cerebrale Vulnerabilität und damit ein vermehrtes Auftreten psychiatrischer Störungen im frühpostoperativen Zeitraum verbunden ist, konnte nicht bestätigt werden. Es zeigte sich nicht einmal ein Trend in dieser Richtung.

2. Gibt es einen Zusammenhang zwischen dem psychopathologischen Status im Vorfeld der Herztransplantation und dem Auftreten postoperativer psychiatrischer Störungen? Kommt in diesem Zusammenhang einer längerfristigen präoperativen Einnahme von Anxiolytika/ Tranquilizern eine Bedeutung zu?

Dieser Ansatz zielt auf die wiederholt kontrovers diskutierte Frage, inwieweit eine psychopathologische Symptomatik zum Zeitpunkt der präoperativen Evaluierung einen Zusammenhang zum Auftreten unmittelbar postoperativer Störungen zeigt.
In einem weiteren Schritt soll der Einfluss einer längerfristigen Einnahme von Benzodiazepinpräparaten im Vorfeld der Listung geklärt werden, dabei wird vor allem auf die Möglichkeit von postoperativen Entzugsreaktionen abgestellt.

Die Mittelwerte für die AMDP-Gesamtscores, die das Ausmaß der präoperativen psychopathologischen Symptomatik wiedergeben, werden für die a) frühpostoperativ verstorbenen Patienten d.h. innerhalb der ersten drei Wochen, b) die kontinuierlich psychisch Unauffälligen, c) die nur in einzelnen Wochen beeinträchtigten Patienten und d) die kontinuierlich an psychiatrischen Störungen leidenden Patienten in Tab.5.45 dargestellt.

Tabelle 5.45:
Vergleich der präoperativen AMDP-Scores in Bezug auf postoperative Patientengruppen

Zeitraum: die ersten drei Wochen nach Herztransplantation	AMDP-Gesamtscores Mittelwert	Standard-Abweichung
A: Verstorbene Patienten (N= 12)	7.4	4.99
B: Patienten ohne psychiatrische Störungen (N= 26)	6.53	5.77
C : Patienten mit passager aufgetretenen psychiatrischen Störungen (N= 20)	8.35	6.91
D: Patienten mit kontinuierlich vorhandenen psychiatrischen Störungen (N= 33)	12.60	10.72

Die frühzeitig verstorbenen Patienten waren als Gruppe präoperativ durch einen mittleren Psychopathologiescores gekennzeichnet, welcher in etwa vergleichbar ist zu demjenigen der beiden Gruppen der postoperativ gänzlich unauffälligen oder nur passager psychiatrisch auffälligen Patienten. Daraus lässt sich schließen, dass die verstorbenen Patienten nicht durch eine besondere präoperative Psychopathologie gekennzeichnet waren, ihr Tod offenbar in keinem Kontext zum psychischen Prästatus stand.

Die *Gruppe der kontinuierlich psychiatrisch auffälligen Patienten* wies mit einem mittleren Wert von 12.6 ein sehr hohes Maß an präoperativer Psychopathologie auf, dieser Wert lag um 90% höher als derjenige der *Gruppe der kontinuierlich psychiatrisch unauffälligen Patienten* mit 6.53 und mehr als die Hälfte über dem der nur in einzelnen Wochen psychiatrisch auffälligen Patienten (8.35).

In der Varianzanalyse erwiesen sich entsprechend die Unterschiede zwischen den Gruppen B und Gruppe D als hochsignifikant ($p = .009$) und selbst zwischen den Gruppe C und D ließ sich ein signifikanter Unterschied statistisch belegen ($p = .047$)

Eine punktbiseriale Korrelation zwischen den präoperativen AMDP- Gesamtscores der durchgängig psychiatrisch auffälligen Patienten (Kriterium 1) mit den Patienten, welche unauffällig waren oder nur passager aufgetretene psychiatrische Störungen (Kriterium 0) gezeigt hatten, erbrachte ein $r = .274$ ($p = .049$) und bestätigte in dieser Analyseform das varianzanalytische Ergebnis.

Somit ergibt sich ein überraschend klarer Zusammenhang zwischen einer präoperativ bestehenden Psychopathologie und dem Auftreten frühpostoperativer psychiatrischer Störungen.

Eine weitere sehr interessante Fragestellung soll in diesem Zusammenhang noch ergänzend beantwortet werden:

Gibt es präoperative psychopathologische Charakteristika (Symptome, Syndrome), die mit der Inzidenz *postoperativer Delire* zusammenhängen?

Die AMDP-Faktorskala *„neurokognitive Beeinträchtigung"* (p = .074) wie auch *„depressives Syndrom"* (p = .078) zeigten eine Verknüpfung zur Häufigkeit von postoperativen Deliren in der ersten drei Wochen nach HTx, allerdings mit Signifikanzen lediglich auf dem 10%-Niveau, sodass nur von einem Trend gesprochen werden kann.

In der Gruppe von Patienten, die präoperativ Anxiolytika/Tranquilizer erhalten hatten, zeigten 40% postoperativ keine länger andauernden psychiatrischen Störungen, 36% jedoch ent-sprechende Störungen und 24% der Patienten verstarben im Zeitraum der ersten drei Wochen.

Die Gruppe von Patienten, ohne entsprechende ereignisnahe psychopharmakologische Vorbehandlung, wies zu 48.3% keine und zu 40% entsprechende Störungen auf. Lediglich 11.7% der Patienten dieser Gruppe verstarben innerhalb des Beobachtungszeitraums.

Es zeigte sich somit kein Unterschied im Auftreten psychiatrischer Störungen zwischen den beiden Gruppen. Beachtenswert ist aber das Ergebnis, dass prozentual mehr als doppelt so viele Patienten aus der mit Benzodiazepinen vorbehandelten Gruppe, in den ersten drei Wochen verstarben.

3. *Gibt es einen Zusammenhang zwischen einem Alkoholabusus in der Lebensgeschichte oder aktuell im Vorfeld der Herztransplantation und dem Auftreten postoperativer psychiatrischer Störungen?*

Ein Alkoholabusus in der Lebensgeschichte zeigte keinen Zusammenhang zur Inzidenz postoperativer psychiatrischer Störungen. Bei den acht Patienten, die einen entsprechenden Abusus bis aktuell vor der Listung betrieben hatten, fanden sich bei sechs durchgängig psychiatrische Störungen. Bei der kleinen Zahl von betroffenen Patienten sind Aussagen naturgemäß nur eingeschränkt möglich, aber die relative Häufigkeit postoperativer Reaktionen bei entsprechend „vorbelasteten Patienten" verdient doch Beachtung.

4. *Findet sich ein Zusammenhang zwischen dem Auftreten postoperativer psychiatrischer Störungen und dem Schweregrad der präoperativen Herzinsuffizienz, ablesbar an der Notwendigkeit einer Katecholaminbehandlung?*

Von den 11 Patienten, die präoperativ katecholaminpflichtig sind, verstarben drei in der ersten und einer in der dritten Woche nach HTx. Fünf Patienten zeigten durchgängig schwere psychiatrische Störungen und lediglich zwei waren unauffällig. Die Testung erbrachte einen hochsignifikanten Unterschied (p = .007)

5. *Gibt es einen Zusammenhang zwischen dem Auftreten psychiatrischer Störungen im unmittelbar postoperativen Verlauf und dem Survival der Patienten?*

Korreliert man mittels einer punktbiserialen Korrelation die Patienten, bei welchen in den ersten drei Wochen nach HTx durchgängig eine psychiatrische Diagnose gestellt werden musste mit dem Survival dieser Patienten, so ergibt sich ein Korrelationskoeffizient r von -.253 mit einem p= .016.

Es lässt sich damit feststellen, dass die im Verlauf der ersten drei Wochen nach HTx kontinuierlich an psychiatrischen Störungen erkrankten Patienten eine signifikant kürzere Überlebenszeit aufwiesen.

Die Gründe hierfür sind sicher multifaktoriell: zum einen können die psychiatrischen Störungen Begleitphänomene akuter oder chronisch verlaufender organischer Prozesse wie Infektionen, kardialer oder sonstiger Organerkrankungen sein oder durch diese induziert werden und ein früherer Tod auf diese Organerkrankungen zurückzuführen sein.

Zum anderen können die postoperativ aufgetretenen psychiatrischen Störungen und deren un-zureichenden Remissionen im mittel- und langfristigen Verlauf Risikofaktoren darstellen, indem z.B. Verhaltensstörungen und Noncompliance letztlich das Outcome der Transplantation negativ beeinflussen. So ist zu diskutieren, inwieweit das Risiko Komplikationen zu erleiden steigt bzw. darauf von den Patienten unzulänglich reagiert wird und sich daraus das kürzere Survival ergibt.

5. *Gibt es einen Zusammenhang zwischen dem Auftreten psychiatrischer Störungen im unmittelbar postoperativen Verlauf mit psychosomatischen Beschwerden bzw. mit Angst-oder Depressionssymptomatik in der Gruppe der langzeitüberlebenden Patienten?*

Im Vorgriff auf die später dargestellten Ergebnisse zum Langzeitfollow-up, prüft diese Fragestellung, ob frühpostoperative psychiatrische Störungen nur eine passagere Bedeutung haben oder ob dadurch eventuell angestoßene Prozesse in der Psyche der Patienten sich noch in ihrem seelischen Status nach vielen Jahren abbilden.

Nach den Berechnungen zeigten sich keinerlei Zusammenhänge zu den Skalen des GBB, also Erschöpfungsneigung, Magen-, Glieder- und Herzbeschwerden bzw. dem Gesamtbeschwerdedruck. Auch das Angst- und Depressionslevel im HADS war nicht mit der Inzidenz frühpostoperativer psychiatrischer Störungen in irgendeiner Form verknüpft.

Zusammenfassung und Kommentierung:

Während der ersten drei Wochen nach HTx musste eine hohe Zahl an psychiatrischen Störungen bei den Patienten diagnostiziert werden, wobei sich die Symptomatologie und die entsprechenden Diagnosen im Verlauf dieses frühpostoperativen Zeitraums häufig wandelten. Nach Abklingen eines Delirs persistierten beispielsweise häufig organische affektive Störungen oder Mischbilder mit Angst, Erregung und starken Stimmungsschwankungen. Auch kam es vor, dass initial unbeeinträchtigte Patienten im weiteren Verlauf ein verzögert einsetzendes Delir oder eine Anpassungsstörung entwickelten.

Über ein Drittel (36.3%) der Patienten zeigte durchgängig über alle drei Wochen erhebliche psychiatrische Störungen, wobei dieser Anteil eher - wie erläutert - als etwas unterschätzt anzusehen ist. Demgegenüber wiesen 28.6% der Patienten keine psychiatrischen Störungen auf.

Als wesentlichstes spezifisches Ergebnis kann das rasche Abklingen der Delire (von 29.7% in der ersten Woche auf 3.3% in der dritten Woche) und die Zunahme der kognitiven wie der Anpassungsstörungen angesehen werden. Die z.T. erheblich ausgeprägten organischen Syndrome mit depressiv-ängstlicher Symptomatik und psychomotorischer Erregung (F06.3, 06.8, 06.9) fanden sich in allen drei Wochen mit einer Häufigkeit von etwa 14%, also bei jeweils jedem siebten Patienten.

Patienten mit durchgängig beobachteten psychiatrischen Störungen zeigten eine signifikant kürze Überlebenszeit. Hier dürfen natürlich die psychiatrischen Störungen nicht als kausale Faktoren angesehen werden, aber als Indikatoren für hochgefährdete Patienten.

Psychiatrische Störungen während der initialen postoperativen Periode sind signifikant positiv korreliert mit dem Schweregrad der präoperativ bestehenden Herzinsuffizienz (Katecholaminpflichtigkeit), ein Ergebnis, welches erwartbar war und auf die cerebralen Vorschädigungen durch Mangeldurchblutung und unter anderem auf metabolische Einflussfaktoren verweist.

Zum Stellenwert einer präoperativ diagnostizierten psychopathologischen Symptomatik ist festzustellen, dass die frühpostoperativ verstorbenen Patienten keine auffälligen präoperativen Psychopathologiewerte aufwiesen.

Von besonderer Bedeutung ist aber andererseits der eindrucksvoll signifikante Zusammenhang zwischen dem Ausmaß präoperativer Psychopathologie und dem Auftreten kontinuierlich beobachtbarer frühpostoperativer psychiatrischer Störungen. Dies bedeutet, dass ein sorgfältig erhobener psychiatrischer Symptomscore, im vorliegenden Fall auf der Basis von 25 selektierten items aus dem AMDP-Inventar, ein Prädiktor für die Inzidenz postoperativer psychiatrischer Störungen ist. Als Ursachen sind wiederum zum einen die bereits genannten cerebralen Vorschädigungen zu bedenken, andererseits ist anzunehmen, dass eine psychische Stressüberlastung, eine Labilität oder Dekompensation der inneren Kompensationsmechanismen, also eine strukturelle Ich-Schwäche über den gesamten perioperativen Zeitraum besteht. Die Identifikation dieser gefährdeten Patienten durch psychiatrische Untersuchungen sollte vor allem dazu dienen, psychotherapeutische bzw. psychopharmakologische Interventionen bereits während der Wartezeit zu beginnen und aus genauer Kenntnis der individuellen Problematik, die Patienten sofort postoperativ intensiv zu betreuen. Damit ließe sich vermutlich eine Verbesserung der verkürzten Überlebenszeitspanne dieser Patienten erzielen.

Das Alter der Patienten sowie eine Anxiolytika/Tranquilizereinnahme unmittelbar vor HTx hatten keine Bedeutung für die initiale postoperative psychiatrische Symptomatik.

Abschließend ist zu betonen, dass der große Bogen zwischen initial postoperativen Störungen und dem psychischen Befinden jenseits von zehn Jahren keine Verknüpfungen zeigte. Die Restitutionsprozesse sind sicher nach einem so langen Zeitraum abgeschlossen.

5.9 Somatischer Status nach Herztransplantation

5.9.1 Abstoßungen und Infektionen im ersten postoperativen Jahr

Die Häufigkeiten von Abstoßungen und Infektionen nach HTx sind als lebensbedrohliche Komplikationen von großer Bedeutung für das Survival der Patienten. Abstoßungen treten bevorzugt im ersten Jahr nach Transplantation auf, es ist aber auch im Langzeitverlauf mit vereinzelten Abstoßungen zu rechnen, wobei - als Anmerkung - nicht selten eine Noncompliance bezüglich der Einnahme der Immunsuppressiva anzutreffen ist.

Infektionen stellen die häufigste Todesursache im perioperativen Verlauf dar, wobei zwei Zeitperioden unterschieden werden können: die frühe Periode der ersten drei bis vier Wochen, mit vorwiegend nosokomialen Keimen, vorrangig handelt es sich um Staphylokokken und gram-negative Keime und die spätere Periode, mit opportunistischen Infektionen wie Cytomegalie, Legionellen, Pneumozystis und Pilzen wie Aspergillus.

Die im Folgenden dargestellten Ergebnisse beziehen sich auf die Häufigkeiten bzw. speziell berechnete Indizes für **Abstoßungen und Infektionen im ersten postoperativen Jahr.** Auf diese Weise sollte geklärt werden, ob diese Komplikationen in den verschiedenen Patientengruppen unterschiedlich häufig auftraten und inwieweit sich daraus Auswirkungen für das Survival ergaben.

Die Häufigkeiten für Abstoßungen und Infektionen in der Zeit **nach dem ersten Jahr** wurden zwar ebenfalls erhoben, allerdings wird auf eine Darstellung verzichtet, da die Datenbasis letztlich zu unzuverlässig erscheint: es wurden zwar alle Arztbriefe und Untersuchungsberichte der Patienten im Langzeitverlauf ausgewertet, aber da sich eine nicht unerhebliche Anzahl von Patienten nach Ablauf von einigen Jahren in anderen Zentren nachbehandeln ließen, oder allein von ihren Hausärzten weiterbetreut wurden, konnte eine aufgetretene Infektion oder auch eine leichtere Abstoßung nicht zuverlässig genug dokumentiert werden. Eine nachträgliche Erhebung der entsprechenden Daten während des Interviews zehn Jahre nach HTx erbrachte wegen der Erinnerungslücken der Patienten auch keine ausreichend gesicherten Ergebnisse.

Im nächsten Abschnitt werden entsprechend nur die Ergebnisse für das erste postoperative Jahr dargestellt, währenddessen die Patienten lückenlos im DHZB betreut wurden.

5.9.1.1 Abstoßungen

1. Häufigkeiten der Abstoßungen

Bei den acht Patienten, die in der ersten Woche postoperativ verstarben, konnte bei zwei Patienten eine gesicherte Abstoßung festgestellt werden.

In der Gruppe der Patienten, welche im Zeitraum nach einer Woche und bis Ende des ersten Jahres verstarben (insgesamt 24) fand sich bei 13 Patienten keine Abstoßung, bei sieben Patienten jeweils eine, und auch jeweils ein Patient zeigte zwei, drei oder vier Abstoßungen, ein Patient wies als Extremfall zehn Abstoßungen auf.

In der Gruppe von *Patienten, welche jenseits von einem Jahr und vor Erreichen des Zehn-Jahres-Survival verstarben (21 Pat.)* fanden sich lediglich zwei Patienten, die im ersten Jahr nach HTx keine Abstoßung erlitten. Die Häufigkeiten verteilten sich zwischen einer (drei Pat.) bis sieben Abstoßungen (ein Pat.) mit einem **Mittelwert von 2.95 Abstoßungen im ersten post-operativen Jahr.**

In der *Gruppe der aktuell länger als zehn Jahre lebenden Patienten (38 Pat.)* fanden sich zehn Patienten ohne Abstoßung im ersten postoperativen Jahr, zehn Patienten hatten jeweils eine Abstoßung erlitten, 17 zwischen zwei und sieben und als Extremfall fand sich ein Patient mit insgesamt 17 Abstoßungen. Im **Mittel** traten **2.48 Abstoßungen im ersten post-operativen Jahr** auf.

Sinnvollerweise können nun lediglich die Patientengruppen im Hinblick auf die mittleren Abstoßungshäufigkeiten im ersten postoperativen Jahr miteinander verglichen werden, die länger als ein Jahr die Transplantation überlebt hatten. Die im ersten Jahr verstorbenen Patienten hatten unterschiedlich viele Monate innerhalb des ersten postoperativen Jahres überlebt und insofern konnte keine sinnvolle mittlere Abstoßungshäufigkeit berechnet werden.

In Beantwortung der Frage: Finden sich Unterschiede in der mittleren Abstoßungshäufigkeit im Verlauf des ersten Jahres nach HTx zwischen den länger als zehn Jahre überlebenden Patienten und denen, die jenseits von einem Jahr und vor Erreichen des Zehn-Jahreszeitraums verstarben, zeigte sich (wie oben dargestellt) eine erhöhte mittlere Häufigkeit von **2.95 versus 2.48** Abstoßungen zu Ungunsten der verstorbenen Patienten, d.h. sie erlitten im Mittel knapp

0.5 Abstoßungen mehr. Dabei ist natürlich zu beachten, dass die letztgenannte Gruppe eine kürzere Lebensspanne hatte. Dieser **Unterschied** war statistisch **nicht signifikant**.

2. Abstoßungsindex

In einem weiteren Analyseschritt wurde ein Abstoßungsindex für das erste postoperative Jahr gebildet. Dieser dient dazu die Abstoßungen in Relation zur Überlebenszeit zu setzen. Er berechnete sich nach der Formel:

| Anzahl der Abstoßungen **x** 100 |
| Anzahl der Patienten **x** mittlere Überlebenszeit |

Dieser Index wurde für einen Vergleich zwischen den oben bereits dargestellten Patientengruppen und nun auch für die im ersten Jahr gestorbenen Patienten herangezogen (Abb. 5.7).

Abbildung 5.7:
Abstoßungsindex für das erste postoperative Jahr

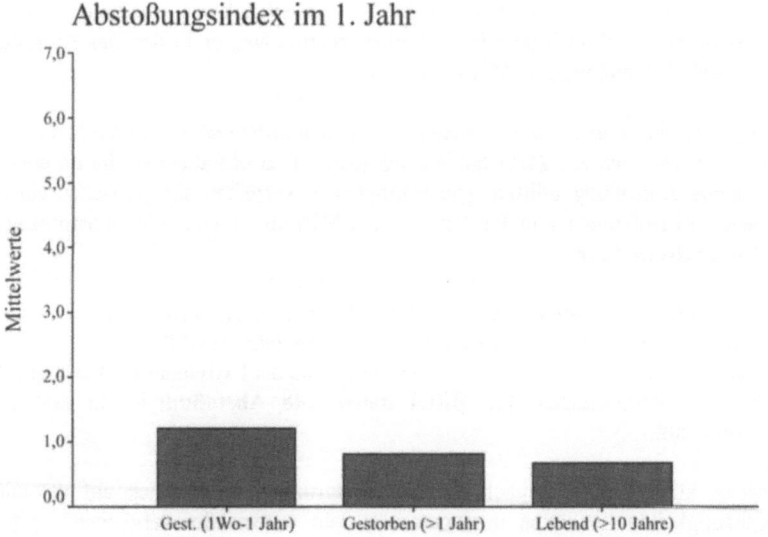

Es zeigte sich , dass die Patienten, welche die erste Woche nach HTx überlebten, jedoch dann im Verlauf des ersten Jahres verstarben, einen Indexwert von **1.21** aufweisen und damit einen fast doppelt so hohen Wert wie die Patienten, die nach dem ersten Jahr und vor Erreichen des Zehn-Jahresüberlebenszeitraums verstarben **(Indexwert 0.80)**. Die Patienten, welche länger als zehn Jahre überlebten, wiesen einen nochmals niedrigeren Indexwert von **0.68** auf.
Die Testung der drei Gruppen mittels einer Varianzanalyse erbrachte keinen signifikanten Unterschied ($p = .24$).

Zusammenfassend lässt sich konstatieren, dass das Überleben nach der Herztransplantation zwar - bezogen auf die Indexmittelwerte - in einem Zusammenhang mit dem Auftreten von Abstoßungen im ersten Jahr nach der Operation stand, d.h. insbesondere die frühverstorbenen Patienten wiesen einen erheblich höheren Abstoßungsindex auf, der niedrigste fand sich bei den langzeitüberlebenden Patienten. Die Gruppenunterschiede erreichten aber keine Signifikanz.

5.9.1.2 Infektionen

1. Häufigkeiten von Infektionen

Infektionen wurden im Folgenden dann als relevant registriert, wenn sie in einer so erheblichen Ausprägung auftraten, dass eine intensive Behandlung über einen längeren Zeitraum erforderlich war und der klinische Verlauf, die Verweildauer auf der Transplantationsstation signifikant beeinflusst wurde. Eine Differenzierung nach der Art der Infektion und eventueller Folgen erfolgte nicht. Es gab auch wenige unklare Fälle, die als missings ausgeschlossen wurden.

Bei den 24 Patienten (drei missings), welche im Zeitraum nach einer Woche und vor Vollendung des ersten postoperativen Jahres nach HTx verstarben, traten in 17 Fällen (81%) schwerere Infektionen auf.
Bei den 21 Patienten (drei missings), die nach einem Jahr und vor Erreichen des Zehn-Jahres Überlebenszeitraums verstarben, waren bei zehn Patienten (55.6%) schwerere Infektionen innerhalb des ersten postoperativen Jahres zu registrieren.
Bei den zehn Jahre überlebenden Patienten (ein missing) fanden sich bei 23 (62.2%) Infektionen im ersten Jahr.

Somit ergab sich **zusammenfassend** ein prozentual deutlich höherer Anteil von Patienten mit Infektionen bei den frühverstorbenen Patienten (zwischen einer Woche und einem Jahr) im Vergleich zu den sehr nahe zusammenliegenden Werten der beiden anderen Gruppen.

2. Infektionsindex

Analog zum Abstoßungsindex wurde auch ein Infektionsindex berechnet, der die Überlebenszeit in Relation zu den aufgetretenen Infektionen darstellt.

Anzahl der Infektionen **x** 100	
Anzahl der Patienten **x** mittlere Überlebenszeit	

In Abb. 5.8 wird nun erkennbar, dass der *Indexwert für die zwei Patientengruppen, welche länger als ein Jahr lebten* wiederum sehr nahe beieinander lag (**0.15 bzw. 0.17**). Die *Patienten* hingegen, welche *nach einer Woche und vor Ablauf des ersten Jahres verstarben*, wiesen einen deutlich höheren Indexwert von **2.51** auf. In der Varianzanalyse erwiesen sich die **Unterschiede als hochsignifikant** (p = .000).

Abbildung 5.8:
Infektionsindex für das erste postoperative Jahr

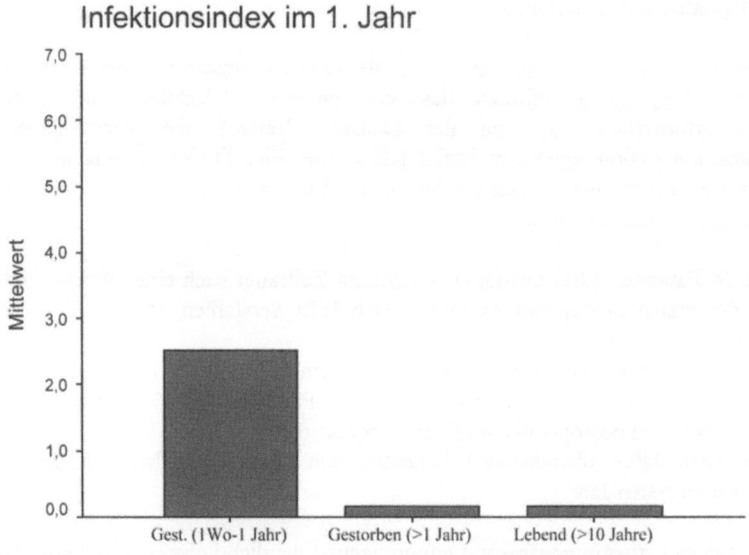

5.9.1.3 Zusammenhänge zwischen Abstoßungen und Infektionen untereinander und mit anderen Parametern

1. Die Frage nach Zusammenhängen zwischen dem Auftreten von *Abstoßungen* und *Infektionen* kann eindeutig im Hinblick auf eine völlige Unabhängigkeit dieser zwei Komplikationen beantwortet werden (r = -.06) .

2. Zusammenhangsanalysen mit demographischen und somatischen Kennwerten erbrachten folgende wichtige Ergebnisse:

   a) Das *Alter* der Patienten zum Zeitpunkt der Transplantation war signifikant negativ mit dem *Abstoßungsindex* für das erste Jahr nach HTx korreliert. Es ergab sich ein Korrelationskoeffizient von r =: - .224 (p = .047).

   b) Der *Infektionsindex* für das erste Jahr war mit dem *Alter* tendenziell positiv korreliert (r = .203; p = .06).

Nach diesem Ergebnis lässt sich feststellen, dass die Häufigkeit von Abstoßungen im ersten Jahr mit höherem Alter der operierten Patienten signifikant abnimmt, die Wahrscheinlichkeit Infektionen zu bekommen steigt hingegen tendenziell an.

c) Das Ausmaß psychischer Störungen zum Zeitpunkt der Listung, dargestellt durch den Summenscore des AMDP, hatte keinen Einfluss auf den postoperativen Abstoßungs- oder Infektionsindex.

Von Interesse war darüber hinaus, inwieweit das Risiko für Abstoßungen wie Infektionen im ersten postoperativen Jahr bei Patienten mit initial postoperativ auftretenden psychiatrischen Störungen erhöht war. Dies zielt auf die Hypothese, dass psychiatrisch erheblich beeinträchtigte Menschen in ihrem psychoimmunologischen Status/Reagibilität verändert sind.

Die 33 *Patienten mit durchgängig psychiatrischen Störungen* in den ersten drei Wochen nach HTx zeigten *keine abweichenden Abstoßungshäufigkeiten*.

Das Auftreten *frühpostoperativ beobachtbarer psychiatrischer Störungen* war aber mit dem *Infektionsindex* positiv korreliert: r = .275 (p = .021). Dies bedeutet, dass das Vorhandensein postoperativer psychiatrischer Störungen mit einer signifikanten Zunahme der im ersten Jahr zu beobachtenden Infektionen verknüpft war.

5.9.2 Weitere somatische Folgeerkrankungen

In diesem Abschnitt werden die wesentlichen Kennwerte zu weiteren somatischen Erkrankungen im längerfristigen Follow-up nach HTx dargestellt.

5.9.2.1 Dauer von Krankenhausbehandlungen im ersten postoperativen Jahr

An den Anfang wird die Fragestellung gestellt, ob sich für die Variable „Dauer der Krankenhausaufenthalte während des ersten postoperativen Jahres" Unterschiede fanden zwischen den Patienten, die nach einem Jahr bis vor Erreichen des Zehn-Jahres Survival verstarben im Vergleich zu den aktuell lebenden Patienten. Hier soll im Überblick geklärt werden, ob die im späteren Verlauf (nach einem Jahr) verstorbenen Patienten bereits frühzeitig durch längere Krankenhausaufenthalte auffielen. Die Anzahl der Tage im unmittelbaren Anschluss an die HTx wurden herausgerechnet um nur die tatsächliche Aufenthaltsdauer für notwendige stationäre Nachbehandlungen zu erfassen (Tab. 5.46).

Tabelle 5.46:
Stationäre Krankenhausaufenthalte im ersten postoperativen Jahr

Krankenhausaufenthalte im ersten Jahr	Gestorbene Pat. > 1 Jahr N = 21 M	Langzeitüberlebende Pat. (3. Gruppe) N= 38 M
Anzahl der Krankenhausaufenthalte im 1. Jahr	3.50	3.11
Dauer der Krankenhausaufenthalte im 1.Jahr (Tage)	33.42	26.43

Anmerkung: M: Mittelwert

111

Es wird aus den Daten ersichtlich, dass die im späteren Verlauf verstorbenen Patienten bereits im ersten Jahr nach HTx im Schnitt sieben Tage (d.h. um ein Viertel) länger wegen Komplikationen stationär behandelt werden mussten als die Langzeitüberlebenden. Diese Differenz erreichte aber keine Signifikanz.

5.9.2.2 Darstellung der Häufigkeiten von somatischen Begleiterkrankungen.

Die häufigste Begleiterkrankung war mit Abstand eine **Hypertonie**, welche bereits im ersten Jahr bei 68% der Patienten festzustellen war und nach zehn Jahren litten dann knapp 75% an dieser Zusatzerkrankung. Im Einzelnen sind nun folgende weitere Dysfunktionen oder Krankheitsbilder zu nennen:

a) **renale Funktionsfähigkeit**:
Innerhalb der Gruppe von 84 Patienten, welche die erste postoperative Woche überlebt hatten, litten 26 (30.9%) an einer kompensierten Niereninsuffizienz und zehn (11.9%) waren dialysepflichtig. Von den dialysepflichtigen Patienten verstarben sieben innerhalb der ersten drei Monate nach HTx.
Jenseits von einem Jahr waren bei acht Patienten Dialysebehandlungen erforderlich gewesen, zum Zeitpunkt der Zehn-Jahres-Nachuntersuchung befanden sich drei Patienten in Dialysebehandlung und 71.7% wiesen eine kompensierte Niereninsuffizienz auf.

b) **Diabetes mellitus:**
Im ersten postoperativen Jahr wiesen 9.6% einen Diabetes mellitus auf (davon fast alle mit bereits vorbestehender Erkrankung) und in der Gruppe der aktuell lebenden Patienten lag die Quote bei 18.4%. Es war im Follow-up-Zeitraum ein kontinuierlicher Anstieg dieser Erkrankung feststellbar.

c) **Osteoporose:**
Im ersten postoperativen Jahr wiesen 8.5% eine Osteoporose auf, diese Zahl stieg bis zum Zehn-Jahres-Survival auf 26.4% an und bei den aktuell lebenden Patienten ist diese Krankheitsbild bei 31.6% anzutreffen.

d) **Tumoren:**
Im ersten postoperativen Jahr waren drei Fälle von hochmalignen Tumoren diagnostiziert worden, jenseits des ersten Jahres fanden sich bei sechs Patienten semimaligne Tumoren (zumeist Hauttumore) und bei fünf hochmaligne. In der Gruppe der langzeitüberlebenden Patienten leiden sechs an semimalignen und drei an malignen Tumoren, insgesamt also **23.7% der 38 Patienten**.

e) **Koronarstatus und Trikuspidalklappeninsuffizienzen:**
Die Erhebung dieser beiden Parameter konnte für die Patienten, welche im Zeitraum nach einem Jahr und vor Erreichen des Zehn-Jahres-Survival verstarben, nicht in der notwendigen Zuverlässigkeit erhoben werden, um Aussagen treffen zu können. Dies lag vor allem daran, dass viele dieser Patienten über lange Zeiträume keine Herzkatheteruntersuchungen vornehmen ließen und auch echokardiographische Befunde sehr mangelhaft waren.

In der Gruppe der 38 Patienten mit zehn Jahre Überleben ergaben sich folgende Befunde, welche auf vollständigen Datensätzen beruhten (Tab.5.47):

Tabelle 5.47:
Koronarstatus und Klappeninsuffizienzen nach zehn Jahren

Koronarstenosen:	
< 50%:	6 Patienten (15.8 %)
50-75%:	3 Patienten (7.9 %)
> 75%:	3 Patienten (7.9 %)
Trikuspidalklappeninsuffizienz:	
Leichte Insuffizienz :	13 Patienten (34,2%)
Mittelgradige Insuffizienz:	3 Patienten (7,9%)
Schwere Insuffizienz:	4 Patienten (10.5%)

5.9.2.3 Zusammenfassung und Kommentierung:

Die Bedeutung von Abstoßungen für den Verlauf nach HTx kann so beantwortet werden, dass die innerhalb des ersten Jahres verstorbenen Patienten, bezogen auf ihre Überlebensspanne, etwa 50% mehr Abstoßungen erlitten als die im späteren Follow-up Verstorbenen oder noch heute lebenden Patienten. Dieses Resultat zwischen den Gruppen findet sich auch für die aufgetretenen Infektionen, dabei ist das Ausmaß der Unterschiede aber erheblich ausgeprägter und hoch- signifikant, da die im ersten Jahres verstorbenen Patienten knapp 17 mal! häufiger Infektionen zeigten als die anderen Patienten.

Das Alter der Patienten war umgekehrt signifikant mit der relativen Abstoßungshäufigkeit im ersten Jahr korreliert, d.h. ältere Patienten erlitten weniger Abstoßungen, allerdings lag ihr Risiko, an Infektionen zu erkranken, tendenziell höher. Das Infektionsrisiko war auch für Patienten mit prolongierten frühpostoperativen psychiatrischen Störungen signifikant erhöht.

Die langjährige Einnahme der immunsuppressiven Therapie und der diversen Zusatz-medikationen induziert somatische Komplikationen, die für die Patienten mit erheblichen Belastungen und Einschränkungen verbunden sein können. Es zeigte sich über den Follow-up-Zeitraum ein deutliches Anwachsen der Fälle von kompensierter Niereninsuffizienz, fast drei Viertel der langzeitüberlebenden Patienten litt darunter. Am zweithäufigsten fand sich eine Osteoporose, deren Inzidenz von 8.5% im ersten Jahr auf 31.6% nach zehn Jahren anstieg.
Tumoren mussten bei fast einem Viertel der Langzeitpatienten konstatiert werden, dabei ist besondere Aufmerksamkeit den Hautveränderungen zu widmen, da sie zu 85% die dominierende Tumorart darstellen.

Eine Transplantatvasculopathie konnte als Ergebnis der Herzkatheteruntersuchungen oder echokardiographischer Befunde bei knapp 16% der Patienten nach zehn Jahren diagnostiziert werden.

Trikuspidalklappeninsuffizienzen schweren Grades fanden sich bei 10.5 % der Zehn-Jahres-Patienten, deren Entstehung ist sicher durch die anfangs noch relativ häufig durchgeführten Herzmuskelbiopsien bedingt. Seit Anfang der 90er Jahren wurde diese Methode der Abstoßungsdiagnostik fast gänzlich durch das telemetrisch überwachte, intramyokardiale Elektrogramm (IMEG) ersetzt.

5.10   Ergebnisse zum psychischen Status und zur Lebensqualität zehn Jahre nach Herztransplantation

In diesem Kapitel werden die Ergebnisse zum **psychischen Status** und zur **Lebensqualität** (QoL) der herztransplantierten Patienten dargestellt, welche aus dem Gesamtsample der 91 Patienten über mehr als zehn Jahre nach HTx überlebt haben. Es werden die Daten von 35 Patienten zu Grunde gelegt, drei Patienten beantworteten die Fragebögen mit zu viel missings, wobei erklärt werden muss, dass diese Patienten zum Zeitpunkt der Erhebung entweder im Krankenhaus waren (ein Patient) bzw. nur widerstrebend an der Untersuchung teilnahmen (zwei Patienten). Bei einigen Patienten ergaben sich darüber hinaus bei einzelnen Skalen innerhalb der Inventare vereinzelt missings, da die Patienten sie übersahen oder sie durch eigene Kommentare umformulierten.

Soweit sinnvoll werden Zusammenhänge innerhalb der Lebensqualitätsdaten und Bezüge zu den präoperativen Daten untersucht um Charakteristika herauszuarbeiten.

Eine Bewertung und Einordnung der Lebensqualitätsdaten der Patienten ist nur dann sinnvoll, wenn eine Inbezugsetzung zu einer adäquaten Kontrollgruppe möglich ist. Die Normwerte für die einzelnen QoL-Instrumente, die in der Studie Anwendung fanden, beziehen sich in der Regel auf Eichstichproben, die an Probandenkollektiven erhoben worden sind, welche im Durchschnitt deutlich jüngere Menschen umfassten, mit einem Überwiegen von Frauen. Deshalb wurde in dieser Studie große Mühe darauf verwendet, eine *eigene repräsentative Kontrollgruppe* von Menschen zu erheben, welche in ihrem Gesundheitszustand dem Durchschnitt der Bevölkerung entsprechen.

Wie bereits anfangs dargestellt wurden deshalb 100 Personen aus dem gesamten Gebiet der BRD, also sowohl aus ländlichen wie städtischen Regionen, mit den entsprechenden Fragebögen untersucht und daraus eine Kontrollgruppe von 60 Personen gebildet, welche nach Alter, Geschlecht und Bildungsstand zur Patientengruppe gematcht wurde. Es wurde eine fast doppelt so große Zahl an Probanden in die Kontrollgruppe aufgenommen, um eine möglichst zuverlässige Beschreibung der „normalen" Lebensqualität zu erreichen.

Im Folgenden werden die Ergebnisse der verschiedenen Fragebögen für die HTx-Patienten im Vergleich zu dieser Kontrollgruppe dargestellt und in der Interpretation wird darauf der Schwerpunkt gelegt.

Die Mittelwerte für die Skalen des SF-36 werden in Abbildung 5.9 und 5.10 dargestellt. In Tabelle 5.11 wird ein Überblick zur Normstichprobe und einzelnen Krankheitsbildern präsentiert.

Abbildung 5.9:
Darstellung der Mittelwertsvergleiche für Skalen des SF- 36:

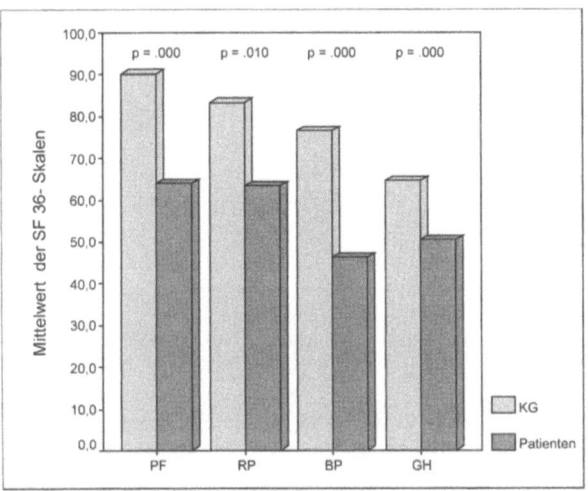

Anmerkung: PF-„körperliche Funktionsfähigkeit", RP- „körperliche Rollenfunktion", BP-„körperliche Schmerzen", GH-„allgemeine Gesundheitswahrnehmung"

Für die Skalen "körperliche Funktionsfähigkeit" (62.94 vs. 89.58), "körperliche Rollenfunktion" (63.33 vs. 83.75), "körperliche Schmerzen" (44.2 vs.77.06) und "allgemeine Gesundheitswahrnehmung" (50.29 vs. 64.57) wiesen die Patienten deutlich niedrigere Werte als die Kontrollgruppe auf, d.h. sie zeigten erhebliche Einschränkungen bzw. Belastungen. Die statistische Analyse ergab hoch- und höchstsignifikante Unterschiede zu ungunsten der HTx-Patienten (siehe Abb. 5.9).
Besonders in der Skala "körperliche Schmerzen" kam die in den Interviews oftmals geäußerte Belastung durch bestehende Schmerzen zum Ausdruck und die dadurch bedingten Beeinträchtigungen bei der Arbeit im Haushalt und bei der Verrichtung alltäglicher Dinge. Sie bedingt eine erhebliche Herabsetzung der subjektiven Lebensqualität.

Die "allgemeine Gesundheitswahrnehmung" lag bei den Patienten ebenfalls sehr niedrig, wobei aber auch die Kontrollgruppe hier ihren niedrigsten Mittelwert zeigte. Die Einschätzung des aktuellen Gesundheitszustandes und die Erwartungen für die Zukunft bezüglich der eigenen Gesundheit waren offenbar eher von Skepsis und Unsicherheit bestimmt. Weitere erhebliche Einschränkungen wurden in der „körperlichen Funktions- fähigkeit" wahrgenommen, z.B. schwerere Tätigkeiten nicht ausführen zu können oder sich nur limitiert allgemein belasten zu können. Die daraus resultierenden Einschränkungen wie z. B. "weniger schaffen als gewöhnlich" oder Schwierigkeiten bei der Ausführung bestimmter Dinge zu haben, drückte sich in der Skala "körperliche Rollenfunktion" aus.

Abbildung 5.10:
Darstellung der Mittelwertsvergleiche für Skalen des SF- 36:

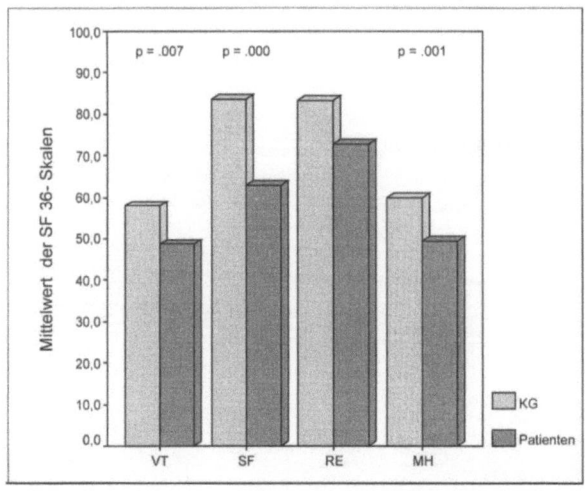

Anmerkung: VT-„Vitalität", SF-„soziale Funktionsfähigkeit", RE-„emotionale Rollenfunktion", MH-„psychisches Wohlbefinden"

Die psychische Ebene der Lebensqualität wird eher durch die Skalen „Vitalität" (48.93 vs. 58.01), „soziale Funktionsfähigkeit" (62.13 vs. 83.75) ,„ emotionale Rollenfunktion" (72.77 vs. 83.88) und „psychisches Wohlbefinden" (49.42 vs. 60) erfasst. Hier konnten ebenfalls statistisch bedeutsame Unterschiede in Richtung einer schlechteren Selbsteinschätzung der Patienten als derjenigen der Kontrollprobanden gefunden werden.

Die Patienten fühlten sich weniger energiegeladen, schwunglos und erschöpft, waren durch ihre körperliche Gesundheit oder seelische Probleme in ihren Kontakten zur Familie und Freunden beeinträchtigt und ihr psychisches Wohlbefinden war im Sinne von gesteigerter Nervosität, Niedergeschlagenheit und Entmutigung ebenfalls erheblich reduziert.

Die relativ beste Einschätzung gaben die Patienten noch für ihre „emotionale Rollenfunktion" an, die zwar auch durch emotionale Probleme in ihren täglichen Aktivitäten beeinträchtigt, aber der Unterschied zur Kontrollgruppe wird nicht signifikant (t =1,38; p(t) =.174).

Abschließend sollen die HTx-Patienten auch noch mit den Ergebnissen von anderen Untersuchungen in Beziehung gesetzt werden (Tab. 5.48), die im Manual des SF-36 aufgeführt sind.

Hierbei fanden sich sehr ähnliche Mittelwerte zwischen der *Kontrollgruppe dieser Studie* und einer vergleichbaren *Altersgruppe von Männern (51-60 Jahre) der Normstichprobe*; eine erhebliche Abweichung ergibt sich allerdings dabei bezüglich der schlechteren Werte für „psychisches Wohlbefinden" in der Studienkontrollgruppe (72.44 vs. 59.9).

Die HTx-Patienten sind in ihrer „physischen Funktionsfähigkeit" vergleichbar zu Patientengruppen, die entweder an koronaren Durchblutungsstörungen oder sonstigen chronischen Erkrankungen leiden, ihre „körperliche Rollenfunktion" war jedoch deutlich besser. Auffallend sind aber auch hier niedrigere, d.h. schlechtere Mittelwerte der HTx-Patienten bei „körperlichen Schmerzen" sowie bei der „sozialen Funktionsfähigkeit" und besonders beim berichteten „psychisches Wohlbefinden" im Vergleich zu den zwei Krankheitsgruppen.

Tabelle 5.48:
Vergleichwerte des SF-36 für Normpopulation und Krankheitspopulationen

SF-36 Skalen	PF	RP	BP	GH	VT	SF	RE	MH
	M	M	M	M	M	M	M	M
HTx-Patienten	62.94	63.33	44.20	50.29	48.93	62.13	72.77	49.42
Normpopulation, Alters-Gruppe: 51-60 Jahre	83.71	80.59	72.73	61.03	61.21	86.81	88.89	72.44
Patienten mit chronischen Erkrankungen	66.34	54.28	52.49	46.10	45.81	73.18	76.69	60.66
Patienten mit Durchblutungsstörungen des Herzens	61.71	53.50	55.78	45.64	49.03	78.09	77.35	66.35

Anmerkung: M: Mittelwert; PF-„körperliche Funktionsfähigkeit", RP-„körperliche Rollenfunktion", BP-„körperliche Schmerzen", GH-„allgemeine Gesundheitswahrnehmung"
VT-„Vitalität", SF-„soziale Funktionsfähigkeit", RE-„emotionale Rollenfunktion", MH-„psychisches Wohlbefinden"

Insgesamt betrachtet berichteten die 35 langzeitüberlebenden Patienten über erhebliche Beeinträchtigungen in allen Bereichen ihres Gesundheitszustandes und damit über eine reduzierte, subjektiv wahrgenommene Lebensqualität im Vergleich zur gematchten Kontrollgruppe. Sie wiesen vergleichbare Scores wie chronisch Kranke auf, litten aber unter deutlich mehr körperlichen Schmerzen und mehr Einschränkungen in ihren sozialen Kontakten und ihrem seelischen Wohlbefinden, waren aber in der Verrichtung alltäglicher Aufgaben durch ihre körperlichen Einbußen weniger gehandikapt als chronisch Kranke.

5.10.2 Darstellung der Ergebnisse des Sickness Impact Profile

In den folgenden Abbildungen 5.11, 5.12 und 5.13 werden graphisch die Ergebnisse des SIP für die Patienten im Vergleich zur Kontrollgruppe dargestellt.

Abbildung 5.11:
Darstellung der Mittelwertsvergleiche für ausgewählte Skalen des SIP

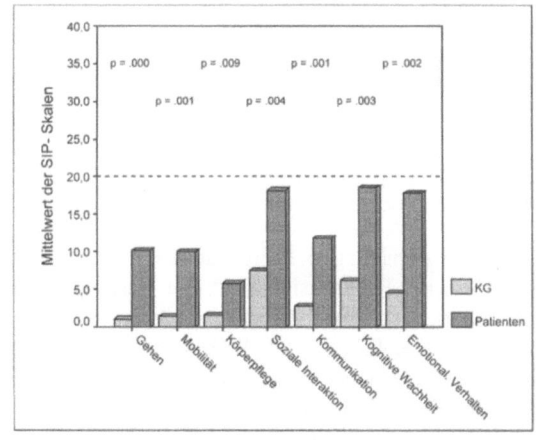

Für die Skalen „Gehen" (9.81 vs 1.09), „Mobilität" (9.73 vs 1.45), „Körperpflege"(5.82 vs 1.68), „soziale Interaktion" (17.83 vs 7.54), „Kommunikation" (11.72 vs 2.85), „kognitive Wachheit" (19.45 vs 6.25) und „emotionales Verhalten" (17.65 vs 4.62) zeigten sich statistisch bedeutsame Unterschiede zwischen der Patienten- und Kontrollgruppe. Die Patienten waren in all diesen Aktivitäten durch ihre Krankheit erheblich eingeschränkter als die gesunden Kontrollpersonen, jedoch lagen alle Werte unter dem Grenzwert des Manuals von 20 Punkten, jenseits dessen von schwerwiegenden Einbußen und Behinderungen ausgegangen werden kann.

Die relativ höchsten Beeinträchtigungen gaben die Patienten für die Skalen „soziale Interaktion" (SI), „kognitive Wachheit"(KW) und „emotionales Verhalten"(EV) an. Hier reichten ihre Werte nahe an den Score von 20 heran. Dies bedeutet, dass sie Angst wie Hoffnungslosigkeit, Gereiztheit und Ruhelosigkeit (EV) erleben, sich von den anderen Menschen zurückziehen (SI) und sich im Mittel auch wesentlich kognitiv beeinträchtigt, fahrig und vergesslich fühlen. Allerdings ist wichtig festzuhalten, dass diese grenzwertigen Mittelwerte ausschließlich auf besonders hohe Scores bei vier Patienten zurückzuführen waren, die z.T. altersbedingte Abbauprozesse aufweisen oder in einem schlechtem sozialen bzw. persönlichen Umfeld lebten. Es zeigt sich hierbei neuerlich die Problematik der Mittelung von Werten und der daraus abgeleiteten allgemeinen Aussagen.

In Abbildung 5.12 werden u.a.die Ergebnisse zu den Grundbedürfnissen Schlaf und Ruhe sowie Essen dargestellt.

Abbildung 5.12:
Darstellung der Mittelwertsvergleiche für ausgewählte Skalen des SIP

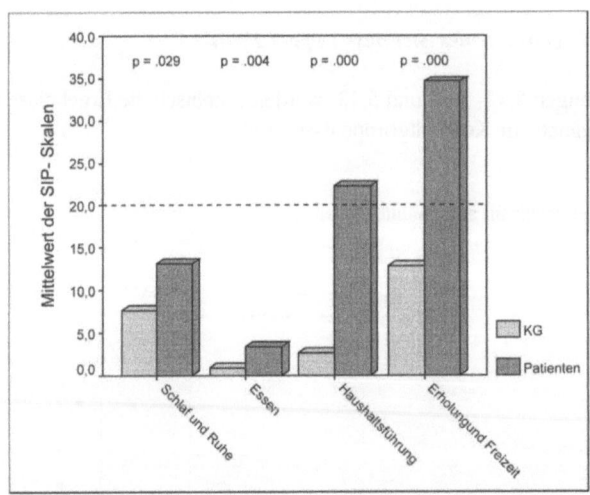

Besonders auffallend ist in Abbildung 5.12 die starke mittlere Ausprägung der Skalen „Erholung und Freizeit" sowie „Haushaltsführung". Im Vergleich zwischen der Patienten- und Kontrollgruppe zeigte sich ein höchstsignifikanter Unterschied. Die Patienten beschrieben sich in ihrem Erholungs- und Freizeitverhalten als weniger an Hobbys, Vergnügen und aktiven Unternehmungen interessiert und überschreiten mit ihrem Mittelwert von 34.6 (KG: 12.9) deutlich die Grenznorm von 20.

Eine gleichermaßen hohe Beeinträchtigung zeigte sich in der Skala „Haushaltsführung", in der z.B. Tätigkeiten in Haus und Garten und Regelungen der Rechnungen, Bankgeschäfte etc.

einbezogen sind, mit einem Mittelwert von 22.3 (KG: 2.7). Hier sind die Unterschiede zwischen Patienten- und Kontrollgruppe besonders ausgeprägt
Einschränkend muss auch hier erklärt werden, dass die bereits erwähnte Gruppe von vier Patienten mit besonders hohen Einschränkungen (SI, KW, EV) auch bei diesen beiden Skalen hoch scorten.
Die Mittelwerte für die beiden Skalen „Schlaf /Ruhe" und „Essen" unterscheiden sich auf dem 5% Niveau zwischen den Gruppen. Die Patienten verbringen den Tag mehr mit ausruhen, dösen oder haben nachts Schlafstörungen. Das Essen ist in der Regel von den Diätvorschriften beeinträchtigt. Alle diese Skalenwerte sind weit unterhalb der pathologischen Grenze.

Abbildung 5.13:
Darstellung der Mittelwertsvergleiche für die Dimensionen des SIP

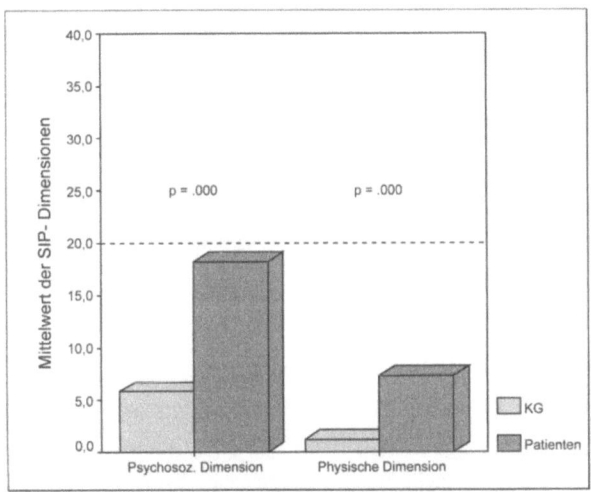

Die eben dargestellten Ergebnisse der Einzelskalen des SIP lassen sich **zusammenfassend** in den übergeordneten Skalen des SIP verdichten (Abbildung 5.13)

Die Patienten waren insgesamt erheblich deutlicher auf der psychosozialen (18.22 vs 5.81) als auf der physischen Ebene (7.29 vs 1.18) beeinträchtigt. Die Gesamtmittelwerte beider Dimensionen liegen unterhalb der pathologischen Norm, die Unterschiede zur Kontrollgruppe sind hochsignifikant.

5.10.3 Darstellung der Ergebnisse zum Giessener Beschwerdebogen

5.10.3.1 Ergebnisse der Originalitems

In Abbildung 5.14 werden die Ergebnisse des GBB für die Patienten- und Kontrollpopulation dargestellt.

Abbildung 5.14:
Darstellung der Mittelwertsvergleiche für die GBB- Skalen

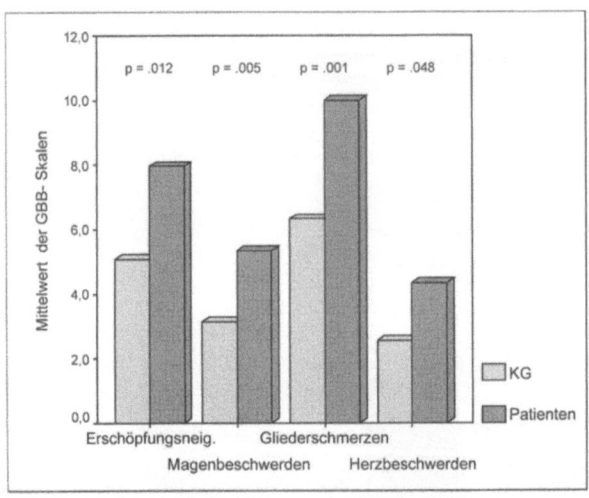

Vorausschickend soll nochmals erwähnt werden, dass der GBB die psychologisch subjektiven Beschwerden (Befinden) erhebt und nicht objektive organische Symptome. Bei Vorliegen von Beschwerden kann es sich - vereinfacht ausgedrückt - um organische Ursachen handeln, aber auch um körperliche Missempfindungen, die psychische Ursachen haben und vom Patienten in bestimmte Körperregionen verlagert, projiziert werden.

Die Skala „Gliederschmerzen" wies den höchsten Mittelwert von 9.56 auf und auch der Unterschied zwischen Patienten- und Kontrollgruppe (6.33) zeigte sich als hochsignifikant (p = .000). Die Patienten litten dabei auch unter Schmerzen des Kopfes, Nackens und Rückens. „Magenbeschwerden" (5.24 vs. 3.13) wie Schmerzen, Sodbrennen, Übelkeit etc. waren ebenfalls signifikant erhöht wie auch die „Erschöpfungsneigung" (7.71 vs. 5.1), die Schwächegefühl, Mattigkeit und Benommenheit miterfasst. Lediglich auf dem 5% -Niveau unterschiedlich zur Kontrollgruppe war die Skala „Herzbeschwerden" (4.16 vs. 2.56), die Stiche oder Kloßgefühl in der Brust, Herzklopfen, Atemnot etc. erfragt.
Die Summenskala „Beschwerdedruck" erbrachte einen Gruppenmittelwert der Patienten von 27.65 im Vergleich zu 20.54 der Kontrollgruppe (p =.000).

Zur Einordnung der Ergebnisse sind die Daten einer Vergleichsgruppe von 29 Männern, evaluiert sieben bis zehn Tage nach einer Operation am offenen Herzen, interessant (Davies-Osterkamp und Möhlen, 1978). Die Autoren fanden für „Erschöpfungsneigung" einen Mittelwert von 6.48, für „Magenbeschwerden" von 1.76, für „Gliederschmerzen" von 5.41

und für „Herzbeschwerden" von 4.10; der „Gesamtbeschwerdedruck" lag bei 17.76. Daraus ergibt sich eine deutlich höhere Inzidenz für „Erschöpfung" und „Gliederschmerzen" sowie insbesondere auch für „Magenbeschwerden" bei den HTx-Patienten, dies manifestiert sich natürlich auch deutlich im „Gesamtbeschwerdedruck". „Herzbeschwerden" waren nicht unterschiedlich.

Die Gründe für die erheblich erhöhten Werte der HTx-Patienten im Vergleich zu der eigenen Kontrollgruppe und zu den herzoperierten Patienten liegen sicher in den Nebenwirkungen der Immunsuppressiva. Die langjährige Einnahme von Cortison bedingt Osteopathien mit entsprechender Schmerzsymptomatik, die Erschöpfung ist durch multiple Interaktionen, auch durch die zumeist regelmäßig notwendigen Antihypertensiva mitbedingt und Magenbeschwerden sind bei der Vielzahl der einzunehmenden Medikamente nicht unerwartet.

Die vermehrt beklagten Herzbeschwerden können durch fortgeschrittene Transplantatvasculopathien mitbedingt sein, obgleich eine mögliche Reinneration des transplantierten Herzens und damit eine Schmerzwahrnehmung noch umstritten ist.

Neben diesen organischen Ursachen spielen sicher unbewusste Prozesse der Verarbeitung der Herztransplantation eine erhebliche Rolle. Viele Items z.B. der Skalen „Magen-„ und „Herzbeschwerden" haben symbolisch mit der konflikthaften Inkorporation des fremden Organs in den eigenen Körper zu tun, das fremde Objekt wird „einverleibt", bleibt wie ein Kloß im Hals stecken, löst Übelkeit, Erbrechen und Herzklopfen aus. Die orale Entwicklungsphase wird reaktualisiert und Störungen in diesen Prozessen der Verarbeitung der Transplantationserfahrung und auch der damit häufig verbundenen Schuldgefühle spiegeln sich in den subjektiv erlebten Beschwerden wider. Hier bieten sich auch Assoziationen zu der Erschöpfung und Schwäche wie auch zum Druckgefühl im Kopf/ Kopfschmerzen an: „Ich zerbreche mir den Kopf".

Zusammenfassend kann festgestellt werden, dass die Patienten im GBB ein hohes Maß an körperbezogenen Beschwerden zeigten, die in allen Skalen hochsignifikant über den Werten der gematchten Kontrollgruppe lagen.

5.10.3.2 *Ergebnisse der Sonderitems*

Dem GBB wurde eine Liste mit Beschwerden angefügt, die aufgrund der langjährigen Erfahrung in der Arbeit mit Herztransplantierten zusammengestellt worden war und ein Bild der spezifischen Belastungen ergibt.
Diese 18 Sonderitems sind in Tabelle 5.49 in der Reihenfolge ihrer Nennungen dargestellt. Es wird dabei in zwei Spalten unterschieden:

a) nach Häufigkeit der Nennungen, unabhängig vom Ausprägungsgrad und

b) nach Häufigkeiten in den Ausprägungsgraden: "erheblich" oder „stark". Dieses Vorgehen sollte auch eine Rangfolge nach der Intensität der spezifischen Beschwerden ermöglichen.

Tabelle 5.49:
Häufigkeitsdarstellung für Sonderitems des GBB

GBB- Sonderitems	Vorkommen unabhängig vom Ausprägungsgrad in %	Ausprägungsgrade „erheblich" und „stark" in %
Wadenkrämpfe	81.2	31.2
Bluthochdruck	80.6	35.5
Infektionsanfälligkeit	75.0	25.0
Gehörschwierigkeiten	65.6	12.5
Vermehrter Haarwuchs	65.6	31.3
Wetterfühligkeit	65.6	28.2
Muskelschmerzen	62.5	25.0
Mundtrockenheit	59.4	15.7
Knöchelödeme	53.1	25.0
Ohrensausen	53.1	18.8
Albträume	51.6	6.4
Vollmondgesicht	50.0	6.2
Verwirrtheit	42.9	2.9
Fieberanstieg	37.1	0.0
Brechreiz	34.4	6.3
Farbensehstörung	31.4	0.0
Doppelsehen	28.1	0.0
Akne	26.6	3.3

Im Ergebnis fanden sich sehr hohe Prozentangaben für diese vorwiegend somatisch bedingten Beschwerden. Die ersten sechs Items wurden von mehr als zwei Dritteln der Patienten als vorhanden gescort. Überraschend häufig wurden dabei Hörstörungen und Ohrensaussen und auch psychische Symptome wie Albträume und Verwirrtheit genannt.

Die Reihenfolgc der besonders belastenden Beschwerden wird angeführt von der Sorge um den Bluthochdruck, dann wurde bereits der vermehrte Haarwuchs genannt, unter dem im Grunde nur die Frauen leiden, der aber ihre Lebensqualität - wie in den Interviews immer betont - besonders stark beeinflusst. Muskel- und Wadenschmerzen (Magnesiummangel), die Wetterfühligkeit sowie Knöchelödeme im Zusammenhang mit der durchgängig vorhandenen kompensierten Niereninsuffizienz waren ebenfalls relativ häufig in stärkerer Ausprägung anzutreffen.

Etwas überraschend waren die sehr niedrigen Häufigkeiten für schwerere Ausprägungen bei Vollmondgesicht und Akne und auch der Umstand, dass „nur" etwa 30% der Patienten unter Sehstörungen (cyclosporinbedingt) litt und davon niemand in stärkerer Ausprägung.

Zusammenfassend kann festgestellt werden, dass sehr viele Patienten an spezifischen Medikamentennebenwirkungsbeschwerden litten und bis zu einem Drittel der Patienten bestimmte Beschwerden als sehr gravierend einstuften.

5.10.4 Darstellung der Ergebnisse zur Hospital Anxiety and Depression Scale

In der Abbildung 5.15 sind die Ergebnisse der HADS- Skalen für die Patienten- und Kontrollpopulation dargestellt.

Abbildung 5.15:
Darstellung der Mittelwertsvergleiche für die HADS- Skalen

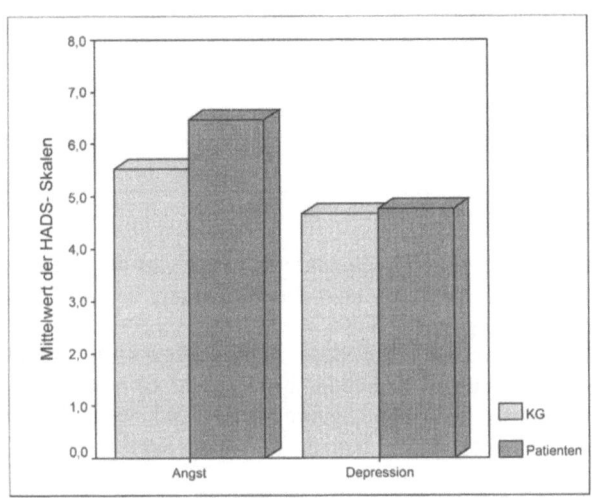

Weder in der Skala Angst noch in der Skala Depression zeigten sich im Einzelvergleich statistisch bedeutsame Unterschiede zwischen der Patienten- und Kontrollgruppe. Die Herztransplantierten zeigten zwar einen höheren mittleren Angstwert von 6.5 als die vorliegende Kontrollgruppe mit 5.5, aber im Vergleich zu anderen Studien relativiert sich das Angstniveau. Bei einer Untersuchung an 55 Patienten mit „Gesundheitsproblemen" lag der Mittelwert bei 7.9, bei 152 gesunden Probanden, die vorrangig in einem Sportverein erhoben wurden, bei 5.8. In einer großen Stichprobe von 5579 kardiologischen Patienten fand sich ein zu unserem Ergebnis fast identischer Wert von 6.8 (siehe Angaben im HADS-Manual von Herrman et al., 1995, S19).

Bezüglich der Depressivität (4.8 vs 4.7) fanden sich keine relevanten Unterschiede in den Ausprägungen der HTx-Patienten zur Kontrollgruppe. Vergleichswerte der eben erwähnten Gruppe mit „Gesundheitsproblemen" liegen bei 4.6 und den kardiologischen Patienten bei 5.0. Die gesunde Kontrollgruppe von 152 Probanden wies hingegen einen Wert von 3.4 auf.

Zusammenfassend kann festgestellt werden, dass das Angstniveau bei den HTx-Patienten im Langzeitfollow-up leicht höher lag als in der Kontrollgruppe und vergleichbar war zu dem von kardiologisch erkrankten Patienten. Das Ausmaß der depressiven Symptomatik war hingegen in keiner Hinsicht auffällig.

5.10.5 Darstellung der Ergebnisse der beiden Skalen des Freiburger Persönlichkeitsinventars

Die Ergebnisse zu den zwei Skalen „Lebenszufriedenheit" und „Beanspruchung" des Freiburger Persönlichkeitsinventar sind in Tab. 5.50 dargestellt.

Tabelle 5. 50:
Darstellung der Ergebnisse für die beiden FPI- Skalen

Skala	Patienten N=35 M	KG N=2035 M	t	p(t)
Lebenszufriedenheit	7.83	7.03	1.36	.185
Beanspruchung	4.93	5.00	< 1	

Anmerkung: KG: Kontrollgruppe; M: Mittelwert, t-Test

Die Angaben der Patienten sind, insbesondere in Anbetracht der bisherigen QoL-Resultate, überraschend, da sich zwischen der HTx-Patientengruppe und der Kontrollgruppe keine statistischen Unterschiede ergaben.
Der Mittelwert der Patienten lag in der Skala „Lebenszufriedenheit" überraschend sogar über 10% höher als bei den gesunden Kontrollprobanden, d.h. sie beschrieben sich als zukunfts-optimistischer, zufriedener mit dem eigenen Leben und ihrer Partnerschaft. Auch im Vergleich zur Normstichprobe des FPI bestätigt sich dieses Ergebnis (7.58).

Die Mittelwerte für die Skala „Beanspruchung" waren gleich (Normstichprobe: 5.68), d.h. die Patienten erlebten im Durchschnitt nicht mehr Beanspruchung und Stress durch alltägliche Anforderungen, schwierige Aufgaben, Verpflichtungen mit ihren körperlichen und psychischen Stressreaktionen oder litten nicht mehr an Überreizung oder Mangel an Entspannung oder Erholung.
Zusammenfassend kann festgestellt werden, dass die HTx-Patienten mit ihrem Leben erstaunlich zufrieden waren und sich nicht besonders beansprucht fühlten.

5.10.6 Ergebnisse zu Zusammenhängen zwischen den Lebensqualitätsinventaren untereinander.

5.10.6.1 Korrelationsanalysen:

Erwartungsgemäß ergaben sich vielfältigste Korrelationen zwischen den QoL-Inventaren, da sich die Instrumente inhaltlich natürlich stark überschneiden (z.B. SF-36 und SIP). Deshalb sollen im Wesentlichen lediglich besonders interessante Zusammenhänge herausgegriffen werden, die ein vertieftes Verständnis ermöglichen.

a) SF-36 in seinen Zusammenhängen zu anderen Skalen:

Die Skalen des SF-36 korrelierten sehr hoch mit denen des SIP und unterschiedlich klar mit den psychosomatischen Beschwerden im GBB. Alle GBB-Skalen waren hochsignifikant mit den SF-36 Skalen „physische Leistungsfähigkeit" sowie „soziale Funktionsfähigkeit" und ebenso mit „Vitalität" und „psychisches Wohlbefinden" verknüpft. Ein schlechter Status in diesen QoL-Bereichen war demnach mit einer Vielzahl subjektiver Beschwerden verbunden.

124

„Körperliche Schmerzen" und „Gesundheitserwartungen" standen hingegen in keiner Beziehung zu psychosomatischen Beschwerden. Möglicherweise „verhindern" reale Schmerzen eine psychosomatische Verarbeitung bzw. werden in dieser Form Belastungen offen nach außen hin dargestellt. Die gegenwärtige „Gesundheitseinschätzung" und „Erwartungen in der Zukunft" sind offenbar als kognitive Bewertungsvorgänge unabhängig von psychosomatischen Prozessen.

Angst wie Depression waren eng mit allen Skalen des SF-36 korreliert, mit Ausnahme von „körperliche Schmerzen", hier gilt vermutlich Ähnliches wie gerade ausgeführt.

Bemerkenswert ist das Ergebnis, dass die Lebenszufriedenheit, wie sie im FPI gemessen wird, in besonders engem Zusammenhang zu „geistiger Gesundheit" (p =.001), „Vitalität" (p =.03) und den „Gesundheitserwartungen" (p =.044) stand, lediglich „körperliche Schmerzen" (p =.021) waren als einzige somatische Skala mit Lebenszufriedenheit verknüpft. Hier zeigt sich eine weitgehende Unabhängigkeit der berichteten „Lebenszufriedenheit" von körperlichen Aspekten und ihre Verbindung zum psychischen Erleben. Als wichtige intervenierende Variable zeigte sich dabei in den Interviews ein Dankbarkeitsgefühl, ein nun bereits lange währendes „zweites Leben" erhalten zu haben.

b) Der SIP in seinen Zusammenhängen zu anderen Skalen

Die „physische" wie die „psychosoziale Dimension" des SIP waren mit allen SF-36 Skalen verknüpft, ausgenommen der „Gesundheitswahrnehmung". Auch die Angst- und Depressionsscores des HADS waren mit diesen beiden Dimensionen hochkorreliert (p =.000). Dies ist nicht verwunderlich, da Patienten mit hohen SIP-Scores definitiv sehr stark beeinträchtigt waren und deshalb die damit verbundenen affektiven Reaktionen sehr ausgeprägt sind. Ebenso zeigte sich die „Lebenszufriedenheit" sehr eng mit den Scores dieser Dimensionen verknüpft
(p =.000).

c) Der HADS in seinen Zusammenhängen zu anderen Skalen

Die Angst- wie die Depressionsskala des HADS waren hochsignifikant mit allen GBB-Skalen korreliert (p =.000) und in ausgeprägten Maße auch mit der „Lebenszufriedenheit" (p =.000), d.h. mit Zunahme ängstlich-depressiver Symptomatik war auch ein massiver Rückgang der Lebenszufriedenheit verbunden.

5.10.6.2 Clusteranalysen

Neben der korrelationsstatistischen Betrachtung ist eine Clusteranalyse weiterführend, um ein Bild über eventuell unterscheidbare Patientengruppen innerhalb der Gesamtgruppe zu erhalten. Hierfür war aus statistischen Gründen eine Reduktion auf einzelne Skalen der QoL-Inventare notwendig. Diese erfolgte durch Auswahl sowohl physischer wie psychischer Variablen, um die Interdependenzen und Verschränkungen deutlich werden zu lassen. Dabei werden natürlich eindeutigere Cluster erschwert, die sich bei Berechnungen mit „reinen" physischen oder „reinen" psychischen Variablengruppen ergeben könnten.

Die Clusteranalyse erbrachte eine drei Clusterlösung, welche in Tab. 5.51 dargestellt ist.

Tabelle 5.51:
Clusteranalyse

QoL-Skalen	Cluster 1 N = 4	Cluster 2 N = 19	Cluster 3 N = 12
„Physische Funktionsfähigkeit" SF-36	41.16	54.33	70.71
„Physische Dimension" SIP	24.38	5.62	1.32
„Soziale Funktionsfähigkeit" SF-36	43.53	64.81	93.75
„Psychosoziale Dimension" SIP	71.35	18.08	3.81
„Körperliche Schmerzen" SF-36	26.50	28.7	79.0
„Beschwerdedruck" GBB	54.50	25.46	19.63
„Angst" HADS	14.0	6.46	3.88
„Psychisches Wohlbefinden" SF-36	21.67	48.21	62.0
„Lebenszufriedenheit" FPI	5.5	7.85	9.37
„Beanspruchung" FPI	7.1	4.87	3.43

Es ließen sich drei Cluster identifizieren, welche sich relativ deutlich in ihrer Charakteristik unterschieden.

Das **Cluster 1** wird von lediglich vier Patienten gebildet, welche schlechte Werte in der „physischen Funktionsfähigkeit" aufwiesen, insbesondere im Bereich basaler körperlicher Leistungen („physische Dimension" des SIP) und auch eine sehr hohe Anzahl subjektiver Beschwerden (GBB) angaben, sowie eine hohe Beanspruchung (FPI) beklagten. Darüber hinaus berichten sie über viel „Angst", ein schlechtes „psychisches Wohlbefinden" und letztendlich zeigen sie die niedrigste „Lebenszufriedenheit".

Die Patienten des **Clusters 3** (ein Drittel der langzeitüberlebenden Patienten) berichteten dagegen über fast keine wesentlichen körperlichen Einschränkungen und eine insgesamt gute allgemeine physische Leistungsfähigkeit (SF-36 wie SIP) verbunden mit sehr guter „sozialer Funktionsfähigkeit". Ihr Angstlevel lag sehr niedrig, sie fühlten sich wenig beansprucht und schätzen ihr „psychisches Wohlbefinden" wie ihre „Lebenszufriedenheit" als sehr zufriedenstellend ein.

Im **Cluster 2** fanden sich Patienten, die ebenfalls wenig basale physische Einschränkungen aufweisen (SIP), aber im SF-36 ihre „physische Funktionsfähigkeit" insgesamt als relativ beeinträchtigt bewerteten. Dabei fällt auf, dass sie in hohem Maße über „körperliche Schmerzen" klagten und auch ihre „soziale Funktionsfähigkeit" als deutlich gemindert ansahen. Ihr „psychisches Wohlbefinden" war entsprechend deutlich reduziert und auch ein relativ erhöhtes Angstlevel war für sie kennzeichnend. Insgesamt war auch ihre „Lebenszufriedenheit" im Vergleich zu den Patienten im Cluster 3 erkennbar gemindert.

Die drei Patientencluster tragen wesentlich zum Verständnis der Ergebnisse zur Lebensqualität der Gesamtgruppe der langzeitüberlebenden HTx-Patienten bei, da sie deutlich

Lebensqualität der Gesamtgruppe der langzeitüberlebenden HTx-Patienten bei, da sie deutlich machen, dass die sehr kleine Zahl von Patienten des ersten Clusters mit ihren extrem schlechten Scores das gemittelte Wertebild in den verschiedenen QoL-Inventaren wesentlich negativ mitbestimmen. Bei Einzelbetrachtung der vier Patienten des ersten Clusters zeigte sich, dass sich drei von ihnen bei der Nachuntersuchung in bereits langandauernder Dialysebehandlung befanden und sie entweder zugleich an schwerer Osteoporose bzw. an Tumoren erkrankt waren.

5.10.7 Zusammenfassung zur subjektiven Lebensqualität:

Um ein zutreffendes Bild zum QoL-Status der HTx-Patienten zu bekommen, ist es wichtig, die Messebenen, den Fokus der verschiedenen Fragebögen für die Interpretation zu beachten. Der **SIP** erfasst die konkrete Verhaltensebene, d.h. es wird nach einfachen, genau beschriebenen Tätigkeiten des Alltags gefragt und die angeführten Einbußen und Defizite sind in der Regel schwereren Grades. Pathologische Scores weisen hier Patienten auf, die sich in der Erholungsphase nach schweren Eingriffen befinden oder an chronischen Krankheiten leiden. Auf dieser basalen Verhaltensebene zeigten die langzeitüberlebenden HTx-Patienten keine wirklich bedeutsamen Einschränkungen. Ihre körperliche Verfassung war demnach nicht schwerwiegend beeinträchtigt, Defizite fanden sich eher im emotionalen Bereich mit ängstlicher Anspannung, Ruhelosigkeit und kognitiven Einbußen sowie im Interesse und der Hinwendung zu sozialen Beziehungen. Aber auch diese Einbußen lagen vom Ausmaß her noch im Grenzbereich vom unauffälligen zum wirklich krankheitswertigen Spektrum.

Der **SF-36** hingegen zentriert in seiner Konzeption mehr auf die Ebene der Einschätzungen und übergeordneteren, kognitiven Bewertungsprozesse zu den einzelnen Fähigkeiten und Einbußen. In ihrer körperlichen Belastbarkeit und der damit verknüpften Fähigkeit alltägliche Aufgaben angemessen zu erledigen, sahen sich die HTx-Patienten als deutlich beeinträchtigt an, sie lagen mit ihren Bewertungen etwa 20%-30% schlechter als die gematchte Vergleichspopulation, etwa auf dem Niveau chronisch kranker Menschen. Besonders herauszuheben sind die offenbar vielfältigen und ausgeprägten Schmerzen. Auf dieser physischen Ebene waren die Defizite somit klarer akzentuiert als im SIP, sie werden von den Patienten offenbar kognitiv stärker gewichtet, trotz seltener wirklich massiver Einbußen.
Auf der Ebene der psycho-sozialen Lebensqualität waren die erlebten Verschlechterungen vor allem in den sozialen Kontakten sehr gravierend: die Werte zeigten eine etwa 30% schlechtere Beurteilung auf als bei den Kontrollprobanden und sie lagen noch leicht unterhalb der Werte von chronisch Kranken. In der Zusammenschau mit der Beschreibung eines deutlich reduzierten psychischen Wohlbefindens und auch einer erheblichen Einschränkung im alltäglichen Tun durch emotionale Probleme (Werte unterhalb chronisch Kranker) sowie einer Absenkung der Vitalität (circa 20% niedriger) decken sich diese Resultate mit den SIP-Ergebnissen. Generell ergaben sich in den statistischen Analysen hohe Zusammenhänge zwischen den SF-36 und den SIP-Skalen.

Die deutlich erhöhte Anzahl psychosomatischer Beschwerden im **GBB** bestätigt den Stellenwert affektiver Prozesse im Körpererleben der Patienten, wobei die realen, somatisch bedingten Symptome eine erhebliche Verschränkung mit den seelischen Ursachen eingehen. Eine nähere Unterscheidung zwischen Auswirkungen emotionaler Gestimmtheiten und unbewusster Verarbeitungsprozesse der HTx auf das Körpererleben gegenüber medikamentenbedingten diffusen Missempfindungen ist nicht möglich. Die hochsignifikante Korrelation zwischen ängstlich-depressiver Symptomatik im HADS zu den GBB-

Beschwerden bestätigt aber eindrücklich die Parallelität. Dabei waren es auch die angstvoll-depressiven Patienten, welche zugleich im SF-36 und im SIP entsprechend schlechtere Skalenwerte aufwiesen.

In Anbetracht der bisherigen Darstellungen wäre eine insgesamt erhöhte depressive Symptomatik zu erwarten gewesen, was sich nicht bestätigte. Hier könnte man neuerlich spekulieren, dass eine depressive Stimmung ins Körperliche „abgeglitten" ist, einem Somatisierungsprozess unterliegt. Das Angstniveau war hingegen leicht erhöht, ohne wirklich signifikant von den Werten der Vergleichsgruppen abzuweichen.

Die bisherige Querschnittsanalyse erhält eine weitere Dimension bei einer clusteranalytischen Auswertung. Hier zeigte sich, dass sich eine sehr kleine Gruppe von vier Patienten identifizieren ließ, welche unter schweren körperlichen Erkrankungen wie Dialysepflichtigkeit und weiteren Zusatzerkrankungen litt und entsprechend schwerste Einbußen in ihrer körperlichen und psychischen Verfassung aufwies. Demgegenüber waren bei einem Drittel der Patienten, die zusammen ein Cluster bildeten, nur unwesentliche Beeinträchtigungen anzutreffen, sie berichteten über eine insgesamt sehr gute Lebensqualität.
In dem größten Patientencluster, welches etwas mehr als der Hälfte der Patienten umfasst, war eine reduzierte QoL festzustellen, die vor allem durch eine erhebliche Schmerzsymptomatik und Einbußen in der sozialen Funktionsfähigkeit gekennzeichnet war. Psychosomatische Beschwerden waren bei diesen Patienten eher selten zu konstatieren, aber ein vermehrtes Angsterleben und insgesamt ein reduziertes psychisches Wohlbefinden.

5.10.8 Ergebnisse zu Zusammenhängen zwischen den Lebensqualitätsskalen und präoperativen Parametern.

In diesem Abschnitt sollen die vorbeschriebenen Lebensqualitätsvariablen der langzeitüberlebenden Patienten in Bezug gesetzt werden zu den festgestellten psycho-pathologischen Befunden sowic den Abwehr- und Bewältigungsstrategien zum Erhebungs-zeitpunkt vor der Transplantation. Dieser Analyseansatz basiert auf dem Interesse zu explorieren, inwieweit sich präoperative psychische Befindlichkeiten und Persönlichkeits-variablen in der Selbstbeurteilung der Lebensqualität eine Dekade später, nach Anpassung an ein - durch Herztransplantation - verändertes Leben wiederfinden lassen. Aufgrund der bisherigen Erkenntnisse aus der Literatur ist anzunehmen, dass situative präoperative psychische Reaktionen keine Beziehung zur späteren Lebensqualität zeigen, hingegen überdauernde Persönlichkeitsvariablen einen Einfluss zeigen könnten.

Darüber hinaus gilt es in diesem Abschnitt zu prüfen, inwieweit lebensgeschichtliche psychische Belastungen und auch somatische Vorerkrankungen bzw. Zusatzerkrankungen eine Auswirkung auf die Langzeitlebensqualität aufweisen.

Die zu klärenden Zusammenhänge sollen wiederum, zur Erhöhung der Prägnanz, in Form von Fragestellungen formuliert werden.

1. *Lassen sich nach einem Zeitraum von mehr als zehn Jahren noch Gemeinsamkeiten zwischen dem psychischen Zustandsbild zum Zeitpunkt der Listung zur HTx und der berichteten QoL im Langzeitverlauf finden?*

In einem ersten Schritt werden als globale Kennwerte die Gesamtscores der beiden umfangreichen psychiatrischen bzw. psychosomatischen Inventare, des AMDP und des PSKB in Bezug zum Lebensqualitätsoutcome gesetzt.

a) Korrelationen zwischen den präoperativen AMDP- und PSKB-Gesamtscores und den Lebensqualitäts-Variablen:

Vorbemerkung: Der AMDP-Gesamtscore des Abschnittes "psychischer Befund" beschreibt als globaler Kennwert den Grad psychopathologischer Gestörtheit zum Zeitpunkt der Indikationsstellung für eine HTx. Er wurde auf der Basis der 25 Items gebildet, die wegen ihrer guten Streuungen in die Faktorenanalyse einbezogen waren. Der PSKB-Gesamtscore beschreibt als Gesamtkennwert das Ausmaß der neurotischen und psychosomatischen Auffälligkeit und bezieht sich damit eher auf überdauerndere Persönlichkeitsmerkmale. Er wurde auf der Basis der 24 Items gebildet, die der PSKB-Faktorenanalyse zugrunde gelegt waren.

Die Korrelation der präoperativen AMDP-Gesamtscores jedes Patienten mit den zugehörigen Scores für Angst und Depression im HADS zum Zeitpunkt des Langzeit-follow-ups erbrachte lediglich eine tendenzielle Korrelation mit einem p = .067 zwischen präoperativer Gestörtheit und aktuellem Angstlevel, zu den Depressionswerten gab es keinerlei Bezug. Zur inhaltlich präziseren Verknüpfung wurde auch die Korrelation des AMDP-Syndroms "Störung der Affektivität" mit den HADS-Scores berechnet, in der Annahme, dass dieses Syndrom eine Entsprechung in den zwei Skalen des HADS finden könnte. Es ließen sich aber keine Zusammenhänge aufzeigen.

Der PSKB-Gesamtscore war weder mit Angst noch Depression im HADS korreliert.

Die Analyse zu Zusammenhängen mit den Skalen des Giessener Beschwerdebogen erbrachte eine sehr hohe Korrelation der AMDP-Gesamtscores mit der Skala „Herzbeschwerden" (r = .552, p = .008) und auch Signifikanzen mit allen anderen Beschwerdeskalen: „Glieder-schmerzen" (p = .016), „Magenbeschwerden" (p = .022) und „Erschöpfungsneigung" (p = .038). Zum Beschwerdedruck ergab sich entsprechend ein r = .548 (p = .012) .

Der PSKB-Gesamtscore und die GBB-Skalen standen sehr viel weniger in Zusammenhängen miteinander: lediglich Gliederschmerzen und Magenbeschwerden korrelierten auf dem 5%-Niveau positiv miteinander.

Diese Parallelitäten fanden sich in sehr beeindruckender Weise bei der Korrelation der präoperativen AMDP-Gesamtscores mit den Patientenbewertungen im Sickness Impact Profile wieder:
Für die beiden übergeordneten Dimensionen des **SIP** fanden sich hoch signifikante Korrelationen mit den **AMDP-Gesamtscores**:
-    für die „**physische Dimension**" ergab sich ein r = 0.654 (p = .001)
-    für die „**psychosoziale Dimension**" ergab sich ein r = 0.487 (p = .016).

Die Zusammenhänge zu der physischen Dimension sind vorrangig bedingt durch die sehr hohen Korrelationskoeffizienten zu den Einzelskalen „Mobilität" , „Schlaf und Ruhe", „Körperpflege und Bewegung", „Essen" sowie „Gehen" . Es zeigten sich somit - fast durchgängig – alle Bereiche der körperlichen Leistungsfähigkeit in enger Verknüpfung mit dem psychopathologischen Prästatus.

Die Zusammenhänge der **AMDP-Gesamtscores** mit den Skalen des **SF-36** waren weniger ausgeprägt, allerdings zeigte sich für die„**physische Funktionsfähigkeit**" wiederum, in Parallele zum SIP, ein hochsignifikanter Zusammenhang mit r = -635 (p = .001). Darüber hinaus korrelierte auch die Skala „Vitalität" mit einem r =-.414 (p = .044) .

Die präoperativ erhobenen PSKB-Gesamtscores zeigten in ihren Korrelationen zum SIP und SF-36 konsistent gleichgerichtete, aber erheblich geringer ausgeprägte Zusammenhänge wie die AMDP-Scores. Die **PSKB-Gesamtscores** korrelierten lediglich mit der „**physische Dimension**" mit einem r = 0.599 (p = .024), für die „psychosoziale Dimension" fand sich kein signifikanter Zusammenhang.

b) Korrelationen zwischen den präoperativen AMDP-Faktorskalen und PSKB-Merkmalskategorien und den Lebensqualitätsvariablen.

Neben den Analysen zur Wertigkeit der Gesamtscores im Zusammenhang mit der Lebensqualität ist für ein differenziertes Verständnis die Einbeziehung der faktorenanalytisch generierten Skalen des AMDP sinnvoll.

1. Faktorskalen des AMDP-Inventars:
Für die Zusammenhangsanalyse wird auf die Scores der Patienten in den durch Faktorenanalyse generierten psychopathologischen Syndromen zurückgegriffen.

Das Syndrom *"neurokognitive Gestörtheit"* zeigte lediglich einen Zusammenhang mit dem Beschwerdedruck im GBB (p = .01), zur Skala "kognitive Wachheit" (SIP) und "mental health" (SF-36) fanden sich *keine* korrelativen Verknüpfungen.

Der Faktor *"aggressiv-gereizt-dysphorisches Syndrom"* korrelierte in hohem Maße mit „Magenbeschwerden" (p = .000)! sowie mit „Herzbeschwerden" (p = .04) und dem „Beschwerdedruck" (p = .019) des GBB. Sehr viele Korrelationen bestanden zu den Einzelskalen des SIP, entsprechend ergab sich zur physischen Dimension ein r = .638 (p = .001) und zur psychosozialen Dimension von r = .441 (p = .027)
Überraschenderweise fanden sich keinerlei Zusammenhänge zu den beiden HADS-Skalen, aber sehr hoch signifikante Verknüpfungen zu den SF-36 Skalen „körperliche Schmerzen" (p = .003), "soziale Funktionsfähigkeit" (p = -004), "Vitalität"(p = .02) "psychisches Wohlbefinden" (p = .007) und "Gesundheitserwartungen" (p = .021).

Die Faktorskala *"depressives Syndrom"* stand in keinerlei korrelativen Bezügen zu den Lebensqualitätsvariablen.

Die Faktorskala *"ängstlich-vegetatives Syndrom"* korrelierte in sehr hohem Ausmaß mit einer Vielzahl der SIP-Skalen und entsprechend eindrucksvoll mit der physischen Dimension (p = .006) und der psychosozialen Dimension (p = .002). Wiederum fanden sich 5%-Niveau-Korrelationen zu den SF-36 Skalen „körperliche Schmerzen", "soziale Funktionsfähigkeit", und "psychisches Wohlbefinden". Es fand sich aber keinerlei Zusammenhang zu den HADS-Skalen. Hier muss erläutert werden, dass dieses Syndrom schwerpunktmäßig die somatische Seite der Angst abbildet, sodass die Korrelationen zu körperlichen QoL-Aspekten verstehbar sind und sich keine Zusammenhänge zu Angst und Depression im HADS ergaben, lediglich zum psychischen Wohlbefinden.

Das *"zwanghafte Syndrom"* stand in keinerlei korrelativen Verknüpfungen.

2. Faktorskalen des PSKB sowie „Orginal" PSKB-Skalen

Da es sehr große Parallelen zwischen den AMDP-Faktorskalen und denen des PSKB gab und somit kein wesentlicher Zuwachs an Information bei Verwendung der PSKP-Faktorskalen zu erwarten war, wurden für die Berechnungen die Ausprägungen der Patienten in den Orginalskalen des PSKB-Inventars herangezogen.

Allerdings sollen zwei Ergebnisse aus den Berechnungen mit den PSKB-Faktorskalen angeführt werden, da sie besondere Aufmerksamkeit verdienen:

- Patienten mit hohen Ausprägungen auf der Faktorskala: *"misstrauisch-gekränkte Benachteiligung"* zeigten mehr Angst im HADS (p = .01) und ein gemindertes „psychisches Wohlbefinden" (p = .04), eine deutlich reduzierte „Vitalität" (p = .043) sowie eine höchstsignifikant niedrigere „Lebenszufriedenheit" im FPI (p = .001).

- Patienten,, mit hohen Ausprägungen auf dem Faktor: *„anspruchlich-narzisstisch-suchtgefährdete Struktur"* waren ebenfalls deutlich lebensunzufriedener (p = .02).

Nun die Ergebnisse zu den „Original" PSKB-Skalen:

Die Skala "Angstsymptomatik" korrelierte bezogen auf den GBB am stärksten mit Herzbeschwerden (p = .004) ! und auf dem 5%-Niveau mit Magen- und Gliederbeschwerden, analog zeigte sich auch der Zusammenhang zum Gesamtbeschwerdedruck auf dem 5%-Niveau signifikant.

Der Zusammenhang von **„Angstsymptomatik"** zu der aktuell von den Patienten berichteten **Angst (p = .008)** und **Depression (p = .032)** im **HADS** war signifikant.

Des weiteren waren sehr viele SIP-Skalen mit „Angstsymptomatik" des PSKB hoch korreliert und entsprechend ergab sich ein signifikanter Zusammenhang sowohl zur psychosozialen (p = .033) wie zur physischen Dimension (p = .002).

Auch zeigten sich deutliche Korrelationen zwischen „Angstsymptomatik" und verschiedenen SF-36 Skalen d.h. zu der Skala "physische Funktionsfähigkeit" (p = .013) und sehr wichtig auch zu "Vitalität" (p = .01) und "psychisches Wohlbefinden" (p = .023); die Korrelationskoeffizienten waren mit negativen Vorzeichen versehen.

Schließlich bestand auch eine negative Korrelation (p = .016). mit der Lebenszufriedenheit im FPI

Dies bedeutet, dass präoperative Angstsymptomatik im engen Sinne ihren Niederschlag oder präziser eine Parallele in erhöhter Angst bzw. ausgeprägterer Depression und schlechterem psychischem Wohlbefinden sowie in einem reduzierten elan vitale und psychosozialen Defiziten fand.

Die Skala „depressive Ohnmacht" korrelierte ebenfalls sehr hoch mit Einschränkungen in der „physischen Dimension" des SIP (p = .001), vorrangig bedingt durch schwere Defizite im Bereich „Mobilität". Zum HADS zeigten sich hingegen keine Zusammenhänge, wohl aber wiederum zu der „Vitalität"-Skala des SF-36 im Richtung einer Minderung.

Interessant sind die gefundenen Ergebnisse für die Skalen „narzisstisch-kämpferisch" und „Enttäuschungsprotest".

Narzisstisch-kämpferisch orientierte Patienten wiesen beim Langzeit-follow-up erheblich mehr Herzbeschwerden (p = .001) und einen höheren Beschwerdedruck (p = .007) auf, sie berichteten über mehr Angst (p = .031) und Depression (p = .035) im HADS und zeigten schlechtere Werte in der Skala „Kommunikation" des SIP (p = .001) . Im SF-36 zeigten sie negative Werte auf den Skalen „emotionale Rollenfunktion" (p = .005) und „psychisches Wohlbefinden" (p = .048).

Die Skala „Enttäuschungsprotest" war sowohl mit der psychosozialen (p = .023) wie mit der physischen Dimension (p = .001) des SIP hoch positiv korreliert. Zudem gab es einen eindrucksvollen negativen Zusammenhang zu der Skala „psychisches Wohlbefinden" des SF-36 (p = .011).

Ebenso Beachtung verdient der negative Zusammenhang der Skala „soziale Desintegration" mit der SF-36 Variablen „emotionale Rollenfunktion" (p = .038). Demnach berichteten Patienten mit sozial auffälligem Verhalten in ihrer Vorgeschichte über Schwierigkeiten in ihrem emotionalen Rollenverhalten bei der aktuellen Nachuntersuchung.

Als Letztes ist erwähnenswert, dass die Skala „Überfürsorglichkeit und Verpflichtung" mit der Skala „soziale Funktionsfähigkeit" (p = .04) im Sinne einer Gleichgerichtetheit korrelierte, aber ein negativer Zusammenhang zur Skala „körperliche Schmerzen" (p = .034) bestand.

Aus psychodynamischer Sichtweise kann man vermuten, dass Patienten mit besonders ausgeprägter Hinwendung oder Aufgabe in der Versorgung anderer dieses Verhalten über den sehr langen Zeitraum aufrechterhalten, sich aber zugleich mittels Betonung von körperlichen Schmerzen indirekt die Zuwendung anderer zu sichern trachten.

Zusammenfassend kann als wesentlichstes Resultat herausgestellt werden, dass die psychopathologische Symptomatik und Persönlichkeitszüge der Patienten vor der HTx und das psychosomatische Beschwerdebild wie auch die berichtete Lebensqualität jenseits von zehn Jahren nach HTx in einem, so nicht erwartet klaren Zusammenhang, stehen.

Patienten, die im Vorfeld einer HTx hohe Ausprägungsgrade psychopathologischer Sympto-matik aufwiesen, klagten zehn Jahre später über deutlich mehr verschiedenartigste psychosomatische Beschwerden, insbesondere über Herzbeschwerden. Des weiteren berichteten sie über signifikant mehr Defizite bei einfachen Alltagtätigkeiten, hier sind sie offenbar körperlich wie auch seelisch besonders behindert. Dies kann vielfältige Ursachen haben: zum einen könnte die auffallende psychische „Gestörtheit" im Vorfeld der HTx nach der Operation nicht remittieren, da sie auch Ausdruck einer generellen psychischen Reaktionsbereitschaft ist, und so auch die physische Erholung limitieren und eine Spirale zum Negativen in Gang setzen. Zum anderen könnte diese psychische „Gestörtheit" auch generell die kognitiven Bewertungsprozesse der eigenen physischen und psychischen Verfassung hin zu einer negativen Sicht verzerren. Symptome und Beschwerden könnten Ausdruck einer körperlich zentrierten Kommunikation mit sich und anderen Menschen sein.

Was verbirgt sich hinter der psychopathologischen Gestörtheit (AMDP-Gesamtscore) an differenzierterem Bild?

Es sind einerseits insbesondere diejenigen Patienten, die zum Prä-Untersuchungszeitpunkt eine aggressiv-gereizt-dysphorische Symptomatik oder sehr viel ängstlich-vegetative Spannung zeigten, welche dann im Follow-up zu fast allen Bereichen ihrer Lebensqualität sehr negative Berichte und Einschätzungen abgaben. Bemerkenswert ist dabei, dass sie keine erhöhten Angst- oder Depressionswerte im HADS zeigten, offenbar konvertieren die affektiven Komponenten ausschließlich ins Körperliche oder sie kommen in einer beeinträchtigten sozialen Kommunikation bzw. negativen Vitalitätsempfindungen und Zukunftserwartungen zum Ausdruck.

Depressive Patienten oder solche mit zwanghaft getönter Symptomatik und selbst neurokognitiv beeinträchtigte Patienten waren hingegen nicht durch negative Bewertungen ihrer QoL auffällig.

Betrachtet man korrespondierend die Ergebnisse der Symptomskalen wie persönlichkeits-nahen Interaktionsmustern aus dem PSKB, so bestätigt sich hier die besondere Bedeutsamkeit eines „reinen" Angsterlebens. Ein hohes Maß an Angstsymptomatik präoperativ war mit schlechter QoL sowohl auf physischer wie psychosozialer Ebene verknüpft und fand sich insbesondere in hohen Angst- wie Depressionswerten wie auch in geminderter Vitalität und reduziertem psychischen Wohlbefinden wieder. Auch präoperative Depressivität stand nun - im Gegensatz zum AMDP - mit späterer geminderter physischer Leistungsfähigkeit in engem Zusammenhang. Die aktuelle Lebenszufriedenheit nach zehn Jahren zeigte ebenfalls einen deutlich negativen Zusammenhang mit präoperativer Angstsymptomatik und Gefühlen von depressiver Ohnmacht. Offen geäußerte Angst bzw. Depression zum präoperativen Zeitpunkt fand sich somit sowohl als emotionale Symptomatik wie auch in ihren körperlichen Aspekten bei den betroffenen Patienten auch im Langzeitverlauf wieder.

Eine narzisstisch kämpferische Einstellung war mit Herzbeschwerden, Angst und damit emotionalen Alltagsproblemen verknüpft. Eine hohe Kränkungsbereitschaft, Enttäuschungs- und Benachteiligungsgefühle waren mit schlechter physischer und psychischer Belastbarkeit korreliert. Für beide Persönlichkeitsmuster zeigte sich eine hochsignifikante Verknüpfung mit einem schlechteren psychischen Wohlbefinden.

2. Lassen sich nach einem Zeitraum von mehr als zehn Jahren noch Zusammenhänge zwischen den präoperativ evaluierten Abwehr- und Bewältigungsmechanismen und der berichteten QoL im Langzeitverlauf finden?

Hier wird die Hypothese geprüft, ob sich die Abwehrmechanismen als eher persönlichkeits-immanente Konstanten in unterschiedlicher Weise auf das subjektive Lebensgefühl und die erlebte Lebensqualität auswirken.

a) PSKB-Abwehrskalen:

Die beiden übergeordneten Original-Faktorskalen des PSKB: *„regressive"* und *„kompensatorische Abwehr"* erwiesen sich in ihrer Wertigkeit als sehr unterschiedlich:
Die *„regressive Abwehr"* war in hohem Maße mit Skalen des GBB „positiv" verknüpft: mit „Magen-" ($p = .005$), „Glieder-" ($p = .044$) und „Herzbeschwerden" ($p = .035$) sowie dem „Beschwerdedruck" ($p = .028$), d.h. Patienten, welche präoperativ vermehrt Rückzugsverhalten, Vermeide- und Ausweichtendenzen, Ersatzbefriedigungen oder sekundären Krankheitsgewinn als Abwehr und Anpassungsmechanismen zeigten, äußerten nach mehr als zehn Jahren vielfältigste psychosomatische Beschwerden.
Sie wiesen auch in fast allen Skalen des SIP signifikant schlechtere Werte auf, entsprechend waren die Korrelationen mit der „physischen Dimension": $r = .92$, somit fast 1! ($p = .000$) und der „psychosozialen Dimension" ($p = .003$) sehr hoch.
Zum SF-36 zeigten sich signifikante Korrelationen zu den Skalen „körperliche Schmerzen" ($p = .006$), „Vitalität" ($p = .004$), „soziale Funktionsfähigkeit" ($p = .001$) sowie „psychisches Wohlbefinden" ($p = .000$); darüber hinaus mit der „Lebenszufriedenheit" des

FPI (p = .001). Die Korrelationen bedeuten: erhöhte Werte der regressiven Abwehr sind verbunden mit schlechteren Beurteilungen durch die Patienten.

Die Original-Faktorskala *„kompensatorische Abwehr"*, welche Bewältigungsmechanismen wie Problemverleugnung, Psychologisierung, Rationalisierung und die Tendenz zu sachlichen Beschreibungen umfasst, wies zu keiner der Lebensqualitäts-variablen einen korrelativen Zusammenhang auf!

Beide übergeordneten Bewältigungsstrategien standen in keinem Zusammenhang zu den Angst- bzw. Depressionsscores im HADS. Lediglich ein marginaler Zusammenhang auf dem 10%-Niveau ist für regressive Abwehr und Angst zu berichten.

Neben diesen beiden Originalabwehrskalen sind natürlich die durch Faktorenanalysen hier selbst generierten vier Abwehrfaktoren von besonderem Interesse und vorrangig gegenüber den gerade beschriebenen beiden Original-PSKB-Faktorskalen.

Die vier *Faktorskalen der Abwehr und Anpassung* zeigten folgende Zusammenhänge:

- die *„rationalisierend-verleugnende Abwehr"* korrelierte negativ mit Magenbeschwerden (p = .019) und auch negativ mit der „Beanspruchung" im FPI (p = .039), d.h. diese Bewältigungsform scheint so stabil zu sein, dass die Patienten sich ausgesprochen wenig belastet fühlen.
- Die *„regressive Bewältigung"* korrelierte positiv mit „Magenbeschwerden" (p = .002), mit einer Vielzahl der Items im SIP und damit sehr hoch mit der *„physischen"* und der *„psychosozialen Dimension"* (jeweils p = .001). Darüber hinaus auch in Richtung schlechterer Werte mit den SF-36 Skalen: „körperliche Schmerzen" (p = .001), „Vitalität" (p = .033), „psychisches Wohlbefinden" (p = .004) und der „Lebenszufriedenheit" im FPI (p = .03).
- Die *„orale Ich-Schwäche"* korrelierte ebenfalls in gleicher Weise mit „Magenbeschwerden" (p =. 036), vielen SIP-Items und der „physischen Dimension" (r = .85!, p = .000) des SIP.
- Die *„überkompensatorische Abwehr"* zeigte eine negative Korrelation mit *„physische Rollenfunktion"* (p = .001).

In der **Zusammenschau** dieser Ergebnisse kann festgestellt werden, dass eine regressive Abwehr präoperativ in außergewöhnlichem Ausmaß Entsprechungen in der Lebensqualität zehn Jahre nach einer HTx fand: ein regressives Abwehrverhalten war mit einer Vielzahl von körperlichen Beschwerden, einer außergewöhnlichen Minderung der körperlichen Leistungsfähigkeit und Defiziten in den psychosozialen Beziehungen und einer negativeren Lebenszufriedenheit verknüpft.

b) Fragebogen zu Konfliktbewältigungsstrategien (FKBS):
   Von den fünf Kategorien von Abwehrmechanismen des FKBS standen lediglich "Verleugnung" und "Rationalisierung" in korrelativen Zusammenhängen mit den Lebensqualitätsvariablen.

Die Skala „ Verleugnung, Verdrängung, Verneinung, Reaktionsbildung" war lediglich positiv mit der „Erschöpfungsneigung" (p = .033) und dem „Beschwerdedruck" (p = .048) des GBB verknüpft.

Die Skala „Intellektualisierung, Rationalisierung, Isolieren" war negativ korreliert mit „psychisches Wohlbefinden" (p = .031), „Vitalität" (p = .044) und „emotionale Rollenfunktion" (p = .048) des SF-36 sowie parallel dazu mit der „psychosozialen Dimension" des SIP (p = .021).

Dies bedeutet, dass Patienten mit ausgeprägter rationalisierender Abwehr im Langzeit-follow-up unter verminderter Vitalität litten, ein reduziertes psychisches Wohlbefinden zeigten und sich in den alltäglichen Tätigkeiten durch emotionale Probleme beeinträchtigt fühlten.

c) Fragebogen zur Abschätzung des psychosomatischen Krankheitsgeschehens (FAPK):

Die drei Skalen des FAPK wiesen keinerlei Zusammenhänge zur Lebensqualität auf.

3. *Lassen sich nach einem Zeitraum von mehr als zehn Jahren noch Zusammenhänge zwischen wesentlichen psychosozialen Daten im Lebensverlauf vor HTx bzw. der kardialen Diagnose und der berichteten Lebensqualität finden?*

- Von den 20 Patienten mit erheblichen psychischen Erkrankungen im Lebensverlauf bis zur HTx waren noch sieben in der Langzeitüberlebensgruppe vertreten, d.h. diese Zahl entspricht in etwa dem ursprünglichen Verhältnis und diese Patienten zeigten keinen auffallenden Befund in den QoL-Inventaren.

- Der psychische Genesescore, welcher lebensgeschichtliche Risikobelastungen wie frühe Verluste von Elternteilen, besonders hohes oder niedriges Alter der Eltern bei Geburt des Patienten oder Inkonstanz der Bezugspersonen in der Kindheit erfasst, korrelierte negativ signifikant mit den Skalen „soziale Funktionsfähigkeit" ($p = .002$), „allgemeine Gesundheitswahrnehmung" ($p = .037$) und „psychisches Wohlbefinden" ($p = .029$) des SF-36, positiv mit der physischen Dimension des SIP ($p = .035$) und tendenziell positiv mit allen GBB-Skalen. Insbesondere fand sich ein knapp signifikanter Zusammenhang mit der Angst im HADS ($p = .052$).
  Dieses Ergebnis legt die Vermutung nahe, dass eine psychogenetische Belastung ihren Niederschlag in der Beurteilung der eigenen Lebensqualität im negativen Sinne selbst im relativ hohen Alter unserer Patienten findet. Es kann angenommen werden, dass dem Ereignis der Herztransplantation hierbei keine spezifische Bedeutung zukommt, sondern es sich hierbei um ein allgemeinpsychologisches Faktum handelt.

- Der somatische Risikoscore zeigte keinerlei Korrelationen mit den QoL-Skalen.

- Patienten mit einer iKMP als Grunderkrankung wiesen signifikant schlechtere Werte in der physischen Dimension ($p = .03$) des SIP auf und zeigten deutlich erhöhte Angstscores ($p = .044$) im HADS.

Zusammenfassend ließen sich somit - im Grunde nicht unerwartet - weiterbestehende Einflüsse aus der psychischen und somatogenetischen Vorgeschichte der Patienten auf die Langzeitlebensqualität finden.

4. *Lassen sich mittels clusteranalytischer Verfahren Patientengruppen identifizieren, die sich sowohl hinsichtlich präoperativer Variablen wie von Lebensqualitätskennwerten voneinander differenzieren lassen?*

Neben dem bislang dargestellten korrelationsstatistischen Ansatz wird nun geprüft, inwieweit sich Patientencluster auf der Basis des präoperativen Datensatzes und der Lebensqualitätsparameter eruieren ließen. Dazu war es notwendig, die Anzahl der einbezogenen Variablen wesentlich zu reduzieren und es wurden deshalb nur solche Variablen in die Berechnungen aufgenommen, die sich bislang als relevant erwiesen hatten. Als „Repräsentanten" des psychopathologischen Status zum Zeitpunkt der Evaluierung für die Listung zur HTx wurden die drei Faktorskalen des AMDP: „aggressiv-gereizt-dysphorisches Syndrom", „depressives Syndrom" sowie „ängstlich-vegetatives Syndrom" einbezogen und darüber hinaus die beiden Abwehrfaktorskalen des PSKB: „rationalisierend-verleugnende Abwehr" und „regressive Bewältigung". Für den QoL-Bereich wurden die SF-36 Skalen „physische Funktionsfähigkeit", „körperliche Schmerzen", „psychisches Wohlbefinden" und „Gesundheitserwartungen" ausgewählt, sowie die Angstskala des HADS. Auf diese Weise wurden sowohl die physische wie die psychische QoL in das Modell einbezogen.

Da sich leider Missings in den Datensätzen etwas unglücklich konstellierten, konnten nur 28 Patienten in die Clusteranalyse eingehen. Es ließen sich zwei Cluster identifizieren, die eindrucksvolle Differenzen aufwiesen (Tab. 5.52)

Tabelle 5.52:
Clusteranalyse mit präoperativen Parametern und QoL-Variablen

Skalen (AMDP, PSKB, HADS, SF-36)	Cluster 1 N = 19	Cluster 2 N = 9
„Aggressiv-gereizt-dysphorisches Syndrom"	.049	-.516
„Depressives Syndrom"	-.086	.125
„Ängstlich-vegetatives Syndrom"	.449	-.108
„Rationalisierend-verleugnende Abwehr"	-.319	-.731
„Regressive Bewältigung"	.084	-.698
Angst-HADS	5.82	4.40
„Physische Funktionsfähigkeit"	66.82	84.00
„Körperliche Schmerzen"	36.73	85.20
„Psychisches Wohlbefinden"	46.77	64.00
„Gesundheitserwartungen"	41.36	68.00

Im ersten Cluster finden sich 19 Patienten, welche im SF-36 eine, im Vergleich zu den Patienten des zweiten Clusters, um ein Viertel reduzierte, physische Funktionsfähigkeit zeigten, unter ganz erheblich mehr körperlichen Schmerzen litten und deutlich pessimistischere Erwartungen in Bezug auf ihre aktuelle und künftige allgemeine Gesundheit äußerten. Ihre Angstwerte waren erhöht und gleichzeitig schätzten sie ihr psychisches Wohlbefinden um etwa 30% schlechter ein als Cluster 1-Patienten. Korrespondierend dazu wiesen sie zum Zeitpunkt der präoperativen Evaluierung eine wesentlich stärker ausgeprägte, ängstlich-vegetative Symptomatik sowie eine aggressiv-gereizte Stimmungslage mit dysphorischer Symptomatik auf. Hinsichtlich depressiver Symptome sind die Unterschiede zwischen den beiden Clustern marginal und eher in Richtung höherer Depressivität in Cluster 2 gerichtet.

Bezüglich Abwehr -und Bewältigungsmechanismen sind die Patienten in Cluster 2 durch ein sehr geringes Maß sowohl rationalisierend-verleugnender wie regressiver Abwehr gekennzeichnet und es zeigte sich, dass die Patienten des ersten Cluster ebenfalls wenig rationalisierend abwehrten, aber deutlich regressive Bewältigungsstrategien bevorzugten.

Zusammenfassend kann festgestellt werden, dass die Patientengruppe, welche zum Zeitpunkt der Evaluierung für eine HTx durch starke Angstreaktionen oder dysphorisch-gespannte, aggressiv gefärbte Symptomatik, gepaart mit regressivem Rückzug und sekundärem Krankheitsgewinn gekennzeichnet war, selbst zehn Jahre nach HTx höhere Angstlevel, ein schlechteres seelisches Wohlbefinden und eine insgesamt erheblich geminderte Lebensqualität aufwiesen. Patienten mit sehr wenig rationalisierend-verleugnender wie auch wenig regressiver Abwehr und insbesondere mit gering ausgeprägter aggressiv-dysphorischer Symptomatik berichteten hingegen im Langzeit-follow-up über eine sehr gute Lebensqualität. Diese Resultate decken sich im Kern mit den korrelationsstatistischen Ergebnissen.

5.10.9 *Zusammenschau der Ergebnisse zum Zusammenhang zwischen präoperativen Parametern und der Lebensqualität.*

Die Ergebnisse zu dem weitgespannten Bogen vom präoperativen Status bei Listung für eine Herztransplantation zur berichteten Lebensqualität der überlebenden Patienten zehn Jahre nach HTx sind überraschend eindrücklich, da sie einige „rote Fäden" erkennen lassen im Hinblick auf sowohl persistierende Muster bei den Patienten wie auch auf Änderungen durch die Verarbeitung der Transplantation und ein Leben mit deren Konsequenzen. Grundsätzlich mag eine Verknüpfung von Daten über einen solch langen Zeitraum methodische Kritik hervorrufen und auch die letztlich relativ kleine Patientenzahl mahnt natürlich zu vorsichtiger Betrachtung und Interpretation, aber der explorative Ansatz und die durchaus eindrucksvollen Ergebnisse lassen ein solches Vorgehen sinnvoll erscheinen.

Die Daten der Krankheitsanamnese zeigten, dass ungünstige psychische Entwicklungs-bedingungen in der Kindheit überzufällig mit gemindertem psychischem Wohlbefinden und negativen Gesundheiterwartungen sowie mit erhöhtem Angsterleben im Langzeitverlauf verknüpft sind, hingegen umschriebene psychische Erkrankungen im Lebensverlauf bis zur HTx keine Auswirkungen auf die QoL zeigten. Patienten mit einer ischämischen Kardiomopathie als Grunderkrankung waren nach zehn Jahren in besonderer Weise durch signifikante Einbußen in der physischen Leistungsfähigkeit und durch erhöhte Angstscores gekennzeichnet.

Das Ausmaß psychopathologischer Symptomatik im unmittelbaren Zeitraum vor HTx ist - entgegen den Erwartungen - mit überraschend vielfältigen und schwer ausgeprägten Defiziten in allen Bereichen der Langzeitlebensqualität der betroffenen Patienten verbunden, d.h. die situativen psychischen Reaktionen präoperativ scheinen nicht rein passager Natur zu sein, vielmehr sind sie selbst „Wirkfaktoren" oder eher noch Ausdruck überdauernder Charakteristika der Patienten, seien es kognitive Muster, Art und Weisen der Körperwahr-nehmung und des Selbsterlebens. Vorrangige Bedeutung kommt auf der phänomenologischen Ebene dabei aggressiv-dysphorischem Verhalten, ängstlich-vegetativen Reaktionen und offen geäußerter Angst zu, darüber hinaus zeigten Patienten mit neurotisch gefärbten Persönlichkeitszügen wie narzisstischen Strukturen oder Enttäuschungshaltungen und hohen Kränkungsbereitschaften schlechte QoL-Selbsteinschätzungen.

Patienten mit ausgeprägt regressiven Bewältigungsmechanismen präoperativ berichteten gleichfalls später über eine schlechte physische wie psychische Lebensqualität, über eine Vielzahl psychosomatischer Beschwerden und körperlicher Schmerzen sowie eine geringe Lebenszufriedenheit; dies ist als Konsequenz aus ihrem Rückzugsverhalten und der Fokussierung auf ihre „Leidensgeschichte" im Zusammenhang mit einem sekundären Krankheitsgewinn psycho-dynamisch nicht unerwartet. Rationalisierend-verleugnende Abwehrmechanismen zeigten kaum Zusammenhänge zur Langzeitlebensqualität, jedoch waren ausgeprägt intellektualisierende und affektisolierende Konfliktbewältigungsstrategien, d.h. Strategien der Abspaltung gefühlshafter Reaktionen von den bedrohlichen Ereignissen, mit erheblichen Einbußen in der empfundenen Vitalität, in der sozialen Interaktions- und Kommunikationsfähigkeit sowie der seelischen Gesundheit verbunden.

Clusteranalytische Berechnungen stützen eindrucksvoll diese Darstellungen für korrelative Zusammenhänge zwischen den Datengruppen. Es ließen sich zwei Patientencluster identifizieren, wobei im einen Cluster Patienten mit schlechten Lebensqualitätskennwerten zu finden sind, welche zugleich präoperativ hohe Ausprägungen von aggressiv-dysphorischer wie ängstlich-vegetativer Symptomatik in Verbindung mit regressiven Abwehr- und Anpassungsmechanismen zeigten. Die Patienten in zweiten Cluster berichteten über eine vergleichsweise hohe subjektive QoL und sie waren zugleich präoperativ durch eher depressive Reaktionen und ein Fehlen regressiver wie auch rationalisierend-verleugnender Abwehr gekennzeichnet.

6. ZUSAMMENFASSUNG DER ERGEBNISSE

Diese Zusammenfassung fokussiert auf einer Auswahl der bedeutsamsten Resultate und wird in größtmöglicher Komprimierung vorgenommen.

In die Studie wurden per Zufallsauswahl aus der Gesamtgruppe von 277 Patienten 105 Patienten aufgenommen, welche im Zeitraum vom 1.1.1987 bis zum 31.12.1989 im deutschen Herzzentrum Berlin für eine orthotope Herztransplantation gelistet wurden. Bei 91 Patienten erfolgte nach einer durchschnittlichen Wartezeit von 6,5 Monaten eine Herztransplantation, 14 Patienten verstarben auf der Warteliste. Nach Ablauf von zehn Jahren lebten zum Stichtag 31.12.1999 von den 91 herztransplantierten Patienten noch 38, daraus ergibt sich eine Langzeitsurvivalrate von 41.8%.

6.1 Befunde zu anamnestischen Daten und präoperative somatische Kennwerte

6.1.1 Soziodemographische Befunde

Die Studiengruppe der 91 herztransplantierten Patienten umfasste 12 Frauen und 79 Männer, der Mittelwert der Altersverteilung lag bei 48.92 Jahren, wobei der jüngste Patient zum Zeitpunkt der HTx 17.75, der älteste 67 Jahre alt war. Der überwiegende Anteil unserer Patienten hatte einen Hauptschulabschluss (64.8%), die mittlere Reife hatten 17.6 % und 13.2% hatten das Abitur erworben. Hinsichtlich der Stellung im Beruf waren 41.8% als Facharbeiter tätig, 33% im Angestellten- oder Beamtenverhältnis beschäftigt und 8.8% selbständig tätig gewesen. 16.5% befanden sich noch in Ausbildung, waren Hausfrauen oder als ungelernte Arbeiter tätig gewesen. Die Verteilung der beruflichen Stellung entspricht im Wesentlichen den Verhältnissen in der Allgemeinbevölkerung. Zum Zeitpunkt der Listung befanden sich 29.7% noch in einem Arbeitsverhältnis und 59.3% waren bereits vorwiegend länger als ein Jahr berentet.

Die meisten der Patienten waren verheiratet (79.1%) und nur 11% ledig, geschieden (6.6%) oder verwitwet (3.3%). Lediglich 11% der Patienten lebten alleine, alle anderen in einem Haushalt zusammen mit dem Ehepartner, einem Lebensgefährten/in, mit den Eltern oder bei den eigenen Kindern. Der Anteil der Verheirateten lag damit höher als in einer repräsentativen deutschen Vergleichspopulation , die allerdings im Schnitt jünger ist.

Lediglich 23.1% der Patienten hatten keine eigenen Kinder und der Anteil der Pat. mit zwei und mehr Kindern war mit 46,2% deutlich erhöht; hier finden sich erhebliche Unterschiede in der Sozialstruktur zu den gegenwärtigen Familienstrukturen.

Die berichtete wirtschaftliche Lage wurde von 53.8% der Patienten mit durchschnittlich angegeben und jeweils knapp ein Viertel bezeichnete sie als unter- oder überdurchschnittlich gut.

6.1.2 Familienanamnese

Von erheblicher Bedeutung für die Persönlichkeitsentwicklung sind Verluste und Trennungen von den Eltern oder Inkonstanz in den Beziehungen während des Heranwachsens von Kindern. In unserer Studienpopulation hatten 21% der Patienten den Vaters innerhalb ihrer ersten 15 Lebensjahre verloren, davon 14,3% bereits vor Vollendung ihres sechsten Lebensjahres. Dabei handelte es sich fast ausschließlich um Väter, die als Soldaten im 2. Weltkrieg gefallen waren.

Den Verlust ihrer Mutter mussten 3.3% der Patienten vor Vollendung des sechsten Lebensjahres erleben und weitere 4.4% vor Erreichen des 15. Lebensjahres. Ein Verlust oder die Trennung von der Mutter (nicht jedoch vom Vater) gilt als globaler Risikofaktor für spätere psychogene Erkrankungen, ebenso wie eine Inkonstanz zu den wichtigen Bezugspersonen in den frühen Entwicklungsjahren. Hiervon waren 5.5% der Patienten betroffen und bei ebenso vielen litt ein Elternteil an einer schweren psychiatrischen Erkrankung, ein Umstand dem ebenfalls eine erhebliche psychopathogene Bedeutung zukommt. Im Vergleich zu epidemiologischen Studien kann in unserer Patientengruppe nicht von einer erhöhten psychogenetischen Belastung ausgegangen werden.

Bezüglich der somatogenetischen Belastungen ließ sich anamnestisch bei 16,5 % der Patienten eine Herzerkrankung des Vaters und bei weiteren 11% eine entsprechende Vorerkrankung bei den Müttern feststellen. Beide Elternteile waren bei immerhin 6,6% der Patienten von einer kardialen Erkrankung betroffen.

Schwere chronische körperliche Erkrankungen der Eltern fanden sich gesichert bei 22% der Patienteneltern. Dabei wurden alle Erkrankungsbilder einbezogen, welche eine klare genetische Disposition beinhalten.

6.1.3   Psychogene Erkrankungen in der Eigenanamnese

Im Verlauf der bisherigen Lebensgeschichte ließen sich anamnestisch bei 15.4% der Patienten depressive Störungen diagnostizieren, wobei bei 5.5% eine stationäre Behandlung erforderlich gewesen war. Depressive Störungen waren somit häufiger anzutreffen als in repräsentativen epidemiologischen Studien der deutschen Bevölkerung (9.2%-12.9%). Weitere 7.7% wiesen längere Episoden von Angststörungen, d.h. generalisierte Angststörungen, Panikstörungen oder unterschiedliche Formen von Phobien auf und 5.5% waren an Anpassungsstörungen-zumeist durch ängstliche und depressive Symptomatik gekennzeichnet- erkrankt gewesen.

Insgesamt fanden sich somit bei 28.6% ängstlich-depressive Störungen im weiteren Sinne.

Somatoforme Störungen ließen sich bei 13.3% der Patienten erheben, und 7.7% berichteten über schwere Schlafstörungen, welche nicht im Zusammenhang mit der kardialen Erkrankung aufgetreten waren.

Diese psychiatrisch-psychosomatischen Störungen wurden in ihrem Schweregrad dahingehend gewichtet, inwieweit über mehr als ein Jahr Psychopharmaka zu ihrer Behandlung verordnet worden waren. Es ergab sich in dieser Weise ein Anteil von 22% aller Patienten, welcher an erheblich ausgeprägten, behandlungsbedürftigen psychischen Störungen im bisherigen Lebenslauf litt.

Ein langjähriger Alkoholabhängigkeit/missbrauch fand sich bei 26.4% der Patienten, wobei 17.6% seit mehr als einem Jahr abstinent waren und 8.8% bis unmittelbar vor der kardialen Dekompensation Alkohol konsumierten. Da ausschließlich Männer an Alkoholismus erkrankt waren, ergibt sich ein Quote von 30% bei den 79 männlichen Patienten. Diese Zahlen weichen nicht von den life-time risk Quoten der Allgemeinbevölkerung ab.

6.1.4. Kardiologisches Krankheitsbild und Begleiterkrankungen

Von den 91 herztransplantierten Patienten waren 65.9% an einer dKMP und 34.1% an einer iKMP erkrankt. Zum Zeitpunkt der Listung waren 12.1% katecholaminpflichtig, die vor-herrschende Symptomatik bestand aus Atemnot (87.9%), Ödemen (62.6%) und chronischen Herzschmerzen (40.7%). Im Mittel waren erste eindeutige Symptome für die kardiale Erkrankung 79.3 Monaten (Range 2.9-612.5) vor dem Listungszeitpunkt aufgetreten, die definitive Diagnose wurde im Mittel vor 43.1 Monaten (Range 2.1-241) gestellt und die mittlere Wartezeit nach der Listung bis zur HTx betrug 6.5 Monate (Range 0.3-16.7). Bei 11% der Patienten war bereits eine Herzoperation erfolgt und immerhin 8.8% hatten sich zwei Eingriffen unterziehen müssen, dabei handelte es sich, abgesehen von zwei Aortenklappen-ersatzoperationen, um Bypassoperationen.

Am häufigsten wurden als weitere somatische Erkrankungen bei 29.7% endokrinologische Störungen (Diabetes mellitus, Fettstoffwechsel- oder Schilddrüsenfunktionsstörungen) festgestellt. Cerebrovasculäre Störungen wie Schwindel, TIAs etc. bildeten die zweithäufigste Gruppe (28.6%) von Begleiterkrankungen, gefolgt von Leberschädigungen (18.7%) und Nierenfunktionsstörungen (15.4%).

6.1.5 Zusammenhänge zwischen anamnestischen Daten und Krankheitskennwerten

Das *Geschlecht* der Patienten erwies sich nur in wenigen Belangen als relevantes Unterscheidungskriterium: Männer waren signifikant häufiger an Stoffwechselstörungen (p = .048) erkrankt und litten häufiger an Ödemen (p = .006).

Das *Alter* der Patienten korrelierte erwartungsgemäß signifikant mit der Dauer der kardialen Erkrankung (p = .001) bzw. der Zeitspanne seit definitiver Diagnosenstellung (p = .005) sowie mit der Dauer einer bestehenden Berentung (p = .005). Je älter die Patienten waren, desto häufiger litten sie unter chronischen Herzschmerzen (p = .002) und renaler Insuffizienz (p = .023).

Die 31 Patienten mit einer *ischämischen Kardiomyopathie* waren im Durchschnitt drei Jahre älter (50.97 Jahre, Range 39.5-64.5) als die 60 Patienten mit einer *dilatativen Kardiomyopathie* (47.8 Jahre, Range 17.7-67) und der Zeitpunkt der Diagnosenstellung lag mit 53.4 versus 40.9 Monaten (p = .005) deutlich länger zurück. In der Gruppe der iKMP-Patienten hatten sich acht bereits einmal und weitere acht Patienten zwei Bypassoperationen unterziehen müssen, während bei den dKMP-Patienten bei zweien ein Aortenklappenersatz vorgenommen worden war. Die an einer iKMP-Erkrankten litten hochsignifikant häufiger unter Angina-pectoris Attacken (p = .001), chronischen Herzschmerzen (p = .001) und an akuter Atemnot (p = .003). Von besonderer Bedeutung ist das Ergebnis, dass signifikant mehr Patienten mit iKMP (p = .024) als mit dKMP in ihrer bisherigen Lebensgeschichte an ausgeprägten psychischen Störungen mit begleitender psychopharmakologischer Therapie litten (p = .024) und auch ein signifikant häufigerer Analgetika- und Tranquilizerabusus bei ihnen festzustellen war (p = .038). Ein theoriegeleiteter Zusammenhang zwischen psychischen Risikofaktoren während frühkindlicher Entwicklungsperioden wie Trennung von den Eltern insbesondere von der Mutter oder einer Inkonstanz der versorgenden Bezugs-personen bzw. eine seelische Erkrankung der Eltern (komprimiert im psychischen Genesescore) mit einer höheren Wahrscheinlichkeit an einer iKMP zu erkranken, konnte statistisch nicht belegt werden. Allerdings fand sich ein solcher Zusammenhang zwischen dem *Ausmaß psychogenetischer Vorbelastungen* mit der *Anzahl der erfolgten Bypassoperationen* in der Untergruppe der iKMP-Patienten in *hochsignifikanter Ausprägung* (p = .006).

Eine eindeutige Korrelation ergab sich zwischen dem *psychogenetischen Risikoscore* und *psychiatrisch-psychosomatischen Erkrankungen*, die einer psychopharmakologischen Behandlung bedurften (p = .049). Ungünstige frühkindliche Entwicklungsbedingungen und Belastungsfaktoren bedingen offenbar ein höheres Risiko im späteren Lebenslauf an schweren psychischen Störungen zu erkranken. Psychiatrisch-psychosomatische Erkrankungsbilder zeigen wiederum nach Literaturangaben eine hohe Komorbidität mit verschiedenen Suchterkrankungen. In unserer Patientengruppe konnte dies in dem eindeutigen Zusammen-hang mit einer Alkoholabhängigkeit/missbrauch (p = .029) belegt werden, wobei sich die

141

Suchtstruktur dann auch in den Korrelationen zu weiteren Abhängigkeitserkrankungen wie Analgetika-, Tranquilizer- und Nikotinabhängigkeit (p = .01) wiederfand.

Chronische körperliche Erkrankungen in der Familie der Patienten und insbesondere kardiale Erkrankungen wurden in einem somatischen Genesescore zusammengefasst, welcher keinerlei Beziehungen zu den Diagnosen oder Zusatzerkrankungen unserer Patienten aufwies, auch fand sich keine Korrelation zu dem psychischen Genesescore.

6.1.6 Ergebnisse zu Prädiktoren für das Survival nach HTx auf der Basis anamnestischer Befunde

Das *Alter der Patienten* zum Zeitpunkt der HTx war negativ signifikant mit der *Überlebenszeit* korreliert (p = .022), das Geschlecht hatte keinen Einfluss.
Patienten mit einer *dKMP* überlebten die HTx knapp ein halbes Jahr länger als *iKMP*-Patienten (5.65 vs 5.13 Jahre, keine Signifikanz). Die *Dauer der kardialen Erkrankung* stand in einem negativen Zusammenhang mit dem *Survival*: so korrelierten die Zeitspanne seit Auftreten der ersten Symptome bis zur HTx (p = .033) und die Zeitspanne seit definitiver Diagnosenstellung
(p =.006) signifikant negativ mit der Überlebenszeit.

Psychogenetische Risikofaktoren wie auch psychische Erkrankungen in der Lebensgeschichte und selbst eine *Alkoholkrankheit* hatten keinen Einfluss auf das postoperative *Survival*. Ebenso fanden sich keine somatischen Risikofaktoren zur Vorhersage der Überlebenszeit.
Ein hochsignifikante negativer Prädiktor für das *Survival* war eine präoperative Behandlung mit *Katecholaminen*, welche Ausdruck für die Schwere der bestehenden Herzinsuffizienz ist (p = .000).

In klinischer Zusammenschau aller wesentlichen Parameter zum Zeitpunkt der Listung für eine HTx wurde ein Risikoscore einfachster Natur mit den Ausprägungen 0 = ausreichend gutes outcome und 1 = Risikopatient kalkuliert. Der *Risikoscore* korrelierte hochsignifikant negativ mit der *Überlebenszeit* der Patienten (p = .008).
Bei der Analyse des Risikoscores in seinen Zusammenhängen zu anderen Parametern fanden sich Korrelationen mit Leber- (p = .005) und Nierenfunktionsstörungen (p = .021) sowie Stoffwechselerkrankungen(p = .015) und besonders hochsignifikante Zusammenhänge zum somatischen Genesescore (p = .009), zu psychischen Vorerkrankungen (p = .001) und auch zu Alkoholabhängigkeiten (p = .02).

Neben der korrelationsstatistischen Herangehensweise zur Identifikation von Prädiktoren auf die Überlebenszeit ergibt sich ein ergänzender und vertiefender Blick bei Betrachtung von drei unterschiedlichen Überlebensgruppen im Vergleich zueinander: die 1. Gruppe umfasste alle 29 Patienten, welche innerhalb der ersten sechs Monate nach HTx verstarben, die 2. Gruppe diejenigen 24 Patienten, welche im Zeitraum nach sechs Monaten und vor Erreichen eines Zehn-Jahreszeitraums verstarben und die 3. Gruppe diejenigen 38 Patienten, welche mehr als zehn Jahre überlebten. Bei Gegenüberstellung der frühverstorbenen Patienten mit den aktuell noch lebenden Langzeitüberlebenden fanden sich in ersterer Gruppe relativ mehr Patienten mit einer familiären kardialen Vorbelastung und einer iKMP, die Patienten waren deutlich älter, länger kardial krank und sie wiesen auch mehr Zusatzerkrankungen auf, sie hatten mehr Herzoperationen in der Vorgeschichte erfahren und insbesondere war der Anteil katecholaminpflichtiger Patienten signifikant größer (p = .033).

6.2 Psychischer Status vor Herztransplantation und Prädiktoren für das Survival

Die Erfassung des psychopathologischen Zustandsbildes der Patienten erfolgte mittels des **AMDP-Beleges „psychischer Befund"**: erhebliche Aufmerksamkeits- und Gedächtnisstörungen fanden sich bei 24% der Patienten, lediglich 45% waren unbeeinträchtigt, deutliche formale Denkstörungen wiesen 11% auf und knapp über 10% litten unter Befürchtungen und Zwängen.

Störungen der Affektivität in starker Ausprägung und Symptombreite fanden sich bei 24.2% und in mittelgradigem Umfang bei weiteren 25% der Patienten. Lediglich 35.5% waren in ihrer Emotionalität nicht erkennbar beeinträchtigt. Im Bereich Antriebs- und psychomotorische Störungen imponierte besonders eine deutliche motorische Unruhe und Getriebenheit bei 20.8%.

Legt man den durchschnittlichen Schweregrad in der Ausprägung der einzelnen Symptome innerhalb der Kategorien des AMDP zu Grunde, so ergibt sich ein *Profil der psychopathologischen Auffälligkeiten* über alle untersuchten Patienten. Am deutlichsten war dabei die Kategorie: Aufmerksamkeits- und Gedächtnisstörungen mit einer mittleren Ausprägung von 0.40 herausgehoben, an zweiter Stelle standen Störungen der Affektivität mit 0.29, gefolgt von psychomotorischen Auffälligkeiten mit 0.17 und im Weiteren von formalen Denkstörungen mit 0.14.

Der auf der Basis statistisch selektierter Symptome berechnete *AMDP-Gesamtscore* als Kennwert für das Ausmaß der psychopathologischen Gestörtheit jedes Patienten erbrachte *keinen signifikanten* Zusammenhang zum *Survival*.

Varianzanalytisch fand sich auch bei dem Vergleich zwischen den 29 Patienten, die nach der HTx innerhalb der ersten 6 Monaten verstarben und den 38 aktuell nach mehr als zehn Jahren noch lebenden Patienten lediglich ein tendenzieller Unterschied (p = .054) in Richtung ausgeprägterer Psychopathologie bei den langzeitüberlebenden Patienten.

Eine Faktorenanalyse über selektierte AMDP-Symptome erbrachte fünf Hauptfaktoren: *„neurokognitive Beeinträchtigung", „aggressiv-gereizt-dysphorisches Syndrom", „depressives Syndrom", „ängstlich-vegetatives Syndrom" und „zwanghaftes Syndrom".*

Die ***Faktorskala „depressives Syndrom"***, auf welcher Symptome wie „ratlos", „hoffnungslos", „deprimiert", „affektlabil" und "Störung der Vitalgefühle" luden, erwies sich als signifikanter ***Prädiktor*** auf die ***Überlebenszeit*** (r = .243, p = .02). Varianzanalytisch zeigten die langzeitüberlebenden Patienten präoperativ ebenfalls signifikant höhere Werte auf dieser Faktorskala gegenüber den frühverstorbenen Patienten (p = .033). Die übrigen Faktorskalen hatten keine prädiktive Valenz.

Die Erfassung sozialkommunikativer Störungen und von Persönlichkeitscharakteristika erfolgte mit dem **PSKB.**

Im Abschnitt zu psychosomatischen Symptomen imponierten bei 75% der Patienten Körpersymptome (38.7% mittel bis schwere Ausprägung), die sexuelle Befriedigung war bei 57.1% beeinträchtigt (33.3% in erheblichem Ausmaß), innere Unruhe beklagten 55.4% (19.6% schwer) und jeweils 53.4% berichteten über Angstgefühle (31% mittel bis schwer) und 53.4% über depressive Stimmung (26.9% in schwerer Ausprägung) als vorherrschende Gefühle.

Bei 20.7% ließen sich rezidivierende depressive Episoden in früheren Lebensabschnitten konstatieren.

Konzentrationsstörungen waren bei 44.6% feststellbar (12.5% mittel bis schwer) und Zwangsgedanken bei 27.6%.

Suchtartiger Umgang mit Alkohol, Drogen oder Essstörungen fanden sich bei 28.1% der Patienten.

In Bezug auf Persönlichkeitszüge waren Verantwortungs- und Verpflichtungsgefühle gegenüber anderen Menschen bei 43.6% der Patienten dominierend, 31% sahen sich eng an ihre Familie gebunden. Es fand sich ein hoher Anpassungsdruck im Sinne von Überangepasstheit bei 40%, eine Gefügigkeit im Sinne von Konfliktvermeidung bei 25% der Patienten sowie bei 28.3% ein überhöhtes Ordnungsbedürfnis.

Eine hohe Kränkungsbereitschaft ließ sich bei 21.4% feststellen, „misstrauisch-argwöhnische" Züge bei 19.3% und „Benachteiligungsgefühle" bei 14.3%.

Legt man den durchschnittlichen Ausprägungsgrad der einzelnen *Befundskalen des PSKB* zugrunde, so ergibt sich wiederum ein Profil zur Charakterisierung der gesamten Patientenpopulation. Am ausgeprägtesten waren die Werte für die Befundskalen einer „zwanghafte Ordnung" (mittlere Ausprägung 0.78) und der „Überfürsorglichkeit" (0.7), deren Gemeinsames das „Sich bemühen" ist.

Eine zweite Gruppe von Befundskalen bildeten die „depressive Ohnmacht" und die „Angstsymptomatik" (jeweils 0.5), deren Gemeinsames das „Ausgeliefertsein und Aufgeben" ist.

Diese symptomatologischen und charakterologischen Befunde des PSKB wurden in einem Score: *mittlere Anzahl klinischer Auffälligkeiten* für die Gesamtgruppe der Patienten zusammengefasst. Es ergab sich dabei ein mittlerer Gesamtscore von 4.75 (SD: 2.07, Range 2-23). Die Vergleichswerte für gesundete Patienten nach einer Psychotherapie liegen bei 2.1, für ambulant behandelte psychosomatische Patienten bei 15.3, d.h. unsere Patienten zeigten mehr als doppelt soviele klinische Auffälligkeiten als Gesunde, sie waren aber um nahezu zwei Drittel unterhalb der Scores akut psychosomatisch erkrankte Menschen, d.h. ganz erheblich weniger psychologisch auffällig.

Der auf der Basis selektierter PSKB-Items berechnete *PSKB-Gesamtscore* als Ausdruck des Schweregrades der symptomatologischen und persönlichkeitsbezogenen Auffälligkeiten zeigte *keinen* korrelativen Zusammenhang zum *Survival*. Die langzeitüberlebenden Patienten waren allerdings in diesem Gesamtscore wiederum durch deutlich höhere Werte als die Frühverstorbenen (13.1 versus 10.25, p = .057) gekennzeichnet.

Die Faktorenanalyse auf der Basis selektierter Items erbrachte vier Faktorskalen: *„angstvolle, depressiv-grüblerische körperliche Spannung", „angepasst-nachgiebig-verantwortungsvolle Ordnungsbedürftigkeit", „misstrauisch-gekränkte Benachteiligung"* und *„ansprüchlich-narzisstische suchtgefährdete Struktur".*
Diese vier Faktorskalen korrelierten nicht mit dem Survival.

Der varianzanalytische Vergleich der beiden Gruppen: langzeitüberlebende versus frühverstorbene Patienten ergab ebenfalls keine signifikanten Unterschiede. Allerdings waren die langzeitüberlebenden Patienten im Gegensatz zu den Frühgestorbenen dadurch gekennzeichnet, das sie deutlich mehr angstvoll-depressive Symptomatik bei stärkerem Verantwortlichkeitsgefühl und nachgiebig-angepasster Haltung in Verbindung mit Ordnungsbedürftigkeit zeigten.

Die Korrelationsmatrix zwischen den AMDP- und den PSKB-Faktorskalen zeigte eine hohe Übereinstimmung, validierte damit die interne Konsistenz und ergänzte das Verständnis der Zusammenhänge. Es zeigten sich sehr sinnvolle Korrelationen: der PSKB-Faktor *„ angstvolle, depressiv-grüblerische, körperliche Spannung"* korrelierte sehr hoch mit den AMDP-Faktoren *„depressives Syndrom"* (p = .008) und mit *„ängstlich-vegetatives Syndrom"* (p = .000). Die Faktorskala *„angepasst-nachgiebig-verantwortungsvolle Ordnungsbedürftigkeit"* des PSKB korrelierte mit der Faktorskala „*zwanghaftes Syndrom*" des AMDP (p = .013), d.h. eine kontrollierend-angepasst, gefügige Haltung ist natürlich mit zwanghafter Symptomatik verbunden. Die PSKB-Faktorskala „*misstrauisch-gekränkte Benachteiligung*" wies einen deutlichen Zusammenhang mit der „*neurokognitiven Beeinträchtigung*" (p= .029) und der „*aggressiv-gereizt-dysphorischen Beeinträchtigung*" des AMDP (p = .000) auf.

Das Profil der Patienten bezüglich ihrer **Abwehr- und Anpassungsmechanismen (PSKB)** war vorrangig gekennzeichnet durch ein „Verharren auf der Ebene sachlicher Beschreibungen" sowie durch „Problemverleugnung" (Mittelwerte 2.05 bzw.2.0, Range 0-6), „Verharren auf der Ebene sachlicher Erklärungen" (Mittelwert 1.3) und in geringerem Umfang durch „regressive Tendenzen" und „Ausweichtendenzen" (jeweils Mittelwerte 1.2). In den beiden übergeordneten Skalen ergab sich für „*kompensatorische Abwehr*" ein deutlich höherer Mittelwert von 1.59 gegenüber dem Wert von 0.95 für die „*regressive Abwehr*".

Die Faktorenanalyse über die Abwehr- und Anpassungsitems erbrachte eine Vier-Faktorenlösung: „*rationalisierend-verleugnende Abwehr*", „*regressive Bewältigung*", „*orale Ich-Schwäche*" sowie „*überkompensatorische Abwehr*".
Die Faktorskala „*rationalisierend-verleugnende Abwehr*" war in der Regressionsanalyse der Abwehrskalen *höchstsignifikant negativ* mit der *Überlebenszeit* verknüpft (p = .001), d.h. sie ist ein klarer **Prädiktor für schlechteres Survival**. Die drei übrigen Faktorskalen hatten keine prädiktive Valenz.

Der varianzanalytische Vergleich der beiden Patientengruppen Frühverstorbene versus Langzeitüberlebende erbrachte ebenfalls eine signifikant stärkere Ausprägung rationalisierend-verleugnender Bewältigungsmechanismen bei den innerhalb der ersten sechs Monate verstorbenen Patienten (p = .039) und darüber hinaus ein relatives Überwiegen von überkompensatorischen Haltungen/Ausweichtendenzen.

Die **Hackett-Cassem Skala** für Verleugnung differenzierte die drei Überlebensgruppen in keiner Weise und hatte *keine prädiktive Bedeutung* für das *Survival*.

In dem **FKBS** dominierten wiederum als Krankheitsbewältigungsstrategien „Reaktionsbildung, Verleugnung, Verdrängung und Verneinung" (Mittelwert: 39, Range 0-60), dicht gefolgt von der Bewältigungskategorie „ Intellektualisierung, Rationalisierung, Isolieren" (Mittelwert: 37.4). *Die einzelnen Kategorien waren keine Prädiktoren auf das Survival.*

Im **FAPK** waren unsere Patienten im Vergleich zu gesunden Probanden durch einen einge-schränkten „Realitätsbezug" (p = .011), eine signifikant verminderte Fähigkeit Gefühle mitzuteilen („emotionale Beziehungsleere") (p = .002) und vor allem durch sehr viel größere „soziale Anpassung" und Unterordnung gekennzeichnet (p = .000).

Diese Skalen waren keine Prädiktoren auf das Survival.

In einer multiplen Regressionsanalyse unter Einbeziehung der unabhängigen Variablen: *Alter* des Patienten, die *vier Faktorskalen des AMDP* und die PSKB-Faktorskala „*rationalisierend-verleugnende Abwehr*" und der abhängigen Variablen: *Überlebenszeit nach HTx* ergab sich eine multiples R von .557 und damit eine erklärte Varianz von 31%, das Gesamtmodell wies eine Signifikanz von .011 auf.
Eine **kürzere Überlebenszeit** ist dabei bedingt durch ein **höheres Alter** (p = .03) und einen

rationalisierend-verleugnenden Bewältigungsstil (p= .001). Die Psychopathologie im Vorfeld der HTx leistete keinen Beitrag zum Modell.

In einer <u>Clusteranalyse</u>, basierend auf den *fünf Faktorskalen des AMDP*, den *vier Faktorskalen* zu *Abwehr- und Anpassungsmechanismen des PSKB* und der *Überlebenszeit* ergab sich eine 2-Clusterlösung:

- das 1. Cluster enthielt Patienten mit langer Überlebenszeit (9.68 Jahre), welche durch wenig neurokognitive Störungen, durch ängstlich-psychovegetative Anspannung, zwanghafte Symptomatik und wenig Verleugnungs- und Rationalisierungsmechanismen gekennzeichnet waren.

- das 2. Cluster enthielt die Patienten, welche neurokognitiv beeinträchtigt waren und durch das weitgehende Fehlen affektiver Reaktionen bei gleichzeitig stark ausgeprägter verleugnender und rationalisierender Abwehr charakterisiert waren. Darüber hinaus waren diese Patienten durch mehr überkompensatorische Abwehrstrategien und regressive Bewältigungstendenzen gekennzeichnet; ihr Survival war mit 1.02 Jahren sehr kurz.

6.3 Befunde zum psychischen und somatischen Verlauf nach HTx

6.3.1 Frühpostoperativer psychischer Status:

Im Verlauf der ersten drei Wochen nach der HTx kam es bei den Patienten zu einer raschen Rückbildung der Delire von 29.7% (erste Woche) auf 3.3% (dritte Woche) und bei organisch bedingten psychotischen Episoden von 4.4% auf 1.1%. Organische affektive Syndrome und Angststörungen blieben in der Häufigkeit von der ersten zur dritten Woche konstant (12.1% zu 13.2%). Belastungs- und Anpassungsstörungen nahmen in diesem Zeitraum von 0% auf 7.7% zu, ebenso kognitive Störungen von 5.5% auf 8.8%.

Insgesamt waren 36.3% der Patienten während der ersten drei postoperativen Wochen durchgängig psychiatrisch auffällig, wobei oftmals ein Wechsel im Störungsbild stattfand. Demgegenüber zeigten 28.6% zu allen Untersuchungszeitpunkten keine psychiatrischen Auffälligkeiten.

Die Inzidenz durchgängig persistierender *frühpostoperativer psychiatrischer Störungen* stand in signifikanten Zusammenhang mit dem *psychopathologischen Gestörtheitsgrad* (AMDP-Gesamtscore) *präoperativ* (p =. 049) und ebenso mit einer vorangegangenen *Katecholaminpflichtigkeit* (p = .007). Patienten mit präoperativer Anxiolytika- oder Tranquilizereinnahme waren nicht häufiger postoperativ psychiatrisch auffällig, aber doppelt soviele Patienten mit einer entsprechenden Vorbelastung verstarben in den ersten drei Wochen im Vergleich zu jenen ohne entsprechende Abhängigkeit. Von den acht Patienten mit Alkoholkonsum bis unmittelbar vor HTx fanden sich bei sechs durchgängig postoperative psychiatrische Störungen.

Das Alter der Patienten blieb ohne Einfluss auf die Inzidenz von Psychosyndromen.

Patienten mit kontinuierlich diagnostizierten *frühpostoperativen psychiatrischen Störungen* wiesen eine *signifikant kürzere Überlebenszeit* auf (p = .016).

6.3.2 Somatische Verlaufsbefunde

Der **Abstoßungsindex für das erste Jahr** nach HTx erbrachte für Patienten, welche nach der ersten Woche bis zum Ende des ersten Jahr verstarben einen Indexwert von 1.21, die danach vor Erreichen des 10-Jahres Survival Verstorbenen wiesen ein Indexwert von 0.80 auf, die Langzeitüberlebenden von 0.68, d.h. innerhalb des ersten Jahres verstorbene Patienten hatten bezogen auf ihre reale Überlebenszeit die meisten Abstoßungen, die beiden anderen Gruppen unterschieden sich unwesentlich; diese Differenzen erlangten aber kein signifikantes Niveau.

Der **Infektionsindex für das erste Jahr** erbrachte für die im ersten Jahr Verstorbenen einen Indexwert von **2.51**, die beiden anderen Patientengruppen hatten Indexwerte von **0.15** bzw. **0.17**, d.h. innerhalb des ersten Jahres verstorbene Patienten hatten im Mittel 17 mal mehr Infektionen. Die Unterschiede erwiesen sich varianzanalytisch als hochsignifikant ($p = .000$). Abstoßungen und Infektionen waren völlig unabhängig voneinander. Das *Alter* war mit dem *Abstoßungsindex signifikant negativ* verknüpft ($p = .047$), mit dem *Infektionsindex* tendenziell positiv ($p = .06$). Frühpostoperative *psychiatrische Störungen* waren *positiv* korreliert mit dem *Infektionsindex* des ersten Jahres ($p = .021$).

Begleit- bzw. Folgeerkrankungen nach HTx sind vorrangig auf die immunsuppressive Therapie zurückzuführen. Im ersten postoperativen Jahr wiesen von den 84 Patienten (die in der ersten Woche Verstorbenen blieben unberücksichtigt) 30.9% eine *kompensierte Niereninsuffizienz* auf, 11.9% waren *dialysepflichtig*, ein *Diabetes mellitus* lag bei 9.6% vor, eine *Osteoporose* bei 8.5% und *hochmaligne Tumoren* waren bei 3.6% zu diagnostizieren.
In der 21 Patienten umfassenden Gruppe, die jenseits des ersten Jahres aber vor Erreichen des 10-Jahres Survival verstarben, war bei 38.1% eine *Dialysebehandlung* erforderlich, 26.4% litten an fortgeschrittener *Osteoporose* und 28% litten an *semimalignen* sowie 23.85% an *malignen Tumoren*, fast ausschließlich Hauttumoren.

6.4 Somatischer Status zehn Jahre nach HTx

Die 38 Patienten, welche länger als zehn Jahre nach HTx lebten, litten zu 71.7% an einer kompensierten *Niereninsuffizienz* und drei waren kontinuierlich *dialysepflichtig*. Einen insulinpflichtigen *Diabetes mellitus* hatten 18.4% und eine schwerwiegende *Osteoporose* fand sich bei 31.6%.
Sechs Patienten litten an *semimalignen* und drei an *malignen Tumoren*, insgesamt waren 23.7% an Neoplasmien erkrankt, die zu 85% die Haut betrafen.

Die Herzkatheteruntersuchungen bzw. die echokardiografischen Befunde im Bezug auf vorliegende *Koronarstenosen* (Transplantatvasculopathie) zeigten bei jeweils 7.9% der Patienten Stenosen von 75%-100% bzw. 50% -75%, weitere 15.5% wiesen Stenosen unter 50% auf. *Trikuspidalinsuffizienzen* schweren Grades lagen bei 10.5% vor, mittleren Grades bei 7.9% und leichten Grades bei 34.2%.

6.5 Psychischer Status und Lebensqualität zehn Jahre nach HTx und Zusammenhänge zu präoperativen Parametern

Im **SIP**, der Beeinträchtigungen in konkreten Alltagstätigkeiten erfasst, berichteten die langzeitüberlebenden Patienten keine wirklich bedeutsamen Einbußen, sondern lagen in allen wesentlichen Skalen unterhalb des Grenzwertes von 20, jenseits dessen schwerere Defizite vorliegen. Lediglich im Erholungs- und Freizeitbereich (Mittelwert: 34.6) und bei der Haushaltsführung (Mittelwert: 22.3) waren sie erheblich beeinträchtigt und in den Skalen „kognitive Wachheit", „soziale Interaktion" und „emotionales Verhalten" lagen sie knapp unterhalb des Grenzwertes. *Im Vergleich zu der gematchten Kontrollgruppe schnitten sie aber in allen Skalen hochsignifikant schlechter ab.*

Im **SF-36**, der konzeptionell auf subjektive Bewertungen und kognitive Einschätzungsprozesse abhebt, gaben die Patienten für alle vier Skalen der **körperlichen Ebene** um *20%-30% schlechtere Selbstbeurteilungen ab als die Kontrollgruppe*: „körperliche Funktionsfähigkeit" (p = .000), „körperliche Rollenfunktion" (p = .01), „allgemeine Gesundheitswahrnehmung" (p = .000) und insbesondere bei körperlichen Schmerzen (Mittelwert: 44.2 vs 77.6, p = .000)

Die **psychische Ebene** der Lebensqualität wurde ebenfalls *signifikant schlechter eingeschätzt als in der Kontrollgruppe*: die Skalenmittelwerte für „Vitalität" (p = .007), „psychisches Wohlbefinden" (p = .001) und insbesondere für die „soziale Funktionsfähigkeit" (p = .000) lagen bis zu 25% niedriger, für die „emotionale Rollenfunktion" ergab sich kein signifikanter Unterschied.

Im **GBB,** der subjektive Beschwerden erfasst, fand sich für „Gliederschmerzen" ein um 50% schlechterer Mittelwert als in der Kontrollgruppe (p = .001), ebenso waren die „Erschöpfungsneigung" (p = .012), „Magenbeschwerden" (p= .005) und auch „Herzbeschwerden" (p = .048) signifikant stärker ausgeprägt.

Bezüglich **spezifischer Medikamentennebenwirkungen** beklagten die Patienten in besonders starken Ausmaß: Sorge um den Bluthochdruck (35.5%), vermehrten Haarwuchs (31.3%, vorwiegend die Frauen), Wadenkrämpfe (31.2%) und Muskelschmerzen (25%), Wetterfühligkeit (28.2%) und Infektanfälligkeit (25%).

Im **HADS** lagen die *Angstwerte* im Mittel um knapp 20% höher als in der Kontrollgruppe, es ergab sich aber varianzanalytisch *kein signifikanter Unterschied*; die *Depressivitätsscores* waren nicht erhöht.

Im **FPI** berichteten die Patienten über eine etwa 10% höhere „Lebenszufriedenheit" als die Kontrollgruppe (7.83 vs 7.03) und ein vergleichbares Maß an „Beanspruchung".

Als interessanteste Ergebnisse im Hinblick auf **Zusammenhänge zwischen den verschiedenen Lebensqualitätsaspekten** sind hervorzuheben:

Patienten, die im SF-36 über stark geminderte physische Leistungsfähigkeit, schlechte soziale Funktionsfähigkeit und negative Einschätzungen ihrer Vitalität und ihres psychischen Wohlbefindens berichteten, litten unter einer Vielzahl subjektiver Beschwerden im GBB. Patienten mit körperlichen Schmerzen gaben eher wenig subjektive Beschwerden (GBB) an, reale Schmerzen unterbinden möglicherweise psychosomatische Prozesse der „Umwandlung" oder Konversion in psychogene Symptomatik.

Die Lebenszufriedenheit war eng positiv korreliert mit „geistiger Gesundheit" (p = .001), „Vitalität" (p = .03) und „Gesundheitserwartungen" (p= .044). Mit Skalen der körperlichen Ebene fand sich erstaunlicherweise lediglich mit der Skala „körperliche Schmerzen" (p = .021) ein negativ signifikanter Zusammenhang.

„Angst" wie „Depressivität" im HADS korrelierte hoch mit negativen Einschätzungen in der

„physischen" wie „psychosozialen Dimension" des SIP (p= .000) und zugleich positiv mit dem Ausmaß subjektiver Beschwerden („Gesamtbeschwerdedruck") im GBB (p = .000) und negativ mit der „Lebenszufriedenheit" (p = .000).

In der Clusteranalyse auf der Basis ausgewählter QoL-Skalen ließen sich drei Patientencluster identifizieren: das 1.Cluster wurde lediglich von vier Patienten gebildet, welche in den SF-36- , SIP- und GBB-Skalen extrem schlechte Werte aufwiesen und zugleich über sehr viel Angst und die niedrigste Lebenszufriedenheit berichteten.

Die 12 Patienten des Clusters 3 berichteten hingegen über wenig körperliche Einschränkungen, eine gute psychosoziale Funktionsfähigkeit, ihr Angstlevel lag sehr niedrig, sie schätzten ihr psychisches Wohlbefinden wie ihre Lebenszufriedenheit als sehr zufriedenstellend ein.

Das Cluster zwei bildeten 19 Patienten, die im wesentlichen eine Mittelstellung einnahmen. Sie litten vor allem an Einbußen in psychosozialen Bereichen, unter Angstgefühlen und an relativ vielen körperlichen Schmerzen.

Die Ergebnisse zu **Zusammenhängen** zwischen **präoperativen psychischen Variablen** und **Lebensqualitätsaspekten** zehn Jahre nach HTx waren überraschend aussagekräftig:

Das **Ausmaß präoperativer psychopathologischer Gestörtheit** (AMDP-Gesamtscore) korrelierte deutlich mit **Defiziten** in der **„physischen"** (p = .001) wie der **„psychosozialen Dimension"** (p= .016) des SIP, ebenso mit einer geminderten **„physischen Funktions- fähigkeit"** (p = .001) und **„Vitalität"** (p = .044) des SF-36.

Alle GBB-Beschwerdeskalen, insbesondere „Herzbeschwerden" (p = .008) korrelierten ebenfalls signifikant positiv mit dem AMDP-Gesamtscore.
Darüber hinaus fand sich auch ein Zusammenhang zu **„Angst"** (p = .067), nicht aber zu „Depressivität" im HADS.
Insbesondere die AMDP-Faktorskala *„aggressiv-gereizt-dysphorische Beeinträchtigung"* zeigte zu fast allen Skalen des SIP enge Korrelationen und entsprechend ergab sich eine hochsignifikante Korrelation zu der „physischen Dimension" (p = .001) und ebenso zur „psychosozialen Dimension" (p = .027). Gleichartige hochsignifikante Zusammenhänge zeigten sich vor allem zu den Skalen der psychischen Ebene des SF-36: „soziale Funktionsfähigkeit" (p = .004), „psychisches Wohlbefinden" (p = .007), „Vitalität" (p = .02 und „Gesundheitserwartungen" (p = .021). Auf der körperlichen Ebene stellte sich lediglich zu „körperliche Schmerzen" (p = .003) eine signifikante Verknüpfung dar.
Die Faktorskala *„ängstlich-vegetatives Syndrom"* war in ganz ähnlicher Weise, aber mit geringerer Stringenz mit den gleichen Skalen signifikant korreliert.
Die Skala **„Angstsymptomatik" (PSKB)** korrelierte positiv mit **„Angst"** (p = .008) und **„Depression"** (p = .032) im HADS.
Auch **Persönlichkeitscharakteristika** (PSKB) wie narzisstisch-kämpferische Einstellungen oder Enttäuschungs- und Protesthaltungen waren mit den QoL-Skalen: „emotionale Rollenfunktion" (p = .005), „psychisches Wohlbefinden" (p = .048) und vielfältigen GBB- Beschwerden signifikant negativ verknüpft.

Eine präoperativ ausgeprägte **„regressive Abwehr"** (übergeordnete PSKB Originalabwehrskala) wies eine hochsignifikante Vorhersagevalenz für schlechtere Lebensqualitätsbeurteilungen in den beiden übergeordneten SIP-Dimensionen: „physische Dimension" (r: 0.92!, p = .000) und „psychosoziale Dimension" (p = .003) und ebenso zu den Skalen der psychischen Ebene des SF-36: „soziale Funktionsfähigkeit" (p = .001),

„psychisches Wohlbefinden" (p = .000) und „Vitalität" (p = .004) auf; aber auch zu „körperliche Schmerzen" (p = .001) fanden sich Korrelationen. Zugleich fand sich ein negativer Zusammenhang zur „Lebenszufriedenheit" im FPI (p = .001).

Die in dieser Studie kalkulierte Faktorskala *„regressive Bewältigung"* korrelierte entsprechend in gleicher Weise mit den eben genannten QoL-Skalen und die Faktorskala *„orale Ich-Schwäche"* war vor allem mit der „physischen Dimension" des SIP hochsignifikant korreliert (r: .85!, p = .000). Eine *„rationalisierend- verleugnende Abwehr"* (Faktorskala) zeigte lediglich eine Verknüpfung mit geringer „Beanspruchung" im FPI.

Diese korrelationsstatistischen Zusammenhänge wurden eindrucksvoll durch eine Clusteranalyse bestätigt, die in einem 1.Cluster diejenigen Patienten zusammengruppierte, welche präoperativ psychopathologisch durch ängstlich-vegetative bzw. aggressiv-gereizte und dysphorische Symptomatik und zugleich regressive Bewältigungsmechanismen gekennzeichnet waren und dann zugleich nach zehn Jahren über ein schlechtes seelisches Befinden, pessimistische Zukunftserwartungen bei reduzierter physischer Leistungsfähigkeit und vielen körperlichen Schmerzen berichteten. In einem 2. Cluster gruppierten sich die Patienten, welche präoperativ sehr wenig Angst zeigten und auch keine aggressiv-gereizt-dysphorische Symptomatik aufwiesen, sondern eher depressiv verstimmt erschienen waren. Sie waren weder durch eine regressive Abwehr noch durch rationalisierend-verleugnendes Bewältigungsverhalten gekennzeichnet gewesen. In ihren Lebensqualitätseinschätzungen beschrieben sie sich nach zehn Jahren als physisch und psychisch in sehr guter Verfassung.

Der **psychische Genesescore** korrelierte mit schlechterer „sozialer Funktionsfähigkeit" (p = .002), negativen „Gesundheiterwartungen" (p = .037) und reduziertem „psychischen Wohlbefinden" (p = .029) im SF-36, ebenso mit schlechteren Ergebnissen in der „physischen Dimension" des SIP (p = .035) sowie auch mit größerer „Angst" (HADS) (p = .052). Dieses Ergebnis muss so interpretiert werden, dass psychogenetische familiäre Belastungen offenbar vor allem in den psychischen QoL-Bereichen einen Niederschlag finden und ihnen eine überdauernde Bedeutung zukommt.

7. DISKUSSION DER ERGEBNISSE

Die Zielsetzung der vorliegenden prospektiven Studie war eine möglichst umfassende Darstellung der Charakteristika einer kardial schwer erkrankten Patientengruppe, die für eine Herztransplantation gelistet wurde und ihr weiteres „Schicksal" im Hinblick auf ihr Überleben, zu auftretenden Komplikationen und der letztlich erreichten Lebensqualität für die Untergruppe der langzeitüberlebenden Patienten jenseits von zehn Jahren.

Im Mittelpunkt stand dabei die Identifikation und Bewertung von Prädiktoren aus dem Bereich der lebensgeschichtlichen Daten, des präoperativen psychischen wie somatischen Status im Hinblick auf das Überleben und auf Aspekte des postoperativen Verlaufs.

Darüber hinaus sollte eine differenzierte Beschreibung der aktuellen Lebensqualität der langzeit-überlebenden Patienten (d.h. zum Zeitpunkt von zehn Jahren nach HTx) erfolgen und auch explorative Fragen zu Zusammenhängen zwischen psychischen Reaktionsmustern bzw. Persönlichkeitszügen und Krankheitsbewältigungsstrategien mit dem Langzeitoutcome untersucht werden.

Dieser sehr weit gespannte Untersuchungsansatz macht eine ausführliche Diskussion der Ergebnisse schwierig, da zu jedem Studienkomplex ein Vielzahl Literatur vorliegt, die den Rahmen des hier Darstellbaren sprengen würde. Deshalb wurden im Ergebnisteil bereits einige Bezüge zur Literatur hergestellt und im Folgenden muss eine Beschränkung auf wesentliche Forschungserkenntnisse erfolgen.

7.1 Erörterung präoperativer somatischer und psychischer Befunde vor dem Hintergrund des aktuellen Forschungsstandes

Anfangs ist zu betonen, dass unsere *Studienpopulation repräsentativ ist für das weltweite Kollektiv von Herztransplantationspatienten*, wie es sich in den Daten des International Society for Heart and Lung Transplantation Registry für den Bezugszeitraum 1987-1989 (Kriett und Kaye, 1991) darstellt: Männeranteil 86.8% (vorliegende Studie) vs. 83% (ISHLT), Durchschnittsalter 49.9 Jahre vs 46.2 Jahre; der Anteil der iKMP-Patienten lag mit 34.1% vs 30% leicht höher und der Anteil der dKMP-Patienten mit 65.9% deutlich höher als die 50.5% der ISHLT; das 10-Jahres Survival war mit 41.8% etwas niedriger als die Quote von 45.8% der ISHLT.

Die Selektionskriterien zur Auswahl unserer Patienten entsprachen ebenfalls den internationalen Richtlinien (Pantely, 1991): LVEF (linksventrikuläre Auswurffraktion) weniger als 20-25% mit Symptomen der Klasse NYHA III spät bzw. NYHA IV oder unmittelbares Risiko für einen Herztod, keine anderen medizinischen oder chirurgischen Optionen; Fehlen pulmonaler vaskulärer Erkrankungen und signifikanter pulmonaler Widerstandserhöhungen.

Wie in den jeweiligen Einzelkapiteln bereits ausführlicher dargestellt, unterschieden sich die hier untersuchten Transplantationspatienten bezüglich ihrer Schulbildung und des beruflichen Status nicht von einem repräsentativen Sample einer deutschen Stadtbevölkerung (Schepank, 1987) und auch nicht von anderen deutschsprachigen HTx-Patientengruppen wie sie Bunzel et al. (1994a,b) oder Strauß et al. (1997) in ihren Studien beschrieben haben. Beim Familienstand fand sich ein Anteil von 79.1% an verheirateten zu 11% ledigen Patienten und fast die Hälfte der Patienten hatten mehr als zwei Kinder; gleichartige Daten berichtete auch Dew et al. (1996a) für ihr Kollektiv in Pittsburgh.

Der Anteil berenteter Patienten lag vor der HTx bereits bei 59.3%, in anderen deutschen Untersuchungen schwankte er zwischen 47.5% (Strauß, 1994) und 67% (Cordes et al., 1992), lediglich knapp 30% hatten noch ein Arbeitsverhältnis, waren aber zum größten Teil bereits länger im Krankenstand. Die Berentung erfolgte fast ausschließlich wegen einer Erwerbsunfähigkeit und lag deutlich über den Angaben in den USA (Dew et al.,1996a,b). Hier spiegelt sich die sozialorientierte Struktur unserer Rentengesetzgebung wider und es darf daraus nicht abgeleitet werden, dass die Patienten auch im Langzeitverlauf nach der HTx als arbeitsunfähig einzustufen sind, vielmehr sahen sich (in den Interviews) nicht wenige der langzeitüberlebenden Patienten körperlich wie psychisch zu einer Arbeitstätigkeit in der Lage (siehe Befunde zur QoL).

Wenden wir uns nun den Daten zur speziellen und allgemeinen Anamnese der Patienten zu, so lassen sich folgende wesentliche Ergebnisse diskutieren:

Im Hinblick auf den **Verlauf der kardialen Erkrankung** vom Auftreten erster kardialer Symptome bis zur HTx ergab sich ein weitgehend übereinstimmendes Bild mit anderen Studiengruppen, welche etwa zeitgleich ihre Erhebungen durchführten. Exemplarisch hierfür können die Angaben der Arbeitsgruppe von Chacko et al. (1996b) vom Methodist Hospital in Houston unseren Ergebnissen gegenübergestellt werden: die Dauer der kardialen Erkrankung bis zur HTx betrug bei unseren Patienten im Schnitt 6.7 Jahre (vs. 7.4 Jahre bei Chacko), Zeichen einer schweren Herzinsuffizienz traten im Mittel 1.2 Jahre vor HTx (vs. 2.2 Jahre) auf und die durchschnittliche Wartezeit bis zur HTx war mit 189 vs 149 Tagen in beiden Kollektiven kaum wesentlich unterschiedlich (vergleichbare Angaben auch bei Dracup et al., 1992). Dies gilt auch in Hinblick auf **somatische Begleit- oder Zusatzerkrankungen**. Zum Zeitpunkt der Erstevaluierung litten 15.4% unserer Patienten unter einer kompensierten Niereninsuffizienz (Kreatinin zwischen 1.2 bis unter 2 mg/dl), 18.7% wiesen Leberschädigungen mit Werten für Bilirubin, SGPT, SGOT unterhalb doppelter Normalwerte auf. Insgesamt waren Stoffwechselerkrankungen führend als Zusatzdiagnosen (29,7%), dabei litt aber kein Patient an einem insulinpflichtigen Diabetes mellitus. Gleichrangig häufig waren cerebrale Ereignisse wie Zustand nach Embolien, TIAs, zentral bedingte Hör- oder Sehstörungen, Schwindel oder umfassende neuropsychologische Defizite bei 28.6% der Patienten anzutreffen. Dabei waren alle der 12.1% katecholaminpflichtigen Patienten von solchen cerebralen Komplikationen betroffen. Das Ausmaß erheblicher neurologisch-neuropsychologischer Defizite lag in den Studien von Shaw et al. (1989) oder Bornstein et al. (1990) allerdings mit etwa 50% aller HTx-Kandidaten noch höher, wobei deren Ergebnisse durch die Einbeziehung neuropsychologischer Testverfahren höher ausfielen, da „verdeckte" Einbußen damit verifizierbar waren. Die Zusatzerkrankungen sind primär als Folge der schweren kardialen Insuffizienz aufzufassen (Scheld et al., 1997).

Ein Fokus bei der Anamneseerhebung bildeten somatische bzw. psychische Erkrankungen bei den Eltern der Patienten bzw. psychosoziale Risikofaktoren der Familie.
Aus genetischen Studien zur idiopathischen Kardiomyopathie ist eine familiäre Häufigkeit dieses Krankheitsbildes von bis zu 20% bekannt, welche auf unterschiedliche, z.T. noch unbekannte Gendefekte zurückzuführen ist und vorrangig die männlichen Familienmitglieder betrifft (Herold, 2001). In der vorliegenden Studie fanden sich bei 16.5% der Väter kardiale Erkrankungen und sie waren damit, entsprechend der genetischen Vererbung, häufiger betroffen als die Mütter mit 11%. Dabei wird die Erkrankungshäufigkeit der Väter aber insofern vermutlich erheblich unterschätzt, da nicht wenige von ihnen in jungen Jahren im Krieg gefallen waren und somit vor Ausbruch einer Herzerkrankung verstorben waren.

Das Ausmaß der familiären somatischen Belastung wurde unter Einbeziehung weiterer z.T. genetisch mitverursachter chronischer Erkrankungen durch einem Gesamtscore dargestellt, doch dabei ließen sich keine statistisch gesicherten Zusammenhänge zum kardialen Krankheitsbild (z.B. iKMP oder dKMP) der Patienten evaluieren.

In umfangreichen epidemiologischen Feldstudien von Schepank et al. (1987) und Tress (1987) ließen sich signifikante Beziehungen zwischen psychiatrisch-psychosomatischen Auffälligkeiten bzw. behandlungsbedürftigen Störungen und ungünstigen frühkindlichen oder in der Adoleszenz anzutreffenden Entwicklungsbedingungen in einem Sample zufällig ausgewählter Probanden aufzeigen. Diese Zusammenhänge konnten überraschenderweise auch in unserem relativ kleinen Kollektiv bestätigt werden:

Psychogenetisch belastete Patienten d.h. von frühen Elterntrennungen oder dem Tod eines Elternteils bzw. psychischen Erkrankungen der Mutter oder des Vaters betroffene Patienten wiesen signifikant häufiger life-time psychische Erkrankungen oder auch Suchtstörungen wie Alkoholismus oder Analgetika/Tranquilizermissbrauch auf. Selbst zum Zeitpunkt der präoperativen Evaluierung zeigten sie deutlich mehr affektive, psychomotorische oder zwanghafte Symptomatik und es ließen sich auch häufiger strukturelle Ich-Störungen bei diesen Patienten diagnostizieren.

Besonders eindrucksvoll ist das Ergebnis, dass sich diese familiär psychisch belasteten Patienten bis zum Zeitpunkt der HTx signifikant mehr Bypassoperationen unterziehen mussten, d.h. sie litten unter einer besonders schwer ausgeprägten koronaren Herzerkrankung oder sie fanden sich eher bereit sich einer „aggressiveren" Behandlungsmethode wie einem Bypass zu unterziehen. Letztere stellt natürlich eine psychodynamische Hypothese dar, die hier nicht geprüft werden konnte.

Für die Entwicklung einer koronaren Herzerkrankung spielen psychogenetische Belastungen nachgewiesenermaßen eine wesentliche Rolle und es gibt eine Fülle von Literatur zu diesem Thema. Kagan und Levi (1971) entwickelten beispielsweise ein psychosomatisches Modell, in dem ungünstige psychische Entwicklungsbedingungen als Ausgangspunkt in einer Reaktionskette mit einer speziellen Lerngeschichte und psychobiologischen Programmen gesehen wurden und im Weiteren dann inadäquates Stresserleben und entsprechende biologische Reaktionen letztlich zum koronaren Krankheitsbild führen. In dem multifaktoriellen Geschehen werden von einzelnen Autoren sozioökonomische Faktoren (Schaefer und Blohmke, 1977), der psychosoziale Stress (Ruberman et al., 1984), aversive life-events (Siegrist, 1980) und im besonderen Copingdefizite (Langosch, 1989) in ihrer Bedeutung für eine KHK herausgestrichen (Übersicht siehe auch Klapp und Dahme, 1988).

Diese Überlegungen leiten zur Diskussion zu Prävalenzen von **life-time psychischen Erkrankungen** über.

An erster Stelle sind hier *depressive Störungen* zu nennen, die mit einer Prävalenz von 15.4% anzutreffen waren und damit in unserem Sample etwas häufiger auftraten als nach den epidemiologischen Untersuchungen von Wittchen et al. (1992) mit 12.9% oder Meyer et al. (2000) mit 12.3% für die deutsche Allgemeinbevölkerung zu erwarten war. Im Vergleich zu den Prävalenzen bei chronisch Kranken, welche nach Dew (1998) für die USA im Mittel bei 29% liegen, kann man von einem relativ unauffälligen Befund sprechen. Allerdings erstreckt sich in der Literatur der Range der Prävalenzen von 9% bei Booth et al. (1998) für medizinisch oder chirurgisch zu behandelnde Patienten bis zu 54% (siehe Übersicht bei Dew, 1997). Ein gleichermaßen uneinheitliches Bild ergibt sich für Untersuchungen mit HTx-Patienten: hier variieren die Zahlenangaben zwischen 3.9% bei Phipps (1997), 5.5% bei Skotzko et al. (1999), 9.7% bei Chacko et al. (1996b) bis zu 23.7% in der sehr sorgfältig durchgeführten Erhebung von Dew et al. (1996a).

Die Prävalenz von *Angststörungen* lag bei 7.7% und damit erheblich unter den Angaben der eben zitierten deutschen Autoren mit 14.4% bzw. 15.1% in epidemiologischen Studien für Deutschland; in den USA wurden eine Prävalenz von 25% festgestellt (Kessler et al., 1994). Bei prä-HTx-Patienten fanden Dew et al. (1996a) mit 7.8% eine völlig identische Prävalenz.

Anpassungsstörungen mit vorwiegend gemischter affektiver Symptomatik waren bei 5.5% unserer Patienten im bisherigen Lebensverlauf aufgetreten, im Vergleich lagen die Angaben von Snyder et al. (1990) für die amerikanische Normalbevölkerung mit 14% deutlich höher. In den Untersuchungen an Transplantierten wurden Anpassungsstörungen zumeist mit Angststörungen gemeinsam kategorisiert und entsprechend findet sich ein Range von 7.8% bis 31.6% (gleiche Autoren wie bei depressiven Störungen benannt).

Für *somatoforme Störungen*, die in unserem Sample mit einer Prävalenz von 13.2% auftraten, nannten Meyer et al. (2000) eine Vergleichzahl von 12.9%, Wittchen et al. (1992) von lediglich 1.6% für Frauen und 0% für Männer in der deutschen Allgemeinbevölkerung; hingegen berichteten sie 1999 über eine 7.6% 12-Monats-Prävalenz. Es kann somit keine Bewertung erfolgen, da auch keine Prävalenzen für HTx-Patienten in der Literatur aufzufinden sind.

Für *chronische Alkoholerkrankungen* werden für Herztransplantationssamples Prävalenzen zwischen 17% und 39% berichtet (Kuhn et al., 1988c; Maricle et al., 1989), in unserer Patientengruppe lag sie für die akzeptierten Patienten bei 17.6%. Für die deutsche Normalbevölkerung schwanken die Angaben für Alkoholerkrankungen, je nach definitorischen Kriterien, ebenfalls ganz erheblich zwischen 2% und 32% (Feuerlein, 1991), sodass unsere männlichen Patienten - nur sie waren daran erkrankt - wohl den „Stand" der Alkoholerkrankungen in der männlichen Bevölkerung widerspiegeln.

Letztlich bleibt festzuhalten, dass in unserer Untersuchungsgruppe insgesamt 28.6% der Patienten im Verlaufe ihres Lebens an klinisch relevanten Krankheitsepisoden wie depressiven Störungen, Angststörungen oder Anpassungsstörungen litten und sich unter Einbeziehung somatoformer Störungen und chronischer Alkoholerkrankungen eine summierte Prävalenz psychischer Störungen von 59.4% ergäbe. Da aber hohe Komorbiditäten vorliegen (Wittchen et al. (1994) berichteten beispielsweise eine Quote von 90.4% für DSM-III- R Störungen), ist im Umkehrschluss die Anzahl lebenslang psychisch unauffällig gebliebener Patienten auf erheblich mehr als 50% zu schätzen. Kessler et al. (1994) führten die wohl umfangreichste Studie zu life-time DSM-III-R Störungen an über 8000 zufällig ausgewählten Probanden in den USA durch und fanden dabei bei 52% der Untersuchten keine entsprechenden Erkrankungen.

In Anbetracht der Tatsache, dass in der vorliegenden Studie Patienten mit oftmals langer, bedrohlicher und damit psychisch besonders belastender somatischer Krankheitsgeschichte untersucht wurden, ist das Ergebnis, dass diese Patienten in ihrem bisherigen Lebensverlauf psychisch nicht häufiger erkrankt waren als der Durchschnitt der Allgemeinbevölkerung als überraschend anzusehen. Kritisch muss aber angemerkt werden, dass eine Verleugnungstendenz oder ein bewusstes Verschweigen psychischer Erkrankungen aus Angst nicht für eine HTx akzeptiert zu werden, nicht ausgeschlossen werden kann.

Neben life-time psychischen Erkrankungen wurde in der Literatur großes Augenmerk auf die zu beobachtende **psychische Symptomatik bzw. Syndrome** oder psychiatrische Störungen im unmittelbaren **Vorfeld einer HTx** gelegt. Das Leiden an den körperlichen Symptomen und Einschränkungen, die sozialen und familiären Belastungen und vor allem die antizipatorischen Ängste vor der Transplantation und der weiteren Zukunft führen in

Verschränkung mit den eigenen Bewältigungskompetenzen und dem Maß an sozialer Unterstützung zu individuell unter-schiedlichen emotionalen Reaktionen. Eine ausführliche Erörterung dieser Dynamik und eine Darstellung der Befunde aus der Literatur zu diesen Fragenkomplexen erfolgte in den Kapiteln 2.2 und 2.3.

In der Mehrzahl der Publikationen wurden bislang sehr hohe Prävalenzen für affektive Symptome oder Syndrome genannt, wobei eine große Heterogenität in den Befunden anzutreffen ist. Exemplarisch sind nochmals die relevantesten Studienergebnisse zu nennen: Kuhn et al.(1988c) fanden bei 42% der HTx-Kandidaten Angst und/oder Depression als vorherrschende Symptomatik, Mai et al. (1986) bei 52% emotionale Symptomatik (vorwiegend zu 40% Angst), Phipps et al. (1997) bei 71.5% und Shapiro und Kornfeld (1989) berichteten sogar von 83% ihrer Patienten affektive Syndrome. Selbst bei Anwendung strikterer Kriterien wie sie in psychiatrischen Klassifikationssystemen wie dem DSM-III-R formuliert sind, ließen sich Prävalenzen für affektive Störungen zwischen 26% (Paris et al., 1994) und 64% finden (Freeman et al, 1988b; Kuhn et al., 1988c, 1990; Shapiro und Kornfeld, 1989).

Völlig konträre Resultate stammten von den Arbeitsgruppen um Riether et al. (1992), Fisher et al. (1995) oder Deshields et al. (1996), die keine relevanten, von der Allgemeinbevölkerung abweichenden, Befunde aufzeigen konnten. Einige Studiengruppen betonten darüber hinaus ein deutliches Überwiegen depressiver Syndrome gegenüber Angst bzw. Ärgerlichkeit/ feindseligem Verhalten (Dracup et al., 1992; Paris et al., 1994).

Die in der vorliegenden Untersuchung erhobenen Befunde zum psychischen Status der Patienten zum Zeitpunkt der Listung bestätigten eine *hohe Prävalenz affektiver Syndrome*.

So fand sich eine ängstlich-depressive Stimmungslage mit innerer Unruhe und Anspannung bei 45.1% unserer Patienten in klinisch relevanter Ausprägung. Bei Einbeziehung weiterer Leitsymptome der AMDP-Kategorie: Störungen der Affektivität, Psychomotorik und des Antriebs ergab sich eine Betrachtung auf Syndromebene und auf dieser breiteren Basis zeigten 49.2% erhebliche affektive Störungen. In geringerem Umfang ließ sich auch eine zwanghafte Symptomatik (12.1%) diagnostizieren und auch submaniforme Gestimmtheiten mit gesteigerten Selbstwertgefühlen (15.4%) waren zu beobachten. Im Überlappungsbereich zwischen der Symptomebene und Persönlichkeitszügen imponierten im PSKB neben den vergleichbar häufig dokumentierten ängstlich-depressiven Symptomen (bei mehr als 50% der Patienten) noch häufiger körperliche Missempfindungen und funktionelle Störungen (75%). Hier muss auch auf die erheblichen Sexualstörungen verwiesen werden, die mit Angst und depressiver Gestimmtheit eng verwoben sind: ein Drittel der Patienten beklagte einen ausgeprägten Mangel an Libido und Potenzstörungen und 57.1% berichteten über Beeinträchtigungen der sexuellen Befriedigung, in Anbetracht der Zurückhaltung älterer Menschen und der Schambesetztheit dieses Themas sind diese Häufigkeiten sicher noch deutlich unterschätzt, obgleich andere Autoren niedrige Häufigkeitsangaben machen (Jalowiec et al., 1994; Porter et al., 1991, 1994). Weiters ist hervorzuheben, dass in relevantem Umfang auch Zwangsgedanken (27.6%) sowie angepasste und gefügige Verhaltensweisen das Bild bestimmten.

In Übereinstimmung mit Shapiro (1996) kann festgestellt werden, dass Angst und Depression offenbar ubiquitäre Reaktionen unter den Belastungen der Warteperiode sind und die Patienten darüber hinaus auch erhebliche sexuelle Störungen und zwanghafte Symptome zeigten.

Neben der affektiven Symptomatik bestimmten gemäß ihrer Häufigkeit und ihres Ausprägungsgrads *neurokognitive Beeinträchtigungen* die Psychopathologie der HTx-Kandidaten d.h. Störungen der Aufmerksamkeit und des Konzentrationsvermögens wie auch der mentalen Leistungsfähigkeit bildeten einen zweiten „Gipfel" im psychopathologischen Muster der Patienten. Dabei ist bemerkenswert, dass weitergehende Bewusstseins- oder auch Orientierungsstörungen nur in ganz wenigen Einzelfällen diagnostiziert werden mussten.

Neurokognitive Störungen resultieren zum einen natürlich aus neurologischen Ereignissen wie Embolien oder Ischämien etc., zum anderen sind sie auf Encephalopathien zurückzuführen, die auf der Erkrankung eines vitalen Organs wie z.B. des Herzens beruhen und durch entsprechende metabolische Defizienzen wie mangelhafte Sauerstoffversorgung, Nährstoffmangel oder Imbalanzen der endokrinen Regelkreise ausgelöst werden (Tarter et al., 1987; Inoue et al., 1998). Selbst eine geringfügige Minderung der metabolischen Effizienz kann die Hirnfunktionen erheblich beeinträchtigen und weiters nehmen auch psychologische und soziale Faktoren Einfluss auf die neuropsychologische Leistungsfähigkeit, z.B. kann eine depressive Gestimmtheit in erheblichem Ausmaß, die Aufmerksamkeit und Konzentrations-fähigkeit eines Patienten negativ beeinflussen und bei einer Untersuchung für erhebliche Defizite verantwortlich sein. Die klinische Bedeutsamkeit der Kenntnis über neurokognitive Störungen liegt zum einen in einer dann angemesseneren Kommunikation des Arztes, dem Krankenpflegepersonal mit den Patienten (z.B. Notwendigkeit zu Redundanz bei Informationsvermittlung) und kann damit beispielsweise zu einer besseren Compliance der Patienten führen. Es sollte auch stärker beachtet werden, dass präoperative neurokognitive Defizite sich nur sehr langsam nach einer Herztransplantation zurückbilden und zumeist nicht in den normalen Range zurückkehren (Freeman et al., 1988a,b; Schall et al., 1989; Bornstein et al., 1995).

Eine unbeeinträchtigte Aufmerksamkeit und Konzentrationsfähigkeit sind Voraussetzung zur bewussten Aufnahme eingehender Stimuli und damit natürlich wesentlich mit den Gedächtnisleistungen und mentalen Verarbeitungsprozessen verknüpft. So fand Farmer (1994) bei Transplantationskandidaten vor allem erhebliche Aufmerksamkeitsdefizite und Putzke et al. (1998) berichteten auf der Basis psychologischer Testverfahren für 20-30% ihrer prä-HTx Patienten für eine Vielzahl kognitiver Leistungsbereiche moderate bis schwere Defizite und für weitere 34% klinisch relevante Einbußen. Bornstein und Starling (1998) konnten in etwa gleicher Größenordnung bei 58% ihrer untersuchten HTx-Kandidaten die klinischen Kriterien für eine neurokognitive Störung nachweisen.

In der vorliegenden Untersuchung ließen sich Aufmerksamkeits- und Gedächtnisstörungen bei 24% der Patienten in erheblichem und bei weiteren 28.7% in moderatem Umfang aufzeigen. Neben diesen basalen kognitiven Leistungen waren aber auch die Denkprozesse im Sinne von verlangsamten, umständlichen und perseverierenden Denkabläufen beeinträchtigt und zwar bei 11% der Patienten in erheblichem Ausmaß und bei 27% in moderater Weise. Damit konnten die Ergebnisse von Putzke und Bornstein in überraschend klarer Weise hier bestätigt werden und es sollte daraus die Konsequenz gezogen werden in Screening-programmen für eine HTx größeres Gewicht auf diesen Bereich zu legen. Darüber hinaus lässt sich durch unsere Daten belegen, dass durch eine sorgfältige psychiatrische Diagnostik annähernd ähnliche Ergebnisse zu erzielen sind wie sie bei Anwendung testpsychologischer Inventare erreichbar sind. Allerdings fehlt es im Transplantationsbereich generell an elaborierten Studien zu diesen Aspekten und insbesondere im Hinblick auf die postoperativen Remissionsverläufe, was sicher auf den erheblichen Aufwand bei testpsychologischen Untersuchungen zurückzuführen ist und es darf auch nicht übersehen werden, dass differenzierte Testungen eine exorbitante Belastung für die Patienten darstellen.

Im Hinblick auf die beschriebenen klinischen Syndrome ist aber zu unterstreichen, dass diese vorwiegend durch die Anzahl der auffälligen Symptome einer psychopathologischen Kategorie, also durch ein „qualitatives" Kriterium gekennzeichnet waren und schwerste

Ausprägungsgrade doch eher selten zu beobachten waren. Dementsprechend ergaben sich auch bei der Datenanalyse für die gesamte Patientengruppe für die einzelnen Syndrome oder Kategorien eher niedrige durchschnittliche Ausprägungsgrade. Die Patienten zeigten also insgesamt keine schweren psycho-pathologischen Auffälligkeiten wie sie in der Regel bei Patienten mit akuten psychiatrischen Erkrankungen oder bei solchen mit erheblichen psychosomatischen oder neurotischen Störungen anzutreffen sind. Dies wird auch daran erkennbar, dass die HTx-Kandidaten zwar mehr klinische Auffälligkeiten im PSKB aufwiesen als gesundete Patienten nach Abschluss einer Psychotherapie, aber weit unterhalb der Werte lagen wie sie bei Patienten in ambulanter oder stationärer psychosomatischer Behandlung anzutreffen sind (Rüger, 1977; Bolk-Weischedel, 1978).

Neben der Beschreibung des psychopathologischen Status vor einer HTx sollte diese Untersuchung auch einen erweiterten „Blick" auf die Qualität der Beziehungen der Patienten zu anderen Menschen, ihre Bindungen zu engen Bezugspersonen, ihre Kommunikationsstile und auf die soziale Lebensbewältigung ermöglichen und zugleich Aspekte des Ich-Erlebens und das eigene Selbstverständnis erkennbar werden lassen; also Einblicke in die Verhaltens- und Erlebensdimensionen geben. Im PSKB werden in den einzelnen Dimensionen die adaptiven, interaktionellen Verhaltensstile der Patienten erfasst, die aufzeigen, wie die Patienten trotz der Belastungen zu Zufriedenheit, Sicherheit und Wohlbefinden zu sich selbst und in den zwischen-menschlichen Beziehungen zu finden suchen.

Betrachtet man die Gesamtgruppe der Patienten im Hinblick auf die vorrangig beobachtbaren Erlebensweisen und interaktionellen Beziehungsmuster, also im Sinne eines Profils der Gesamtgruppe, konnte vorrangig ein Streben nach Ordnung und Kontrolle in Form von Zwangsgedanken/-handlungen und überhöhte Anpassungsbemühungen mit dem Bild eines über-sozialisierten Menschen gefunden werden. In ähnlicher Ausprägung fand sich eine pflicht-bewusste, fürsorglich und verantwortungsbewusste Einstellung, welche nach Rudolf und Porsch (1986) unter neurotischen Aspekten als nachgiebige, aggressiv-gehemmte schuldgefühlsbereite Einstellung mit Verzicht auf eigene Interessen gesehen werden kann (depressive Struktur).

Im Vergleich dazu waren, in Bezug zur gegebenen Lebenssituation, eher problematischere Interaktionsstile wie Enttäuschungsprotest, d.h. eine Tendenz zu Gekränktheit, Gefühle der Benachteiligung und Hinwendung an andere Menschen zur Selbststabilisierung oder die Dimension: soziale Desintegration, d.h. eine gestörte soziale Integration und Bindungs-schwierigkeiten sehr niedrig ausgeprägt.

Im FABK als Selbsteinschätzungsinstrument berichteten die Patienten ebenfalls über eine erheblich höhere Bereitschaft zu sozialer Anpassung und Unterordnung; die Ausprägung war signifikant höher als bei gesunden Menschen und sogar stärker als diejenige bei Patienten, welche an psychosomatischen oder funktionellen Beschwerden leiden (Koch, 1981). Darüber hinaus zeigte sich eine Tendenz zu passivem Rückzug und hilfesuchendem Verhalten.

Diese Charakteristik der vorherrschenden Verhaltens- bzw. Persönlichkeitsmuster ist natürlich eng verwoben mit der Art und Weise, wie sich die Patienten mit ihren alltäglichen Ängsten, den Zweifeln oder den unausweichlichen depressiv-ängstlichen Emotionen wie auch den physischen Beschwerden auseinander setzten d.h. diese zu bewältigen oder abzuwehren versuchten. Umgekehrt formuliert, färben selbstverständlich die angewandten **Abwehr- und Bewältigungsmechanismen** das beobachtbare Verhalten oder können sogar als wesentliche Ursache für das „Persönlichkeitsbild" der Patienten angesehen werden. Die Analyse der Bewältigungsmechanismen erbrachte eine überraschend eindrucksvolle „Validierung" der eben beschriebenen Patientencharakteristik. So dominierten bei den Patienten (wiederum als

Muster für die Gesamtgruppe) bei den PSKB-Abwehrskalen sachliche Beschreibungen und Erklärungen sowie Problemverleugnung und auch in gleicher Weise im FKBS Verdrängung, Verleugnung und Reaktionsbildung sowie Intellektualisierung, Rationalisierung und Isolierung. Diese Mechanismen sind zum einen kognitive und kompensatorische Verarbeitungsstrategien, zum anderen ermöglichen sie es den Patienten zugleich Impulse von Innen wie diffuse Ängste oder andere tief-reichende emotionale Affekte und auch von außen kommende Impulse weitgehend vom Bewusstsein fernzuhalten oder der emotionalen Bedeutung zu „entkleiden". Das Selbst kann so vor Überflutungen oder sogar Fraktionierungen bewahrt werden und den Patienten kann es gelingen, ihr inneres Gleichgewicht zu wahren oder wiederherzustellen. Auf diese Weise können sie eine gewisse Kontrolle und Handlungsfähigkeit aufrechterhalten und sich partiell in die Lage versetzen, auch Anforderungen der Umwelt zu begegnen und im Sinne eines aktiven Copings zu agieren. Zugleich konnte im FKBS eindrucksvoll nachgewiesen werden, dass die Patienten es vermieden, eigene aggressive Impulse nach außen zu richten, sich offen ärgerlich zu zeigen bzw. Konflikte auszutragen; sie wiesen nämlich signifikant niedrige Werte für den Abwehrmechanismus „Wendung gegen das Objekt" auf. Diese Aggressionsunterdrückung fand sich in der großen Anpassungsbereitschaft (FAPK) wieder, die Patienten waren offenbar bemüht, sich „einzufügen", zurückzustecken, um insbesondere im sozialen Umfeld keine Konflikte hervorzurufen. Dieses Verhalten korrespondiert oftmals mit gleichgerichteten Bemühungen der Ehefrauen den Status quo der Partnerschaft zu wahren, Konflikte „auszuklammern" oder sogar eine fiktive Harmonie herzustellen (Bunzel et al., 1999).

Diese Abwehrmechanismen scheinen allerdings einen Preis zu fordern, denn im FAPK ließen sich ein Mangel an Realitätsbezug nachweisen und vor allem auch eine deutlich verminderte Fähigkeit der Patienten finden, ihre Gefühle anderen mitzuteilen bzw. sich ihrer selbst gewahr zu werden („Beziehungsleere").

Eine überraschend niedrige Ausprägung zeigte sich für die Bewältigungsmechanismen „regressive Rückzugstendenzen" oder „sekundärer Krankheitsgewinn" (PSKB); hier kann vermutet werden, dass eine regressive Entwicklung in der Phantasie eher eine Todesnähe heraufbeschwört (siehe unten) und stärkere orale Versorgungswünsche mit der ohnehin hochangespannten Partnerdynamik kollidiert.

Die weiteren PSKB-Bewältigungsmechanismen wie „Ersatzbefriedigung" oder auch „Ausweichtendenzen bzw. Weglauftendenzen" waren ebenfalls relativ wenig ausgeprägt, wobei sie für die Patienten auch nicht wirklich „realisierbar" sind, denn womit und wohin könnten ausweichen.

Im FKBS fanden sich auch keine Hinweise für eine Wendung aggressiver Impulse gegen das eigene Ich, welche in engem Zusammenhang mit depressiven Entwicklungen stehen.

Die Skalen des FKBS zeigten insgesamt eine weitgehende Übereinstimmung mit dem Abwehrmuster, welches Hoffmann und Martius (1987) bei Karzinompatientinnen fanden: so waren die beiden Abwehrmechanismen Reversal (Verdrängung, Verleugnung, Reaktionsbildung etc.) und Prinzipalisierung (Rationalisierung, Intellektualisierung, Isolierung) in gleicher Weise ausgeprägt, jedoch zeigten diese Krebspatientinnen sehr viel mehr Autoaggression bzw. Masochismus und ebenfalls deutlich mehr aggressive Impulsabfuhr nach außen. Diese Diskrepanzen in Bezug zum Umgang, „Verbleib" aggressiver Impulse sind bemerkenswert, da zwar die Vermeidung nach außen gerichteter Aggressivität verständlich ist, die geringe Autoaggression aber überraschend ist und theoretisch nur so zu verstehen wäre, als dass sich die HTx-Patienten auch vor selbstdestruktiven Impulsen unbewusst schützen müssen, um Abstand zur Todesschwelle zu wahren. Müssen sie den psychischen Tod, der nun neben dem unmittelbar drohenden physischen Tod steht, durch ein „Einfrieren" ihrer affektiven Impulse auch gegenüber sich selbst abwehren, da autoaggressive Impulse zu lebensbedrohend wären?

158

Dieses lässt an das Konzept der „Re-Somatisierung" von Schur (1955) denken, der die Ansicht vertrat, bei starken inneren und äußeren Gefahren entwickle sich eine „physiologische Regression" und Affekte wie auch Trieb- und Abwehrhandlungen kämen nur noch auf einer somatischen Ebene zum Ausdruck. Auch kann an dieser Stelle das Theoriemodell eines „alexithymen" Verhaltens diskutiert werden. Patienten können nach diesem Konzept ihren Gefühlen keinen erlebnishaft-unbewussten Ausdruck geben, sie vermögen im Grunde nur undifferenzierte Lust-Unlustempfindungen zum Ausdruck zu bringen und erschöpfen sich in der Beschreibung von realen Abläufen, „objektiven" Gegebenheiten oder in der Darstellung körperlicher Sensationen (Ruesch, 1948). Damit verbunden ist ein sehr labiles narzisstisches Gleichgewicht, wie es sich in der bereits erwähnten hohen Kränkungsbereitschaft wiederfindet (Lefebvre, 1980).

Diese Ergebnisse sind auf dem Hintergrund der Darstellungen im Einleitungsteil zu betrachten, in dem auf die symbolische Bedeutung des Herzens, die spezifischen Belastungen der Wartezeit und die Krankheitsverarbeitungs- und Integrationsprozesse im Kontext der Transplantation ausführlich eingegangen wird. Es wird dann dem sich eindenkenden oder besser einfühlenden Betrachter sicher evident, dass das eben skizzierte Bild des „durchschnittlichen" Transplantationskandidaten mit seinen Einstellungen und Bemühungen im Grunde ähnlich dem ist, welches in einer eigenen phantasierten Vorstellung entwickelt worden wäre. Wie soll ein Mensch diesen tiefgreifenden Herausforderungen und Gefährdungen anders begegnen als mit Wünschen nach Sicherheit und Geborgenheit, mit zwanghaft-kontrolliertem Verhalten um sich ein Stück Autonomie zu erhalten und einer Bereitschaft zu Anpassung bei gleichzeitiger hoher Verletzbarkeit und innerer Labilität. Insbesondere die hohe Anpassungsbereitschaft verdeutlicht den enormen Druck, unter dem die Patienten offenbar innerlich stehen um nicht die Unterstützung ihrer Familie oder der medizinischen „Institutionen" für ihren Überlebenskampf zu gefährden. Bei dieser Betrachtung wird natürlich auch eine ganz grundsätzliche Frage berührt, nämlich inwieweit es sich hier wirklich um strukturelle Persönlichkeitsmerkmale handelt oder ob die in der Regel langandauernde lebensbedrohliche Krisensituation zu situationsbezogenen Änderungen der Einstellungen zu sich und zum „Umgang mit Welt" führt. Daraus resultieren dann natürlich auch Fragen zur Legitimität von prognostischen Beurteilungen für den späteren Langzeitverlauf, d.h. kann oder darf man daraus (siehe Complianceabschätzungen, Grady et al., 1998) Prognosen ableiten.

Insgesamt kann festgehalten werden, dass diese Persönlichkeitscharakteristika in der Zusammenschau mit den aufgezeigten affektiven und kognitiven Syndromen wohl ein sehr zutreffendes Bild vom seelischen Zustand von Patienten vor einer Herztransplantation ergeben.

7.2 Frühpostoperative psychiatrische Störungen und deren Prädiktion

Nach Diskussion des psychischen Status vor einer Herztransplantation sollen die Resultate zum postoperativen Verlauf erörtert werden.

Zur Inzidenz **psychiatrischer Störungen im frühpostoperativen Verlauf** muss festgestellt werden, dass der Verlauf in der ersten Woche von Deliren bei 29.7% der Patienten gekennzeichnet war und diese dann bis zur dritten Woche sehr rasch auf eine Quote von 3.3% remittierten. Die Angaben in anderen Studien schwanken hierzu zwischen 4% (Shapiro und Kornfeld, 1989) und bis zu 70% (Kornfeld et al., 1974) in frühen Studien, die meisten Literaturstellen nennen Inzidenzen zwischen 18% (Mai et al., 1986) und 25.9% für klinisch signifikante Delire (Kuhn et al., 1988c). In Bezug zur Diagnostik eines Delirs gibt es ganz erhebliche Diskrepanzen und eine vermutlich geringe Reliabilität und Validität, da die Begrifflichkeiten sich historisch sehr wandelten. Anfangs postulierte Blachly und Starr (1964) ein eigenständiges „postcardiotomy delirium", es wurde dabei diskutiert, ob das Delir das Ergebnis eines „organic brain syndroms" sei und man von Delir nur sprechen sollte, wenn ein freies „luzides" Intervall nach einer Operation vorliegt. Dubin et al. (1979) kritisierten das Fehlen übereinstimmender Begriffe und Sadler (1981) legte eine operationalisierte Definition für Delire nach Herzoperationen vor, die eine zeitliche Desorientierung oder volle Desorientierung, Illusionen bzw. Halluzinationen oder Kombinationen davon als Kriterien forderte. Ott (1998) analysierte präzise psychopathologische Reaktionen im unmittelbaren postoperativen Verlauf nach Herzoperationen und identifizierte verschiedene Patientencluster, die Bewusstseins-, Orientierungs- und Aufmerksamkeitsstörungen zeigten, sich aber durch zusätzlich bestehende affektive Symptomatik unterscheiden ließen. Nur solchen Patienten mit wenig affektiven Symptomen ordnete er die Diagnose organische Psychose, synonym Delir zu. Diese Unterscheidung nahmen wir nicht vor, da dies nicht zuverlässig möglich war und bei dem typischen Fluktuieren der Symptome bei drei Messungen pro Woche kein valides Ergebnis zu erzielen gewesen wäre. Die hohe Inzidenz von Deliren (gemäß ICD-10 Definition) in den beiden ersten Wochen in unserem Sample hängt sicher damit zusammen, dass auch Patienten mit weniger stark ausgeprägten Orientierungs-, oder Wahrnehmungs- und Denkstörungen und vereinzelten passageren Wahn- oder halluzinanten Äquivalenten hier zugeordnet wurden und der Begriff „organisch bedingter Verwirrtheitszustand" wohl am treffendsten wäre. Die kontinuierliche Zunahme von Anpassungsstörungen uber die ersten drei Wochen deckte sich mit den Ergebnissen in anderen Studien (Shapiro und Kornfeld, 1989; Paris et al., 1994, siehe auch Kapitel 2.2).

Der Einfluss **präoperativer psychopathologischer Symptomatik auf die Inzidenz frühpostoperativer Störungen** im Sinne einer Prädiktion wurde in der Literatur sehr lange gegensätzlich diskutiert und dabei vor allem auf die Bedeutsamkeit von Angst bzw. Depressivität als Risikofaktoren zentriert. In Kapitel 2.3 werden einige grundsätzliche Fragestellungen zu diesem Thema im Kontext von Abwehr und Coping ausführlicher dargestellt und auch der Bezug zu Herztransplantationen erörtert. So beschäftigte sich Janis (1958) bereits frühzeitig mit der Bedeutsamkeit von Angst vor einer Operation auf postoperative Komplikationen und fand hohe präoperative Angstlevels in gleicher Weise gefährdend wie besonders niedrige Scores und sie postulierte, dass ein mittleres, der Situation angemessenes Angstniveau prognostisch am günstigsten zu werten sei. Jordan et al. (1983) stellten fest, dass im Besonderen präoperativ „angstfreie", „angenehm unauffällige" Patienten ausgeprägte postoperative paranoid-ängstliche Reaktionen entwickelten. In einer differenzierten Studie gingen Speidel et al. (1979) dieser Fragestellung im zeitlich engen Umfeld offener Herzoperationen nach und fanden mittels Fremd- wie Selbstbeurteilungsverfahren keine direkte Prädiktorvalidität für psychopathologische Auffälligkeiten, allerdings waren die Extremgruppen besonders ängstlicher oder gänzlich angstfreier Patienten auf der Intensivstation hochsignifikant psychiatrisch auffälliger. Die Autoren betonten, dass die postoperativen psychopathologischen Auffälligkeiten nicht nur als ein Epiphänomen der pathophysiologischen Besonderheiten angesehen werden dürften, sondern dass sie eindeutig mit psychologischen Faktoren in Zusammenhang stehen. Rodewald et al. (1988) bestätigten dies durch ihre Befunde, dass nach einer Herzoperation hohe präoperative Angstlevel in der ersten postoperativen Woche nur eine leichte Remission zeigten, das präoperative Depressionslevel sich sogar noch weiter erhöhte, und beide Affektzustände große Bedeutung für den Verlauf hatten.

In einer sehr aktuellen Studie berichtete Otto (1998) für Bypasspatienten einen signifikanten Zusammenhang zwischen präoperativer Angst und postoperativen ängstlich-anankastischen

Störungen mit reaktiven Verstimmungen und ein „reaktives postoperatives Insuffizienz-syndrom" neben deliranten Zustandsbildern. Im Besonderen waren hohe präoperative Depressivitätsscores hochsignifikant mit dem Auftreten organischer Psychosen in den ersten fünf Tagen postoperativ verknüpft.

In der Literatur zur HTx finden sich methodisch vergleichsweise sehr viel „gröbere" Unter-suchungsdesigns mit verwirrend unterschiedlichen Ergebnissen. Freeman et al. (1984) berichteten in einer frühen Studie, dass alle präoperativ durch ängstliche oder depressive Symptomatik gekennzeichneten Patienten postoperativ psychiatrisch auffällig wurden. Bei Freeman et al. (1988a,b) verstarben von 19 als psychiatrische Risikopatienten eingestuften Patienten 40% nach HTx und weitere 40% zeigten psychopathologische Auffälligkeiten. Kuhn et al. (1988c) sahen in einer ersten Studie ebenfalls einen Zusammenhang zwischen psychopathologischen Störungen zu postoperativen hirnorganischen Beeinträchtigungen (vorwiegend Deliren), konnten dieses Ergebnis aber in einer späteren, umfangreicheren Untersuchung nicht mehr bestätigen (Kuhn et al., 1990); lediglich die präoperativ verhaltensgestörten Patienten zeigten dann fast alle postoperative psychiatrische Störungen. Diese Sichtweise wird durch eine große Zahl von Publikationen gestützt, die einer präoperativen Psychopathologie keinerlei prädiktive Bedeutung zurechnen (Shapiro und Kornfeld, 1989; Deshields et al., 1996; Maricle et al., 1991; Fisher et al., 1995)

Die vorliegende Studie stützt aber eindeutig die Position, dass das Ausmaß präoperativer psychopathologischer Symptomatik erheblichen Einfluss auf die Häufigkeit frühpost-operativer Störungen hat. Die Gruppe der 33 HTx-Patienten (36.3%), welche in den ersten drei postoperativen Wochen kontinuierlich psychopathologisch auffällig waren d.h. zu allen Messzeitpunkten eine z.T. auch wechselnde psychiatrische Diagnose erhielten, wiesen präoperativ einen um 72% signifikant höheren Psychopathologiescore (AMDP) auf als die 46 Patienten (51%), welche in diesen drei Wochen lediglich in einzelnen Wochenabschnitten passagere psychiatrische Syndrome zeigten. Die im Beobachtungszeitraum psychiatrisch durchgängig unauffälligen Patienten wiesen als Gruppe eindeutig die niedrigsten mittleren Präscores auf.

Kritisch ist zu diesem Ergebnis anzumerken, dass die Präevaluierung in der Regel mehrere Monate vor der Transplantation erfolgte und somit nicht den unmittelbar präoperativen Status widerspiegelte. Andererseits konnte durch dieses Ergebnis aber belegt werden, dass das psycho-pathologische Zustandsbild der Patienten in der Wartezeit eine eindrucksvolle Prädiktion des frühpostoperativen psychiatrischen Verlaufes ermöglichte.

7.3 Erörterung von Prädiktoren für das Survival

Diese Diskussion zur Prädiktion des unmittelbar postoperativen psychischen Verlaufes leitet zu einem Hauptanliegen dieser Untersuchung über, nämlich zur Identifikation und Bewertung von Variablen, welche als Prädiktoren für das Survival, den somatischen postoperativen Verlauf und die Langzeitlebensqualität nach HTx gelten können. Der Fokus lag dabei zwar auf der Untersuchung psychosozialer und psychischer Variablen, aber auch wesentliche somatische Kennwerte wurden analysiert.

7.3.1 Somatische, soziodemographische und psychische Prädiktoren

Als signifikante somatische Prädiktoren für das Survival ließen sich das *Alter der Patienten*, die *Dauer der Herzerkrankung* sowie die *Schwere der Herzinsuffizienz* (Indikator dafür war eine Katecholaminpflichtigkeit) aufzeigen. Zum Alter ist zu beachten, dass in unserem

Sample 26 Patienten über 55 Jahre alt und davon wiederum acht bereits älter als 60 Jahre waren, der älteste Patient befand sich im 67. Lebensjahr. In den frühen Stanfordkriterien wurde ein Alter über 50 Jahre als ein Ausschlusskriterium für eine HTx angesehen (Baumgartner et al., 1979), gegen Ende der 80er Jahre erfolgte nach positiven Ergebnissen mit älteren Patienten dann eine Ausdehnung der Altersgrenze auf 55 Jahre und höher (Miller et al., 1988). Der beachtliche Anteil älterer Patienten in unserer Untersuchung war dann auch für die letztlich negative Korrelation zwischen Alter und Survival verantwortlich d.h. in der Gruppe der über 55-Jährigen war die mittlere Überlebenszeit mit 3.4 Jahren signifikant kürzer als bei den jüngeren Patienten mit 5.65 Jahren. Dieser Zusammenhang konnte auch in einer Studie von Bull et al. (1996) aufgezeigt werden, nach der über 60-Jährige ein signifikant schlechteres Sechs-Jahressurvival zeigten, und auch bei DeCampli et al. (1995) war das Alter ein negativer Prädiktor. Dieses Ergebnis tangiert natürlich sofort ethische Überlegungen bezüglich eines Ausschlusses älterer Patienten, wobei heute wohl Einigkeit darüber besteht, dass hier keine Einschnitte gemacht werden dürfen, da es z.T. exzellente Langzeitverläufe bei älteren Patienten zu berichten gibt.

Die eben zitierten Autoren bestätigten auch den in dieser Untersuchung gefundenen negativen Zusammenhang zwischen der präoperativen Krankheitsdauer und dem Survival. Die Dauer der Erkrankung war zum einen erwartungsgemäß mit dem Alter korreliert, zum anderen bildet sich in dieser Variable der Chronifizierungsprozess ab, der mit einer Zunahme von Zusatzerkrankungen wie z.B. Gefäßveränderungen, endokrinologischen Störungen oder cerebrovasculären Risiken verbunden ist, sodass sich daraus das höhere Mortalitätsrisiko unzweifelhaft erklärt.

Eine höhere postoperative Mortalität ist nach Stevenson (1993) auch bei Patienten mit präoperativ stark vermindertem kardialen Output, reduziertem LV-Schlagvolumen und ange-wachsenem systemischen Gefäßdruck, festzustellen, als Kriterium für diese besonders kritische Situation ist eine hochdosierte Katecholamingabe anzusehen. Die katecholamin-pflichtigen Patienten in unserem Sample zeigten entsprechend auch ein hochsignifikant kürzeres Survival und dieses Resultat findet auch Bestätigung in den Befunden der Pittsburgh-Gruppe (Dew et al., 1999).

Einige Autoren wie Franciosa et al. (1983) oder Likoff et al. (1987) konnten für iKMP-Patienten ein schlechteres Survival aufzeigen als für dKMP-Patienten, dies konnten wir- ebenso wie Dew et al. (1996b)- statistisch nicht bestätigen, jedoch war eine Tendenz zu einer solchen Richtung in unseren Daten feststellbar; zur Klärung dieser Frage sind eventuell größere Stichproben erforderlich.

Um die Bedeutung der somatischen Aspekte noch klarer herauszuarbeiten und um ein tiefen-schärferes Bild zu erhalten, wurden die beiden Patientengruppen der bereits innerhalb von sechs Monaten nach HTx verstorbenen Patienten und der länger als zehn Jahre überlebenden Patienten im Vergleich analysiert. Die Frühverstorbenen waren dabei deutlich älter, ischämische Kardiomyopathien waren relativ häufiger als dilatative Kardiomyopathien, darüber hinaus hatten diese Patienten erheblich mehr Bypassoperationen erhalten und ein Viertel von ihnen war unmittelbar präoperativ katecholaminpflichtig gewesen, hingegen kein Patient in der Gruppe der Langzeitüberlebenden. Auch die Dauer der kardialen Erkrankung war deutlich länger und auch Zusatzerkrankungen waren bei den Frühverstorbenen häufiger zu registrieren.

Soziodemographische Kennwerte wie Geschlecht, Familienstand, die häusliche Situation d.h. allein lebend oder in einem etablierten Beziehungsnetz (über dessen Qualität allerdings keine Einschätzungen vorgenommen werden konnten), Schulbildung, früherer beruflicher Status oder die finanzielle Situation waren in unserer Studie *keine Prädiktoren für die*

Überlebenszeit. Dies bestätigten sowohl Bunzel und Wollenek (1994) als auch Dracup et al. (1992), wobei von anderen Autoren wie Allender et al. (1983), Freeman et al. (1984) oder Shapiro (1990) eine Stabilität im Berufsleben und ein geordnetes, emotionale Unterstützung gewährendes familiäres Umfeld, als positive psychosoziale Prädiktoren genannt wurden, ohne dass aber statistisch wirklich gesicherte Daten hierzu vorgelegt wurden. Olbrisch und Levenson (1995) kritisierten auch zu Recht die unzureichende Reliabilität und Validität psychosozialer Selektionskriterien und Annas (1985) betonte, dass Einschätzungen z.B. zur Qualität des sozialen Umfeldes oder beruflich-finanzielle Aspekte stark von sozialen Bewertungsprozessen abhängen.

Aus psychotherapeutischen Verlaufsstudien ist die Komplexität solcher Fragestellungen sehr gut bekannt, da „ psychosoziale Fakten" nur wenig über die innere Bedeutung und Qualität für die jeweiligen Patienten aussagten, welche wiederum d i e Einflussgrößen sind (Kächele und Thomä, 1993). Dies war auch ein Motiv für die besonders umfängliche Beschreibung unserer Patienten mittels des PSKB, der die sozialkommunikativen Aspekte der Patienten beschreibt und damit den persönlichkeitsbezogenen Teilaspekt des psychosozialen Lebens.

Die *life-time Prävalenz psychiatrisch-psychosomatischer Störungen* wurde bereits ausführlich in Bezug zum epidemiologischen Kenntnisstand und zu Transplantationskollektiven diskutiert. Als *Prädiktoren* für die *Überlebenszeit* konnten in unserer Studie *keine umschriebenen Störungskategorien* identifiziert werden und auch bei separater Betrachtung derjenigen Patienten, welche aufgrund schwerer psychiatrisch-psychosomatischer Störungen im bisherigen Lebenslauf längerfristig mit Psychopharmaka oder z.T. sogar stationär in Fachkrankenhäusern behandelt worden waren, zeigten diese keine höhere Mortalität oder kürzere Überlebenszeit. In der Literatur werden psychotische Störungen wie Schizophrenie oder endogene Depressionen bzw. Persönlichkeits- und Verhaltensstörungen (emotional instabile oder dissoziale Persönlichkeitsstörungen) als prognostisch sehr ungünstig beurteilt und als Ausschlusskriterien angesehen; eine ausführliche Darstellung erfolgte in den Kapitel 2.1 und 2.2. Unsere Ergebnisse bestätigten diese Sichtweise nicht und stehen in Übereinstimmung mit denen von Shapiro et al. (1995), welche bei 125 HTx-Patienten weder für Persönlichkeitsstörungen noch für einen globalen psychosozialen Risikoscore signifikante Korrelationen auf das Survival fanden. Chacko et al. (1996b) sahen ebenfalls keinen Zusammenhang zwischen früheren DSM-III-R Erkrankungen und dem Survival, allerdings war die postoperative stationäre Behandlungszeit signifikant verlängert; entsprechende Resultate berichteten auch Paris et. al. (1994), die auch höhere Infektionsraten und deutlich höhere medizinische Behandlungskosten belegten, dabei aber, wie sooft, nicht klar trennten zwischen früheren bzw. noch aktuell bestehenden Erkrankungen.

Einschränkend muss allerdings angemerkt werden, dass schwere psychiatrische Störungen in unserem Sample nur selten anzutreffen waren und die Vermutung zutreffen könnte, dass die zuweisenden Ärzte bereits eine Selektion besonderer Risikopatienten vorgenommen hatten oder die Bereitschaft zur HTx auch bei den entsprechenden Patienten gering war.

Besonders umstritten ist die Bedeutung, die einer Alkoholabhängigkeit als Ausschlusskriterium für eine HTx zukommt. Hintergrund für diese Diskussion ist die Annahme/Erfahrung, dass eine Suchtproblematik, wie übrigens auch psychiatrische und Persönlichkeitsstörungen, im späteren Verlauf zu noncompliantem Verhalten, sozialen und beruflichen Konflikten wie auch zu medizinischen Problemen führen und somit das Survival entscheidend verkürzen. Zudem mag eine gewisse unbewusste oder unbewusste Ablehnung seitens der Chirurgen eine Rolle spielen, da Alkohol bei 20%-30% als Risikofaktor für die Entwicklung einer Kardiomyopathie angesehen wird (Hosenpud, 1994). Dracup et al. (1992)

163

fanden aber in ihren Untersuchungen lediglich einen Prozentanteil von 7.5% an gesicherten, alkoholtoxischen Kardiomyopathien.

Frierson and Lippman (1987) berichteten, dass Alkoholabusus den häufigsten Ablehnungsgrund in ihrem HTx-Sample darstellte und Paris et al.(1994) konnten dann auch empirisch belegen, dass eine vorbestehende Alkoholerkrankung (sie diagnostizierten sie bei 15% ihrer Patienten) mit postoperativen psychiatrischen Problemen und insbesondere mit Noncompliance assoziiert waren. Phipps et al (1997) fanden bei 11.5% der evaluierten Patienten einen Alkoholabusus (bei 9.1% andere Drogen) und fanden ebenfalls bei 70% dieser Patienten erhebliche postoperative Folgeproblemen. Dabei kam es z.T. zu Alkoholrückfällen, oder es erfolgte bei initialer Einschränkung oder Verzicht auf Alkohol ein Shift zu anderen „devianten" Verhaltensweisen. Dabei ist zu bedenken, dass ein Alkoholkonsum oftmals darunterliegende Störungen überdeckt bzw. hohe Komorbiditäten zu anderen psychischen Erkrankungen bestehen. Insofern stehen diese Befunde nicht im Gegensatz zu der Studie von Bell und Van Triget (1991), die für 63% der präoperativ Alkoholkranken später eine langfristige Karenz nachweisen konnten, dabei aber keine Erfassung anderer beobachtbarer Störungen vornahmen. Bei einer weltweiten Befragung gaben 80.8% der Transplantationszentren an, in einem aktuell bestehenden, erheblichen Alkoholmissbrauch eine absolute (17.9% eine relative) Kontraindikation zu sehen und selbst eine Alkoholkarenz von mehr als sechs Monaten galt bei 35.9% als absolute (56.4% als relative) Kontraindikation (Levenson und Olbrisch, 1993). Dieser Bereich ist aber sehr komplex, da selbst bei Lebertransplantationen, wo dies ein besonders brisantes Thema ist, noch widersprüchliche Ergebnisse vorliegen (Schulz, 2000).

In unserer Studie wurde der Stellenwert von Alkoholerkrankungen lediglich im Hinblick auf das Survival der betroffenen Patienten untersucht, d.h. es können keine Aussagen zu Rückfällen oder Compliancestörungen bzw. andersgearteten späteren psychischen Störungen gemacht werden. Im Ergebnis fand sich weder für eine früher bestehende Alkoholkrankheit noch für einen regelmäßigen, aber begrenzten Alkoholabusus bis unmittelbar vor der Listung eine Korrelation mit der Überlebenszeit. In der Gruppe der Langzeitüberlebenden fanden sich 7.9% Patienten, welche bis zum Zeitpunkt der Listung noch regelmäßig Alkohol konsumiert hatten und 18.4% frühere Alkoholabhängige. Für die Patienten, welche im Zeitraum bis zehn Jahre nach HTx verstorbenen waren, ergaben sich identische Prozentzahlen, sodass einer Alkoholerkrankung keine Bedeutsamkeit auf das Überleben zukommt. Dieses Ergebnis deckt sich mit Skotzko et al. (1996), die weder für einen chronifizierten Alkoholabusus noch eine aktuell präoperativ bestehende Alkoholabhängigkeit einen Einfluss auf das Survival feststellen konnten. Dennoch wird üblicherweise weiterhin eine mindestens sechs bis 12 Monate bestehende Alkoholkarenz vor einer HTx-Listung gefordert. Die Gründe hierfür sind vorrangig in den bereits angeführten diversen Komplikationen im psychischen Bereich zu suchen und in Problemen, die dann in der ambulanten Führung und Rehabilitierbarkeit der Patienten liegen. Dies belegten Shapiro et al. (1995) durch den Nachweis, dass Patienten mit früherem Alkoholabusus 2.4 mal und mit aktuellem 3 mal mehr Complianceprobleme im Follow-up aufwiesen und diese wiederum den bedeutsamsten Prädiktor für das Outcome insgesamt darstellten.

In der Literatur beschäftigen sich eine sehr große Anzahl von Studien mit psychischen und psychopathologischen Auffälligkeiten oder Störungen im Vorfeld einer Herztransplantation und deren Zusammenhängen zu psychiatrischen Störungen im Zeitraum der ersten postoperativen Jahre. Nur exemplarisch sei hierfür eine Studie von Dew et al.(1996a) genannt, in der familiäre und life-time psychiatrische affektive Störungen neben anderen Einflussvariablen als gesicherte Risikofaktoren für psychiatrische Störungen im ersten Jahr nach HTx identifiziert wurden (ausführliche Erörterung in Kapitel 2.1 und 2.2). Hingegen beschäftigen sich erstaunlich wenige Untersuchungen mit der **prädiktiven Wertigkeit psychopathologischer Variablen** oder komplexerer psychischer Risikoscores auf **die Mortalität** bzw. das **Survival** nach HTx.

Lediglich Maricle et al. (1989, 1991) widmeten sich in prospektiv angelegten Studien dieser Fragestellung und fanden keine Korrelationen zwischen den präoperativen Psychopathologiescores der Symptom Check List (SCL-90) und der postoperativen Mortalität und leiteten daraus die Feststellung ab, ein präoperatives psychiatrisches Screening sei zur Abschätzung des Mortalitätsrisikos oder des medizinischen Morbiditätsrisiko nicht geeignet. Ähnliche Ergebnisse berichteten auch Skotzko et al. (1999) sowie Shapiro et al. (1995); Tazelaar et al. (1992) konnten gleich große Survivalquoten aufzeigen, unabhängig davon, ob die Patienten nach strengen psychiatrischen Screenings selektiert worden waren oder eine sehr liberale Auswahl erfolgte.

Auch in der vorliegenden Studie konnte *kein statistischer Zusammenhang* zwischen einem Gesamtscore aus dem AMDP-Inventar, der als Maß für die globale *psychopathologische Auffälligkeit* der Patienten gelten kann und deren *Überlebenszeit* gefunden werden. Dies bedeutet, dass die präoperative Symptomatologie allein keinen Hinweis auf die Zeitspanne des Überlebens gibt und insbesondere waren auch die 12 Patienten, welche sehr frühzeitig innerhalb der ersten drei Wochen verstarben, nicht durch höhere präoperative AMDP-Gesamtscores gekennzeichnet gewesen.

Allerdings lässt sich doch eine indirekte Verknüpfung finden, als- wie bereits diskutiertdiejenigen Patienten, welche in den ersten drei postoperativen Wochen durchgängig psychiatrische Störungen aufwiesen, ein signifikant höheres Ausmaß präoperativer psychopathologischer Auffälligkeit zeigten und diese Patientengruppe wiederum im Weiteren Verlauf eine signifikant höhere Mortalität aufwies. Als eine denkbare Erklärung hierfür kann spekuliert werden, dass neurokognitive Beeinträchtigungen (u.a. Bewusstseins- Gedächtnis- und Konzentrationsstörungen), welche durch ihre starken Ausprägungen neben den affektiven Symptomen den psychopathologischen Gesamtscore prägten, vorrangig mit für die Inzidenz frühpostoperativer organischer Psychosyndrome verantwortlich waren. Diese führten dann wiederum zu oftmals längeren Beatmungszeiten und damit verbundenen höheren Infektionsraten oder anderen Folgekomplikationen, welche eine höhere Mortalität bedingten.

Dieser Interpretation widerspricht allerdings das Teilergebnis, dass die AMDP Faktorskala *neurokognitive Beeinträchtigung* sich allein nicht als ein Prädiktor für das Survival erwies, sodass noch andere Kofaktoren hinzutreten müssen. Hier muss als Kovariable oder sogar Hauptein-flussvariable der Grad der vorbestehenden Herzinsuffizienz angenommen werden, die in der Regel mit einer reduzierten cerebralen Leistungsfähigkeit verbunden ist. Eine präoperative Katecholaminbehandlung hatte sich auch als ein hochsignifikanter Prädiktor für das Survival erwiesen.

Dennoch lässt sich als praktische Konsequenz aus diesem Ergebnis ableiten, dass präoperativ psychopathologisch signifikant auffällige Patienten als Risikogruppe anzusehen sind und insbesondere frühpostoperativ im Hinblick auf zu erwartende Komplikationen sorgfältig psychiatrisch und internistisch zu behandeln sind. Die letztendliche Ursache für die festgestellte erhöhte Mortalitätsrate mag dann sekundär sein.

Neben dem Gesamtpsychopathologiescore des AMDP wurden zur differenzierteren Analyse mittels einer Faktorenanalyse psychopathologische Syndrome auf Basis des AMDP-Inventars generiert um differenziertere Prädiktoren zu gewinnen. Von diesen fünf Faktorskalen erwiesen sich die „*neurokognitive Beeinträchtigung*", das „ *aggressiv-gereizt-dysphorische*", das „*ängstliche*" und auch das" *zwanghafte Syndrom*" ebenfalls nicht als Prädiktoren für das Survival.

Auch das Gesamtmodell auf der Faktorskalenbasis erreichte keine signifikante Vorhersage-kraft und erzielte insgesamt kein relevanteres Ergebnis als es die Berechnungen mit dem AMDP-Gesamtscore zuließen.

Allerdings verdient besondere Beachtung, dass die Faktorskala *„depressives Syndrom"* signifikant *positiv* mit der *Überlebenszeit* korrelierte und auch varianzanalytisch die langzeit-überlebenden Patienten präoperativ höhere Depressionsscores aufwiesen als die zwischenzeitlich Verstorbenen.

Diese steht im Gegensatz zu Arbeiten über Depressivität aus der Bypasschirurgie (Kimball et al., 1969) und bei Herztransplantierten (Caine et al., 1992, Zipfel et al., 1999; Consoli et Baudin, 1994), welche eine schlechteres somatisches Outcome bei vorbestehender depressiver Symptomatik fanden. Zum Verständnis dieser Diskrepanz muss nun besonders betont werden, dass ein depressives Syndrom als eine reaktive, stressbedingte und letztlich situations-angemessene emotionale Reaktion von einer depressiven Störung als Krankheitsentität, sei sie organisch bedingt oder endogener bzw. neurotischer Genese, sorgfältig differenziert werden muss. Eine Auslenkung der emotionalen Befindlichkeit in Richtung depressiver Symptomatik in einer solch bedrohlichen Lebenssituation kann, muss vielmehr, sogar als Indikator für eine „psychische Gesundheit", für eine seelische Flexibilität angesehen werden und kann als protektiver Faktor für das bessere langfristige Outcome gelten. Eine ähnliche Einschätzung vertraten auch Fisher et al. (1995) und sie deckt sich mit den psychotherapeutischen Erfahrungen aus längjähriger Arbeit mit Herztransplantierten.

Sowohl in der Psychotherapieforschung wie auch in dem gänzlich gegensätzlichen Feld der Intensivmedizin haben sich globale Risikoscores zur Vorhersage bestimmter Entwicklungen und als Entscheidungsgrundlage als sehr hilfreich und zuverlässig wie auch wissenschaftlich solide erwiesen. Solche globalen Ratingscores müssen natürlich von erfahrenen Klinikern erhoben werden, ihre Validität bezüglich der Kriterien gesichert sein und durch Interraterreälibilitätsbestimmungen fundiert sein.

In dieser Untersuchung wurde auch ein psychischer Risikoscore kalkuliert, in den neben dem aktuellen psychopathologischen Zustandsbild der Transplantationskandidaten ihre bisherige Lebensbewältigung und psychische Erkrankungen ebenso einflossen wie Einschätzungen ihrer Anpassungsfähigkeit, des Copingverhaltens und der Motivation. Dieser *psychische Risikoscore* erwies sich als hochsignifikanter Prädiktor für das Survival der Patienten (p = .008). So ergab sich in der Auswertung, dass 41.4% der innerhalb der ersten sechs Monate verstorbenen Patienten präoperativ bereits als Risikopatienten eingestuft worden waren, hingegen nur 13.2% von den letztlich länger als zehn Jahre Überlebenden. Ähnliche Ergebnisse berichteten Harper et al. (1998), die ebenfalls zwei Risikogruppen auf der Basis von Fremd- wie Selbstratings gebildet hatten und für die Hochrisikopatienten eine um 30% signifikant verkürzte Überlebenszeit fanden. Die Studie von Chacko et al. (1996b) zeigte einen ähnlichen Ansatz: unter Einbeziehung eines Stressvulnerabilitätsfaktors, der u.a. ein mangelhaftes Coping und Compliancedefizite beinhaltete, einer Variablen zu sozialer Unterstützung und einem psychischen Symptombelastungsscore, welcher unserem AMDP-Gesamtscore sehr nahe kommt, wurden eine low- bzw. eine high-risk-Patientengruppe in Bezug auf eine HTx gebildet. Für die high-risk Gruppe ergab sich dann ebenfalls ein hochsignifikant kürzeres Survival.

Hierbei wird die Komplexität des „Untersuchungsgegenstands" nochmals deutlich und die Notwendigkeit einer gleichzeitigen Berücksichtigung von Variablen wie Persönlichkeitsstrukturen, psychischen Vorerkrankungen, sozialen Unterstützungssystemen, Complianceaspekten, aber vor allem auch von Coping- und Abwehrmechanismen erkennbar.

7.3.2 Krankheitsbewältigung und Survival

Vor diesem Hintergrund ist zu diskutieren welche Bedeutung den verschiedenen **Krankheitsbewältigungsstrategien** im Hinblick auf das **Survival** zukommt.

Als bedeutsamstes Ergebnis ist herauszustellen, dass sich die Faktorskala des PSKB „rationalisierend- verleugnende Abwehr" in der Regressionsanalyse als ein hochsignifikanter Prädiktor für eine kürzere Überlebenszeit erwies. Auch im Gruppenvergleich zeigten analog dazu die frühverstorbenen Patienten hier die höchsten Skalenwerte, d.h. ihre Rationalisierungs- und Verleugnungstendenzen waren am stärksten ausgeprägt, die Langzeitüberlebenden zeigten eindeutig die niedrigsten Scores. So stützten unsere Daten die Hypothese, dass eine Verleugnung der inneren und äußeren Realität, eine rational-kognitive Bewältigung bzw. ein „Nichtzulassen" von Affekten und emotionalen Reaktionen die Prognose nach einem so schweren Eingriff wie einer Herztransplantation hochsignifikant verschlechtert. Kritisch muss hier erwähnt werden, dass auf diesem statistisch kalkulierten Faktor verschiedene umschriebene Abwehrmechanismen luden, die aber eine sehr enge inhaltliche Beziehung zeigen und als Abwehrkomplex aufgefasst werden können. Die Abgrenzung einzelner Abwehrmechanismen voneinander ist zwar theoretisch gut begründet, doch gibt es noch erhebliche Kontroversen und Widersprüche (Gaus und Köhle, 1984) und es hat sich als außerordentlich schwierig erwiesen, angemessene Operationalisierungen zu erarbeiten und diese methodisch valide in Testverfahren umzusetzen (Ehlers und Czogalik, 1984).

Ähnliche Befunde, wie in dieser Untersuchung, waren bereits von Kimball (1969) vorgelegt worden, der für verleugnende Patienten signifikant mehr postoperative Todesfälle, bedingt durch Herzarrhythmien, berichtete. Bei Herztransplantationspatienten fanden Young et al. (1991) und Harper et al. (1998) in gleicher Weise signifikant erhöhte Mortalitätsraten. Die Gründe hierfür sind nicht ausreichend geklärt und nach den hier vorliegenden Daten gab es Hinweise auf höhere Infektionsraten in den ersten postoperativen Monaten, deren Ursachen wiederum in psycho-immunologischen Reaktionen gesucht werden könnten, aber dies war statistisch nicht ausreichend zu belegen. Angelehnt an Beobachtungen über gehäuft auftretende postoperative paranoide Tendenzen und aggressiv-feindseliges Verhalten (Layne und Yudofski, 1971; Heller und Kornfeld, 1986) könnte auch spekuliert werden, dass sich die Patienten durch solche wahnhaften oder aggressiven Reaktionen unmittelbar selbst in Gefahr bringen (z.B. durch Tubusextubation etc.) und/oder der Rehabilitationsprozess erheblich verlängert wird mit dem Risiko an Infektionen z.B. auf der Intensivstation zu erkranken. Aus der langjährigen Arbeit mit HTx-Patienten ergab sich auch die Beobachtung, dass verleugnende Patienten oftmals die Intensivstationsperiode dann gut überstanden, wenn diese komplikationsfrei verlief und sie rasch wieder eine physische Stabilität erlangten. Bei prolongierten, schwierigen Verläufen kam es aber oftmals zu dramatischen seelischen Einbrüchen, die therapeutisch kaum aufzufangen waren. Offenbar kommt es dann zu einem Zusammenbruch der Abwehrformationen mit malignen regressiven Zustandsbildern.

Die Verleugnungs- und Rationalisierungstendenzen könnten aber im weiteren Verlauf schon dadurch das Überleben verkürzen, indem kritische Körpersignale (z.B. erste Abstoßungszeichen, Infekte oder z.B. Hauttumore im Status nascendi) ausgeblendet werden, notwendige Untersuchungen vermieden werden und Änderungen im Lebensstil unterbleiben. Hackett und Cassem (1969) belegten beispielsweise, dass verleugnende Herzinfarktpatienten selbst bei Reinfarkten, in „Kenntnis der Gefahr", erheblich später kompetente Hilfe in Anspruch nahmen. In einer späteren Studie relativierten sie diese Aussagen und fanden höhere Mortalitätsraten eher bei gering verleugnenden Patienten und betonten, Verleugnung könne das Risiko erhöhen wie mindern, je nach affektiven Kovariablen (Dimsdale und Hackett, 1982).

Die hier vorgelegten Ergebnisse widersprechen jedenfalls den Autoren, die Verleugnung als protektiven Faktor in extremen Stresssituationen ansahen (Rahe, 1978) und für diese Patienten ein besseres Survival aufzeigten (Mai et al., 1986).

Die Komplexität des Ansatzes wird somit sehr deutlich und es bedarf zu diesen Fragen dringend weiterer Untersuchungen, die insbesondere auch klären könnten, ob das gefundene hohe Maß an Verleugnung und Rationalisierung als Merkmale des Persönlichkeitsstils anzusehen sind und überdauernd wirksam sind (Meyendorf et al., 1989) oder einen „state" der Patienten (im Umfeld der HTx-Stressoren) kennzeichnen, der als passagere Abwehrformation anzusehen ist (Feifel et al., 1987a,b), welche sich bei Beendigung der Bedrohung wieder vermindert. Eine Limitierung dieser Studie liegt deshalb darin, dass die Abwehr- und Bewältigungsmechanismen lediglich im Vorfeld der HTx evaluiert wurden. Wiederholte Erhebungen im späteren postoperativen Verlauf böten die Möglichkeit Patienten mit rigiden und gleichförmigen Mechanismen zu erfassen und ihr „Schicksal" zu verfolgen (Herschbach und Henrich, 1987).

In Anbetracht der hier belegten besonderen prognostischen Bedeutung rationalisierend-verleugnender Abwehr erscheint es dringend geboten die in dieser Weise gekennzeichneten Patienten frühzeitig psychotherapeutisch zu betreuen und eine „Lockerung" dieser Abwehrformationen anzustreben, auch wenn dies therapeutisch unter den realen Bedingungen sicher ein schwieriges Unterfangen darstellt.

Im Gegensatz zu der PSKB-Faktorskala *„rationalisierend-verleugnende Abwehr"* konnte weder für die FKBS Skala: „Rationalisierung, Intellektualisierung, Isolieren" noch für die Skala: "Verleugnung, Verdrängung, Reaktionsbildung" eine prädiktive Wertigkeit für das Survival belegt werden, obgleich die PSKB- und FKBS-Skalen hochsignifikant untereinander korrelierten. Auch die Hackett-Cassem-Skala für Verleugnung, als eindimensionales Konstrukt, war prädiktiv ohne Aussagekraft, sie vermochte in keiner Weise zwischen den Patienten zu differenzieren und bestätigt damit die Erkenntnis ihrer Autoren, dass nur durch Einbeziehung von psychosozialen Zusatzvariablen Aussagen möglich sind.

Die übrigen Abwehrskalen des FKBS wie auch die drei anderen Abwehrfaktoren des PSKB: *„regressive Bewältigung"*, *„orale Ich-Schwäche"* (Ersatzbefriedigungen und Steuerungs-schwäche) wie auch *„überkompensatorische Abwehr"* zeigten keine prädiktive Valenz für das Survival.

Dies war in gewissem Sinne überraschend, da in der psychosomatischen Forschung regressiven Tendenzen wie auch Vermeidehaltungen und einer geringen Frustrationstoleranz negative prognostische Bedeutung für die Bewältigung von Belastungen und Konflikten zugeschrieben werden (Rudolf und Stille, 1984) und auch Harper et al. (1998) in einer Gruppe Herztransplantierter ein sensitives und von Gehemmtheit gekennzeichnetes Coping (dem in dieser Studie die regressive Bewältigungsform angenähert entspräche) neben unsozialem und respektlosem Verhalten als negative Prädiktoren auf das Survival identifizierten.

Auf den Stellenwert der FAPK-Skalen für die Charakterisierung der Gesamtpatientengruppe ist bereits weiter oben in der Diskussion eingegangen worden. Alle drei Skalen „soziale Anpassung" (Bereitschaft zur Unterordnung und Konfliktvermeidung), „emotionale Beziehungsleere" (Gefühlsverleugnung) und „Realitätsbezug" erwiesen sich nun im Hinblick auf das Survival der Patienten nicht als relevante Prädiktoren.

7.3.3 Gesamtmodelle zur Prädiktion des Survival

Um *die Prädiktion der Überlebenszeit* auf breiterer Basis zu bewerten, wurde eine *multiple Regressionsanalyse* durchgeführt und hierbei zeigten sich lediglich das *Alter* der Patienten (p = .03) und in besonders eindrücklicher Weise die *„rationalisierende und verleugnende Bewältigungsstrategie"* (p = .009) als negative Prädiktoren für das Survival.

In der *Clusteranalyse* wurden die einzelnen Befunde zu psychopathologischen Syndromen und zu Bewältigungsstrategien mit der Überlebenszeit zusammen analysiert. Dadurch wurde, neben der bereits diskutierten Beschreibung der Gesamtpatientengruppe im Hinblick auf diese Variablen und einer regressionsanalytischen Auswertung, nun die Identifizierung einzelner Patientengruppen angestrebt, um ein „plastischeres" Bild besonders gefährdeter oder umgekehrt prognostisch günstig zu beurteilender Patienten zu erhalten. Es ließen sich zwei deutlich voneinander abweichende Cluster bilden.

Im einen ersten Cluster gruppierten sich die 29 Patienten, welche im Durchschnitt nur ein Jahr die HTx überlebt hatten und sie waren charakterisiert durch erhebliche neurokognitive Störungen, stark ausgeprägte Verleugnungstendenzen und Rationalisierungen sowie durch über-kompensatorische Haltungen und Ausweichtendenzen. Zugleich zeigten sie sehr wenig affektive Symptomatik wie offene Angst oder ängstlich-vegetative Spannung, wenig depressive Symptomatik und wenig zwanghaft-grüblerisches Verhalten, d.h. die Abwehr emotionaler Reaktionen scheint gelungen.

Die Verknüpfung von rationalisierend-verleugnender Abwehr mit frühem Tod ist bereits hinlänglich deutlich geworden, aber dieses Patientencluster war nun zusätzlich durch eine stärkere Ausprägung von überkompensatorischer Abwehr gekennzeichnet, d.h. die Patienten suchten neben einer Verleugnung der vitalen Bedrohung auch mit Vermeidehaltungen und ausweichendem Denken und Verhalten den spezifischen Stressoren zu begegnen bzw. vor ihnen „wegzulaufen". Auch fanden sich im Vergleich zum zweiten Cluster hierin eher Patienten, welche durch regressives Verhalten bzw. einen sekundären Krankheitsgewinn zu beschreiben waren. In diesem Cluster waren somit psychodynamisch betrachtet sowohl die nach innen wie nach außen „wegschauenden" Patienten als auch die regressiv agierenden bzw. die nach Versorgung strebenden und passiv orientierten Patienten vertreten.

Zugleich müssen aber die erheblichen neurokognitiven Defizite in ein Verstehens- bzw. Erklärungsmodell dieses Patientenclusters mit einbezogen werden. Dazu ist zu rekapitulieren, dass *„neurokognitive Gestörtheit"* allein keinen Prädiktor für das Survival darstellte und damit der mittelbare Zusammenhang zu einem schlechteren präoperativen kardiovasculären Status mit seinen cerebralen Auswirkungen auch nicht als d i e „verantwortliche" Variable für die Clusterlösung anzusehen ist.

Es liegt offenbar eine Verschränkung zwischen psychodynamischen und neurokognitiven Prozessen vor, die zwei Interpretationen nahe legen. Zum einen können neurokognitive Defizite die ICH-Funktionen der Patienten einschränken, ihre Fähigkeiten in der „Auswahl" angemessener Bewältigungsmechanismen begrenzen und zudem für eine mangelnde Flexibilität der Anpassung, für eine Starre im Abwehrverhalten mitverantwortlich sein. Zum anderen können aber auch starke Verleugnungstendenzen und „frühe" Abwehrformationen die Aufmerksamkeit und die Denkfunktionen, insgesamt die kognitiven Funktionen erheblich stören, sozusagen mit in einen Strudel der Abwendung von der Realität reißen (Rudolf, 1987).

In diese Überlegungen zur Charakterisierung und inneren „Konsistenz" der Patienten des ersten Clusters fügt sich das zweite Cluster stringent ein: die darin gruppierten 28 Patienten waren durch sehr wenig rationalisierend-verleugnende Abwehr, wenig überkompensatorische oder regressive Abwehr gekennzeichnet, sie zeigten erheblich mehr ängstlich-vegetative, depressive und zwanghaft-grüblerischer Symptomatik und zugleich ein deutlich geringeres Ausmaß neuro-kognitiver Beeinträchtigungen; sie wiesen mit knapp zehn Jahren die längste Überlebenszeit auf. Die Patienten dieses Clusters reagierten „offen" emotional und waren in Bezug auf ihre Bewältigungsmechanismen „unauffällig", d.h. kein einzelnes Abwehrverhalten war als dominierend erkennbar gewesen.

Die Differenzen auf psychopathologischer Ebene hatten sich entsprechend auch in den Ergebnissen der Varianzanalyse für die drei „Überlebensgruppen" dargestellt, nach der die Gruppe der länger als zehn Jahre lebenden Patienten einen signifikant höheren, präoperativen psychopathologischen Gestörtheitsgrad (AMDP) bzw. mehr situationsangemessene affektive Reaktionen aufwiesen als die beiden anderen Patientengruppen.

Als ein sehr wesentliches Ergebnis dieser Untersuchung ist somit herauszustreichen, dass die emotional wenig berührten, übervernünftig und sachlich erscheinenden, angepassten, kontrollierten und als sehr „geeignet" anmutenden Patienten mit dem höchsten Risiko behaftet sind frühzeitig nach der HTx zu versterben. Auch sind regressive und überkompensatorische Abwehr- und Bewältigungstendenzen als eher prognostisch ungünstig zu bewerten. Eine besondere Bedeutung kommt auch neurokognitiven Defiziten zu, welche multifaktoriell bedingt sind und in ihrer Beziehung zu den Abwehr- und Bewältigungsmechanismen zu sehen sind.

7.4 Abstoßungen und Infektionen in Bezug zum Survival

Aus der Vielzahl *präoperativer Variablen* konnten in dieser Untersuchung keine *Prädiktoren* für die Inzidenz von *Abstoßungen* oder *Infektionen* im ersten Jahr nach HTx gefunden werden. Dieses Ergebnis steht in Übereinstimmung mit anderen Studiengruppen (Maricle et al., 1991; Chacko et al., 1996b ; Harper et al., 1998).
Ältere Patienten wiesen signifikant weniger Abstoßungen auf, ein Ergebnis, dass sich auch in der Untersuchung von Bull et al. (1996) bei HTx-Patienten älter als 60 Jahre fand und auf eine verminderte immunologische Reagibilität zurückgeführt werden kann. Das Infektionsrisiko korreliert lediglich grenzwertig mit einem höheren Alter. Frühpostoperative psychiatrische Störungen waren nach den hier vorliegenden Ergebnissen aber ein eindeutiger Prädiktor für eine erhöhte Infektionsrate, nicht jedoch für die Abstoßungshäufigkeit im ersten Jahr nach HTx. Dieses Feststellung fand sich in gleicher Weise bei Paris et al. (1994).
Die relative Abstoßungshäufigkeit im ersten Jahr beeinflusste das Survival der Patienten nicht und stellte somit keinen Prädiktor für das Survival dar.
Hingegen wiesen die im ersten postoperativen Jahr verstorbenen Patienten in Relation zu ihrer Überlebenszeit eine 17 mal höhere Infektionshäufigkeit auf und unterschieden sich damit hochsignifikant von den übrigen Patienten. Dies bedeutet natürlich, dass Infektionen als Hauptursache für einen frühen Tod anzusehen sind und dies bestätigen eindeutig die weltweit erhobenen Daten der ISHLT (Kriett und Kaye, 1991).

7.5. Somatische Folgeerkrankungen im Langzeitverlauf nach HTx

Die somatischen Folgeerkrankungen im Verlauf nach HTx sind im wesentlichen auf die Nebenwirkungen der Immunsuppressiva zurückzuführen. Cyclosporin führt sowohl akut wie im Langzeitverlauf zu Nierenschädigungen (Greenberg et al., 1987; Lewis et al., 1994) und so fand sich auch bereits im ersten Jahr bei knapp einem Drittel unserer Patienten eine kompensierte Niereninsuffizienz; nach zehn Jahren litten knapp drei Viertel an einer chronischen Nephropathie. Dies bedeutet einen deutlichen Anstieg gegenüber den lediglich 23% niereninsuffizienten Transplantationspatienten, welche gemäß dem ISHLT-Report (Hosenpud et al., 2001) im fünften postoperativen Jahr international berichtet wurden, allerdings sind dabei erhebliche Inkonsistenzen in den zugrundegelegten Berichten zu berücksichtigen. Bemerkenswert ist, dass in der Gruppe der im Langzeitfollow-up verstorbenen Patienten über 38% dialysepflichtig wurden und dabei ein mittelbarer Zusammenhang mit ihrem Tod vermutet werden kann. Von den nach über zehn Jahren untersuchten Patienten befanden sich lediglich drei in ständiger Dialysebehandlung. Erwartungsgemäss war vom ersten bis jenseits des zehnten Jahres eine Zunahme von Diabetes mellitus - Erkrankungen feststellbar. Die Quote von 18.4% dieser Studie liegt dabei nur leicht höher als die 16.2% im fünften Jahr nach HTx des ISHLT-Reports 2001; sie ist ebenfalls auf die Cyclosporin- und Steroidmedikation zurückzuführen (Roth et al., 1989).

Jenseits von zehn Jahren litten knapp 75% der Patienten an einem Hypertonus und dies entspricht auch in etwa den Angaben des ISHLT-Reports 2001, welcher über eine Quote von 68% nach fünf Jahren berichtet.

Eine klinisch relevante, steroidinduzierte Osteoporose war nach Ablauf des ersten Jahres, über die Jahre konstantbleibend, bei etwa 30% der Patienten diagnostiziert worden, wobei einzelne Patienten ganz erhebliche Funktionseinbußen aufwiesen und unter starken Schmerz-zuständen litten.

Die kontinuierliche Zunahme von Malignomen nach HTx ist sicher eines der gravierendsten Probleme der Nachsorge und hängt mit deren wesentlich aggressiveren Wachstum bei Immunsupprimierten zusammen (Pollard et al., 2000; Garlicki et al., 1998). Nach Pethig et al. (2000) steigt die Erkrankungsrate der vorherrschenden kutanen Tumore von 1.4% im ersten Jahr auf 6.6% im Zeitraum zwischen dem 5.-10. Jahr an, der ISHLT-Report 2001 gibt als Quote im fünften postHTx-Jahr 4.4% an (Hosenpud et al., 2001). In der vorliegenden Studie wurden mit 20.1% bei den Langzeitüberlebenden (im zehnten Jahr) erheblich höhere Prävalenzen gefunden, wobei allerdings zwischen semimalignen und malignen Hauttumoren nicht unterschieden wurde. Diese hohe Quote entspricht der Beobachtung von Jensen et al. (1999), welche bei Herz-transplantierten ein fast dreifach höheres Hautkrebsrisiko feststellten als bei Nierentransplantierten.

Für Tumore insgesamt (kutane, lymphatische und solide Tumore zusammengefasst) berichteten Pethig et al. (2000) eine Erkrankungsrate von 12.7% jenseits von fünf Jahren und die ISHLT (Hosenpud et al., 1999) nennt 9.6% (fünf Jahre postHTx); beide Angaben liegen deutlich unterhalb unserer Rate von knapp 24% (die allerdings semimaligne Erkrankungen einschließt).

Neben den Tumoren ist die Graft-Arteriosklerose der wichtigste limitierende Faktor im Langzeitverlauf (Musci et al., 1998)). Diese Erkrankung zeigt einen sehr viel rascheren Verlauf als eine koronare Herzkrankheit und führt durch fibröse, thrombosierende Reaktionen an den Transplant-Koronarien zu Verschlüssen, infolgedessen ist diese, auch Transplantat-vasculopathie (TVP) genannte Erkrankung für mehr als die Hälfte der Retransplantationen verantwortlich (Billingham, 1989). Die Angaben zur Inzidenz einer TVP variieren erheblich: Costanzo et al. (1998) berichteten über eine Häufigkeit von 45% bereits im vierten Jahr nach HTx und Young (1992) beobachteten entsprechende Gefäßveränderungen bei bis zu 90% aller Herztransplantierten fünf Jahre postoperativ. Basierend auf Herzkatheteruntersuchungen zeigten sich bei 7.8% unserer Patienten nach zehn Jahren Koronarstenosen von 75% bis 100% und in gleicher Prozentzahl solche mit einer 50% bis 75%-igen Stenosierung. Fraund et al. (1999) berichteten mit 27.6% für hochgradige und 25.8% für geringgradige Stenosen nach zehn Jahren noch höhere Raten. Unser Anteil geringgradiger Stenosen lag bei 15.5% und dieses Bild deckt sich insgesamt mit den Ergebnissen von Hetzer et al.(1997), während Bunzel et al. (2002) bei einem kleinen Patientenkollektiv zehnjähriger Patienten lediglich 13% Graftsklerosen antrafen. DeCampli et al. (1995) fanden im Mittel nach 11 Jahren eine Rate von 51% und erklärten, dass wahrscheinlich kein langzeitüberlebender Patient einer TVP entgehen könnte.

Diese somatischen Langzeitbefunde sind bereits ein wesentlicher Aspekt der Langzeitlebensqualität, deren Ergebnisse nun im Weiteren zu diskutieren sind.

7.6 Die Lebensqualität jenseits von zehn Jahren nach HTx

Die krankheitsbezogene Lebensqualität jenseits von zehn Jahren nach Herztransplantation wurde bislang nur wenig evaluiert und insbesondere nur sehr vereinzelt im Rahmen von prospektiven Untersuchungen. Die meisten Untersuchungen zur QoL liegen für den Zeitraum zwei bis sechs Jahre nach HTx vor, wobei die heterogenen Messinstrumente und Studiendesigns nur bedingt Vergleiche zulassen (Evans, 1992; Jones et al., 1992; Packa, 1989; Dew et al., 1999).

In Bezug auf die **physischen Aspekte und Dimensionen der Lebensqualität** berichteten die Patienten in der vorliegenden Studie über eine insgesamt relativ gute, physische Lebensqualität.

Im Sickness Impact Profile, welches die Einschränkungen im konkreten körperlichen Tun erfasst, ergab sich für die *physische Dimension der QoL* ein mittlerer Score der Dysfunktion von lediglich 7.3, welcher damit um etwa *zwei Drittel* unterhalb des pathologischen Grenzwertes lag, aber andererseits *signifikant schlechter* ausfiel als in der *gesunden Kontrollgruppe* (1.18).

Fisher et al. (1995) fanden bei ihren Untersuchungen an Patienten fünf Jahre nach HTx zwar mit knapp 4% Dysfunktion im SIP eine noch bessere Funktionsfähigkeit, allerdings war nach rascher Besserung in der physischen Dimension- vom Prästatus bis zu einem Jahr nach HTx- anschließend eine stetige Verschlechterung eingetreten. Bei Extrapolierung dieser Entwicklung auf den Status zehn Jahre nach HTx ergäbe sich ein zu unseren Ergebnissen identisches Resultat. Rosenblum et al. (1993) berichteten in ihrer Querschnittsstudie bis zu 9.7 Jahren nach HTx ebenfalls für die physische SIP-Dimension einen Wert von 4.09, wobei sie aber leider keine gesonderten Daten für die Langzeitüberlebenden angaben, sondern alle Patientenergebnisse jenseits von 0.5 bis zu 9.7 Jahren mittelten. Da zudem lediglich 48% der Patienten an der Studie teilnahmen, kann auch dadurch ein Bias in Richtung positiverer Ergebnisse vermutet werden. Ähnliche Limitierungen gelten für die Studie von Baumann et al. (1992) mit einem Nachuntersuchungszeitraum von fünf Monaten bis zu fünf Jahren nach HTx. Im Ergebnis fand diese Forschergruppe für die einzelnen Skalen der physischen Dimension des SIP Funktionseinbußen, die im Mittel um die Hälfte niedriger lagen als in der vorliegenden Untersuchung, wobei nochmals betont werden muss, dass valide Aussagen nur bei annähernd vergleichbaren Messabständen von der HTx bis zur QoL-Erhebung, alle Patienten betreffend, sinnvoll sind.

Im SF-36 zeigten sich etwas stärkere Einbußen als im SIP für die körperbezogene Lebensqualität, repräsentiert vor allem durch die zwei Skalen zu „physischer Funktionsfähigkeit" und zu der „alltäglichen Rollenerfüllung" wie auch im Weiteren die Skalen für „körperliche Schmerzen" und die „allgemeine Gesundheitseinschätzung". Die physische Leistungsfähigkeit wurde in den beiden ersten Skalen mit Durchschnittswerten um 63 eingestuft, dabei können Scores höher als 60 als eher gute Beurteilung angesehen werden, der

Score von 44.2 für das Ausmaß körperlicher Schmerzen fällt hingegen deutlich schlechter aus und weicht erheblich vom Normalspektrum ab. Im Vergleich zu der gesunden Kontrollgruppe dieser Studie ergaben sich in allen Skalen Einbußen in der Größenordnung zwischen jeweils 20%-30%. Hingegen war die physische QoL gegenüber Patienten mit kardialen Durchblutungsstörungen/Angina pectoris je nach Skala zwischen 5 %–20% und gegenüber herzinsuffizienten Patienten um 20% bis 30% besser. Die QoL-Skalenwerte bei Patienten nach einem Herzinfarkt (im letzten Jahr) oder nach einer Herzklappenoperation waren sogar um weit mehr als ein Drittel schlechter (Bullinger und Kirchberger, 1999, S 39 und 46). Bemerkenswert ist allerdings das durchgängig größere Ausmaß körperlicher Schmerzen bei den Langzeittransplantierten, welches auf die langjährige Cortisoneinnahme zurückzuführen ist. Für eine Gruppe von 110 Patienten vor bzw. nach einer Nierentransplantation berichtete Bullinger (1996) über ein fast identisches Funktionsprofil wie bei den hier untersuchten HTx-Patienten.

In einer umfangreichen Studie unserer Arbeitsgruppe (Albert et al., 1999) zur QoL bei 100 Patienten im Zeitraum von 10-15 Jahren (im Mittel 12.07 Jahre) nach HTx ergab sich für die physische QoL des SF-36 ein etwas besseres Funktionsniveau, da alle vier zugehörigen SF-36 Skalenmittelwerte über dem Wert 60 lagen und damit erkennbar besser ausfielen als für die hier untersuchte Studiengruppe. Insbesondere waren keine schlechteren Scores für körperliche Schmerzen festzustellen gewesen. Dieses diskrepante Ergebnis ist im wesentlichen auf vier Patienten zurückzuführen, welche über ausnehmend schlechte physische Leistungsfähigkeit berichtet hatten und entsprechend bei dem hier kleineren Sample stärker ins Gewicht fielen.

Bunzel et al. (2002) fanden bei ihren Nachuntersuchungen an 23 HTx-Patienten nach Ablauf von zehn Jahren im SF-36 ebenfalls einen graduell besseren körperlichen Zustand und im Vergleich zum vorliegenden Kollektiv deutlich weniger körperliche Schmerzen, hingegen litten ihre Patienten unter erheblich stärkeren Einschränkungen bei den täglichen Aktivitäten aufgrund ihres Gesundheitszustandes. Offenbar sind auch in diesem Sample ganz wenige Patienten für die negativere Beurteilung in der einen Skala verantwortlich. In der globalen Einschätzung bezeichneten dabei 14% ihren Zustand als sehr gut, 47% als gut und 39% als mittelmäßig.

DeCampli et al. (1995) untersuchten im Querschnitt 26 Patienten 11 bis 22 Jahre nach HTx mit Hilfe des Nottingham Health Profiles (NHP), welches hohe Korrelationen zum SF-36 aufweist. Sie berichteten ebenfalls über deutliche Limitierungen in der Mobilität und dem Antrieb sowie über häufiger anzutreffende Schmerzsymptomatik oder Schlafstörungen, die Werte alle im negativer Richtung über dem Range der Normalbevölkerung.

Für kürzere Follow-up-Zeiträume nach HTx sind die Untersuchungsergebnisse sehr unterschiedlich. Caine et al. (1992) berichteten beispielsweise zum Zeitpunkt fünf Jahre nach einer HTx für die Mobilität, die Energie sowie für Schmerzen und Schlafstörungen Scores, welche innerhalb des Normalranges des NHP lagen, allerdings zeigte sich im Verlauf der jährlich erfolgten, postoperativen Messungen eine kontinuierliche Zunahme der Einbußen. Rector et al. (1993) fanden vier Jahre nach HTx bei 143 Patienten erhebliche Einbußen im SF-36 gegenüber leichter Erkrankten, betonten aber den erkennbar besseren physischen Status im Hinblick auf Aktivitäten, Energie und Leistungsfähigkeit wie Gesundheitswahrnehmungen gegenüber prä-HTx Patienten. Jones et al. (1992) erhoben bei 27 Patienten (bis zu fünf Jahre nach HTx) wiederum leicht bessere Werte im NHP für Schmerzen, Mobilität und Energie als bei Patienten von Allgemeinpraktikern, lediglich Schlafstörungen waren signifikant häufiger.

Fokussieren wir nun nochmals auf die Qualität der Einbußen in unserem Patientenkollektiv für den Bereich der physischen Funktionsfähigkeit, so lässt sich feststellen, dass schwerwiegende Defizite (SIP) eher selten anzutreffen waren, vielmehr beurteilen die

Patienten ihre entsprechende Lebensqualität eher kritischer, wenn globalere Einschätzungen (SF-36) erhoben wurden. Diese resultierten aus verschiedenen Quellen: zum einen spielten körperliche Symptome im engeren Sinne wie z. B. Schmerzen beim Gehen oder in Ruhe, Kurzatmigkeit oder Muskelschwäche eine wesentliche Rolle, dann aber vor allem auch die sehr spezifischen Nebenwirkungen der Immunsuppressiva wie Wadenkrämpfe, Bluthochdruck, Hörstörungen, vermehrter Haarwuchs, Knöchelödeme etc., die in dieser Untersuchung von mehr als zwei Drittel der Patienten genannt wurden. Eine weitere Quelle sind die sehr ausgeprägten subjektiven Körperbeschwerden, wie sie im Giessener Beschwerdebogen erfasst wurden: an erster Stelle sind dabei Gliederschmerzen zu nennen, gefolgt von starker Erschöpfungsneigung und Magenbeschwerden. Zuletzt muss auch - wie in den Interviews erkennbar war - angenommen werden, dass die Häufigkeit von Komplikationen wie Hauttumore, Nierenfunktionsstörungen oder Diabetes mellitus die kognitiven Bewertungsprozesse und Einstellungen zur physischen, aber dann auch zur psychischen Lebensqualität wesentlich mit- prägten.

Dieses Muster von Symptomen und Beschwerden fand sich vergleichbar bei Rosenblum et al. (1993) mit Betonung der Schwächegefühle, von Müdigkeit sowie von Glieder- und Muskelschmerzen oder bei Baumann et al. (1992), die vor allem auf den Tremor und Schlaf- sowie Essstörungen oder gastrointestinale Beschwerden verwiesen. Bunzel et al. (2002) berichteten in ihrer bereits zitierten Arbeit ebenfalls vorrangig von Klagen über Mattigkeit und Müdigkeit, rascher Erschöpfbarkeit sowie Bauch- und Magenschmerzen.

Besondere Aufmerksamkeit verdient in der vorliegenden Untersuchung die signifikant häufige Klage über Herzbeschwerden und dabei muss, angesichts der relativ begrenzten Zahl von Transplantatvasculopathien (siehe auch Hetzer, 1997) und damit erklärbarer pektanginöser Symptomatik an Somatisierungsprozesse gedacht werden mit ängstlichen Fixierungen auf die Herzfunktionen bis hin zu Somatisierungsstörungen. Hetzer et al. (1997) hatten festgestellt, dass Ängste vor einer „Wiederkehr" von Symptomen wie Atemnot, Herzbeschwerden und Ödemen, wie sie den lebensbedrohlichen Zustandes vor der HTx prägten, offenbar nach einer HTx langfristig persistieren können. Ähnliche Beobachtungen berichteten Dew. et al. (1999) bezogen auf den Zeitraum von ein bis drei Jahren nach HTx und sie diagnostizierten bei 15.8% ihrer nachuntersuchten Patienten sogar posttraumatische Belastungsstörungen mit ähnlichen wiederkehrenden Erinnerungen.

In Bezug auf die **psychischen Aspekte und psychosozialen Dimensionen der Lebensqualität** zeigte diese Untersuchung eine insgesamt überraschend gute Beurteilung durch die Patienten. Es fanden sich zwar wiederum signifikant schlechtere Einschätzungen seitens der HTx-Patienten als bei den altersgematchten, durchschnittlich gesunden Kontrollpatienten, jedoch waren die Differenzen vor allem in den SF-36-Skalen und im HADS deutlich weniger ausgeprägt.

Im *SIP* ergab sich für die „psychosoziale Dimension" als übergeordneter Variable eine Dysfunktion von 18.2% und diese lag damit knapp unterhalb der Schwelle zu schwerwiegenderen Beeinträchtigungen (Kontrollgruppe: 5.8%). Diese grenzwertig hohe Dysfunktion basiert vor allem auf stärkeren neurokognitiven Einbußen und in etwas geringerem Maße auf Störungen des emotionalen Verhaltens und der sozialen Interaktionen. Die Relation der Ausprägung der Dysfunktionen zwischen Patienten- zu Kontrollgruppe war dennoch mit einem Faktor drei im Vergleich zu derjenigen für die physische Dimension mit einem Faktor sechs, deutlich geringer.

Verglichen mit den Dysfunktionsscores in den bereits ausführlich zitierten Arbeiten mit kürzerem Follow-up wie von Rosenblum et al. (1993) mit 11.35% Dysfunktion oder Fisher et al. (1995) mit 6% respektive Baumann et al. (1992) mit 13.2%, fielen die Scores allerdings schlechter aus, auch in der Arbeit von Hetzer et al. (1997) fanden sich mit 10.4% bessere SIP-Scores.

174

Besonders zu diskutieren sind die hohen Beeinträchtigungen in der SIP-Skala „kognitive Wachheit" d.h. der neurokognitiven Leistungsfähigkeit im Sinne von mentaler Flexibilität, Aufmerksamkeit und Gedächtnis, erhebliche „Vergesslichkeit" wurde z.B. als Einzelsymptom von mehr als einem Drittel der Patienten berichtet. Diese Befunde werden durch die Ergebnisse von Bornstein und Starling (1998) auf der Basis umfassender neuropsychologischer Testverfahren gestützt. Allerdings bezog sich deren Untersuchung nur auf die ersten zwei Jahre nach HTx wie auch diejenige von Strauss et al. (1992), welche mit neurologischen Testverfahren gleichartige Resultate erbrachte. Baumann et al. (1992) konnten ähnlich hohe neuropsychologische Defizite unter Verwendung der obigen SIP-Skala finden und sahen insbesondere eine Verschlechterung im Verlaufe der Zeit nach HTx. Weiterführende Langzeituntersuchen zu diesen Themenkomplex liegen leider bislang nicht vor. Andere Autoren bestätigen allerdings die häufigen Klagen und die subjektive Belastung durch neurokognitive Einbußen (Lough et al., 1987; Schall et al., 1989), welche insbesondere beruflich geistig geforderte Patienten stark einschränken können. Als Ursachen sind vor allem zerebrotoxische Nebenwirkungen des Cyclosporins anzunehmen (Porschke und Strenge, 1994), deren Pathomechanismus teilweise noch unklar ist (Trzepacz et al., 1993).

Die *emotionale Befindlichkeit, die eigene seelische Verfassung*, welche im positiven Sinne durch das psychische Wohlbefinden und die erlebte Vitalität und im negativen Sinne durch Gefühle oder in klinischer Sichtweise Symptome von Angst oder Depressivität bestimmt ist, schätzten die Patienten im *SF-36* lediglich um 15% schlechter ein als die gesunde Kontrollgruppe. In der Angst- und Depressionsskala (HADS) ergaben sich sogar für die Depressionsscores keinerlei Unterschiede zur gesunden Kontrollgruppe und für die Angstscores fand sich zwar eine höhere Ausprägung, aber der Unterschied war nicht signifikant.

Dieses Bild wird allerdings erheblich verändert, wenn man die SF-36 Scores der HTx-Patienten mit denen der gesamtdeutschen Normstichprobe im Altersrange von 51-60 Jahren vergleicht: hierbei ergab sich eine um 20% niedrigere „Vitalität" und ein sogar um 30% schlechteres „psychisches Wohlbefinden". In Relation zu chronisch Kranken oder Herzpatienten zeigte sich für das „psychische Wohlbefinden" sogar ein nochmals um 15% niedrigeres Niveau. Diese Diskrepanzen in Bezug auf die unterschiedlichen Vergleichsgruppenwerte des SF-36 sind letztlich nicht begründbar. Für die Relevanz der Angaben im Testmanual sprechen die große Zahl der Probanden, für die eigene Kontrollgruppe die zeitnahe Erhebung und die sorgfältige Parallelisierung zu den HTx-Patienten. Diese Problematik trifft auf die Einschätzung von Angst und Depression nicht zu, hier nahmen unsere HTx-Patienten eine Mittelstellung zwischen kardiologisch Erkrankten (Herrmann et al., 1995, S. 19)) und Gesunden ein.

In der vielzitierten Arbeit von DeCampli et al. (1995) ergab sich, im Unterschied zu unseren Ergebnissen, ein durchweg positives Bild für die emotionale Befindlichkeit einer kleinen Gruppe 11 –22 Jahre nach HTx lebender Patienten: das Ausmaß psychologischer Symptomatik war dabei ähnlich der Normbevölkerung.

Diesem Bild widersprechen allerdings eine ganze Reihe von Autoren, die im Langzeitverlauf eine zunehmende Verschlechterung der emotionalen Befindlichkeit feststellen konnten. Bunzel et al. (2002) fanden beispielsweise eine Zunahme von psychischen Beschwerden wie Reizbarkeit, Dysphorie, Depressivität, Unruhe, seelische Labilität und in geringerem Ausmaß von Angst; das Muster wie die Ausprägung der Symptome näherte sich zehn Jahre nach HTx dem präoperativ erhobenen Daten an. Das „psychische Wohlbefinden", die „Vitalität" und die „soziale Funktionsfähigkeit" wurden dennoch von den Patienten eher positiv beurteilt, obgleich die Beeinträchtigungen im Alltag durch emotionale Probleme ganz erheblich waren.

Rosenblum et al. (1993) wie in geringerem Ausmaß Baumann et al. (1992) registrierten in gleicher Weise gesteigerte Nervosität oder gedrückte, selbstunsichere Gestimmtheit bei bis zu einem Viertel ihrer Patienten sowie Interesselosigkeit und seltener Freude an Hobbys. In der vorliegenden Untersuchung waren die Bereiche „Erholung und Freizeit" sowie „Haushaltsführung" des SIP in herausragender Weise negativ beeinträchtigt, was darauf verweist, dass offenbar emotionale Faktoren die täglichen häuslichen Aufgaben und die Erholungsfähigkeit wie auch das Vergnügen und Engagement an früheren persönlichen Vorlieben erheblich negativ durchdringen.

So berichteten auch Shapiro und Kornfeld (1989) über eine besonders hohe Inzidenz von affektiven Störungen (68%) und von Angststörungen (17%) im postoperativen Verlauf bis zu sechs Jahre nach HTx, allerdings erfolgten keine QoL-Selbsteinschätzungen.

Jones et al. (1992) hingegen sahen zwar ein leichte Zunahme der Depression bis zu fünf Jahre nach HTx, zugleich aber eine Abnahme der Angstscores. Eine identische Entwicklung fanden auch Bornstein et al. (1990; 1998) mit einem Anstieg der MMPI-Depressionswerte bei gleichzeitiger Remission der Angst, allerdings nur auf einen Follow-up Zeitraum bis drei Jahren bezogen. Das seelische Wohlbefinden erwies sich bei Jones et al. (1992) trotzdem auf gutem Niveau als sehr stabil und es wurden erstaunlich positive Beurteilungen der emotionalen Befindlichkeit im NHP festgestellt. Caine et al. (1992) bestätigten die hohe Stabilität der emotionalen Befindlichkeit auf ähnlich gutem Level im NHP. Eher niedrige Depressionswerte berichteten hingegen Mulligan et al. (1991) für den Zeitraum von mehr als sechs Jahren und Fisher et al. (1995) konnten mittels des Beck-Depression-Inventars unauffällige Normwerte erheben, lediglich bei 11% ihrer fünf Jahre überlebenden Patienten ließ sich eine milde Depression diagnostizieren.

In den Querschnittserhebungen von Erdmann et al. (1993) wie Rector et al. (1993) fanden sich jeweils ein höheres Depressionsniveau der HTx-Patienten gegenüber gesunden Lebenspartnern bzw. unauffälligen Kontrollpersonen, die Scores entsprachen denen chronisch Kranker. Strauss et al. (1992) wie auch Wallwork und Caine (1985) sahen auch im Vergleich zu Patienten nach aorto-koronarem Bypass weniger affektive Beeinträchtigungen.

Das geminderte emotionale Wohlbefinden bzw. die vorliegende psychische Symptomatik beeinflussten natürlich bei den hier untersuchten Patienten ihre Aufgabenbewältigung im Alltag, die Ausdauer und Sorgfalt in den Tätigkeiten. So wirkten sich die festgestellten emotionalen Beeinträchtigungen auf die „Leistungsfähigkeit" oder, testpsychologisch ausgedrückt, die „emotionale Rollenfunktion" unserer Patienten aus. Sie wurde um etwa 15% schlechter beurteilt als von den gesunden Kontrollprobanden. Maßgeblich sind dabei vor allem die Einbußen im Bereich der häuslichen Arbeit und der Freizeittätigkeiten, auf die bereits verwiesen wurde. Bunzel et al. (2002) fanden unter Verwendung des gleichen Inventars (SF-36) noch erheblich ausgeprägtere Beeinträchtigungen

Gravierender waren die Auswirkungen oder besser die Wechselwirkungen zwischen dem emotionalem Status und der „sozialen Funktionsfähigkeit" (SF-36) in der Familie oder in den Beziehungen zu Freunden und Bekannten. Hier zeigten sich in der vorliegenden Studie hochsignifikant negative Unterschiede zu den Gesunden, die sich in den absoluten Testscores als etwa 25% Minderung ausdrückten. Die Patienten zeigten vor allem überkritische, gereizt-impulsive Reaktionen in den Gesprächen, blieben lieber alleine oder verspürten weniger Interesse an den Problemen anderer, eine Entwicklung wie sie auch Rosenblum beschrieb. Im Besonderen scheinen die engen Beziehungen zu den Partnern beeinträchtigt zu sein, dabei beklagten mehr als die Hälfte der Patienten vor allem eine verminderte sexuelle Aktivität (siehe auch Fisher et al., 1992), die zum einen somatische Ursachen (Nebenwirkungen der Immunsuppressiva) hat, aber wohl primär als Konsequenz der partnerlichen Spannungen anzusehen ist. So berichteten sowohl Allender et al. (1983) wie auch McAleer et al. (1985)

über ein Anwachsen von familiärem Konflikten und Partnerstress im ersten postoperativen Jahr in Folge von Schwierigkeiten bei der Reintegration ins familiäre Umfeld. Die Patienten hatten Probleme über emotionale Themen zu sprechen, die Verständigung blieb oftmals unklar, missverständlich und die Partnerinnen beklagten fehlendes emotionales Engagement und Rückzug (Canning et al., 1996; Gier et al., 1988; Prevost und Deshotels, 1993). Im Verlauf der ersten fünf Jahre nach HTx fanden Bunzel und Laederach-Hofmann (1999) zwar eine Besserung im Ausdrucksvermögen und bei der Vermittlung emotionaler Empfindungen und Bedürfnisse aus Sicht der Patienten, aber keine Verbesserung der globalen Beziehungsqualität. Nach Einschätzung der Partner kam es nämlich über diesen Zeitraum hinweg nicht zu positiven Änderungen des schon initial gestörten emotionalen Austausches, offenbar persistieren erhebliche Kommunikationsschwierigkeiten. Eine Rolle spielen dabei wohl enttäuschte Erwartungen im Hinblick auf ein expansiveres Leben und Unsicherheiten bezüglich der Zukunft auf beiden Seiten wie ein Empfinden mangelnder Anerkennung für das geleistete Engagement auf Seiten der Lebenspartner.

7.7 Erörterung von Zusammenhängen zwischen präoperativen psychischen Kennwerten und der Langzeitlebensqualität

Eine bislang noch in keiner Untersuchung zum Langzeitoutcome, im besonderen zehn Jahre nach einer Herztransplantation, analysierte und diskutierte Fragestellung ist diejenige nach dem Stellenwert von **Persönlichkeitsvariablen** oder **präoperativ erkennbaren psychischen Reaktionsmustern bzw. Syndromen** der Patienten auf die letztlich erreichte **Langzeitlebensqualität**. Diese wird üblicherweise verglichen mit der Lebensqualität vor einer HTx, welche durch die schweren kardial bedingten Einbußen und Symptome sowie die existentielle psychische Bedrohung durch den nahenden Todes bestimmt ist. Nach Abwendung dieser Dramatik kommt es zu einer „Rückkehr ins Leben", die entscheidend durch eine „Erlösung" von den Ängsten und Beschwerden gekennzeichnet ist und im Weiteren dann durch die Qualität des persönlichen Lebensumfeldes und im medizinischen Sinne, von sich neu einstellenden körperlichen Beschwerden oder Folgeerkrankungen geprägt wird. Der Verarbeitung des Erlebten und, im besonderen, der Integration des neuen Organs in die körperlichen und psychischen Repräsentanzen kommt dabei - wie in der Einleitung ausführlich dargestellt - eine große Bedeutung zu. Der einzelne Patient tritt in diese Prozesse mit seiner ihm eigenen psychischen Struktur und seinen Reaktionsbereitschaften und Bewältigungsfähigkeiten ein, welche sein bisheriges Leben und im speziellen die Auseinandersetzungen mit seiner Herzerkrankung vor HTx prägten. Ein Ziel dieser Studie war es deshalb, die erreichte Langlebensqualität auch auf diesem Hintergrund zu betrachten, um die relativ geminderte Lebensqualität nicht zu monokausal als alleinige Folge des kritischen Ereignisses: Herztransplantation und/oder seinen somatischen Folgen zu sehen.

Es zeigte sich, dass psychogenetische Risiken in der frühen Entwicklungsgeschichte der Patienten mit einem schlechteren psychischen Wohlbefinden, größerer Angst, negativeren Gesundheiterwartungen und auch einer schlechteren sozialen Funktionsfähigkeit korrelierten. Persönlichkeitsmerkmale wie selbstbezogene, narzisstische Einstellungen und hohe Verletzbarkeit oder Enttäuschungshaltungen mit kämpferisch-impulsiven Verhaltensweisen oder Protesthaltungen waren mit einem schlechteren psychischen Zustandsbild zehn Jahren nach HTx verknüpft. Ein hohes Ausmaß psychopathologischer Gestörtheit vor der HTx zeigte überraschend klare Parallelen zu einer schlechteren Beurteilung der eigenen physischen wie psychischen Lebensqualität und im besonderen galt dies für präoperativ aggressiv-gereizte und dysphorisch wirkende Patienten.

Angstreaktionen prägten in der Warteperiode auf eine HTx vorwiegend das seelische Erleben, aber auch nach zehn Jahren berichteten die Patienten, allerdings in ganz erheblich geringerem Ausmaß, über Angstgefühle. Depressive Verstimmungen hingegen traten nicht häufiger als in der Normalbevölkerung auf. Eine erhöhte Angstbereitschaft und depressive Syndrome konnten in der psychosomatischen Forschung als zentrale Komponenten bei Erkrankungen des kardiovasculären Systems identifiziert werden (Richter und Beckmann, 1973). Dabei ließ sich auch eine nach innen gerichtete Feindseligkeit feststellen, wenn es um enge Beziehungen ging und diese Feindseligkeit trat in Bezug zu ferner stehenden Personen versteckt durch kritische Einstellungen oder Handlungen in Erscheinung (Schonecke et al., 1972).

Diese Dynamik gilt vor allem für Patienten mit einer koronaren Herzerkrankung als Ursache der Kardiomyopathie, ist aber wohl nicht für Patienten mit einer dilatativen Kardiomyopathie zutreffend. Es erhebt sich nun die Frage, ob in Folge einer HTx eine Fokussierung auf das Herz erfolgt, durch welche Angstentwicklungen angestoßen werden.

Patienten, deren Abwehr- bzw. Bewältigungsmechanismen von regressivem Rückzug und passiven Haltungen geprägt waren, berichteten in hochsignifikantem Ausmaß über eine schlechtere Lebensqualität in allen Einzelbereichen und insbesondere litten sie unter vielen Schmerzen.
In der Zusammenschau dieser Ergebnisse lässt sich feststellen, dass auf der Basis psychosomatischer Evaluierungen im Vorfeld der HTx bereits abgeschätzt werden könnte, welche Patienten in Bezug auf ihre subjektive Lebensqualität langfristig davon profitieren werden bzw. umgekehrt diejenigen Patienten identifiziert werden, bei denen mit einem relativ schlechtem Outcome in Bezug zu ihrer subjektiven Lebensqualität zu rechnen ist. Dies bedeutet aber wiederum nicht, dass diese Patienten „real" wirklich ausnehmend stark physisch oder psychosozial beeinträchtigt sind, sondern dass sie dies so empfinden.

In dem sehr differenzierten Bild zu der physischen wie psychischen oder psychosozialen Lebensqualität zehn Jahre nach einer Herztransplantation zeigten sich in der vorliegenden Studie für alle Teilbereiche eine geminderte Leistungsfähigkeit oder spezifische Beschwerden und Konfliktthemen. Dennoch fallen die festgestellten Einbußen, von Einzelbereichen abgesehen, moderat aus und entsprechen im Wesentlichen den Gegebenheiten bei Patienten mit chronischen Erkrankungen, die auf eine Dauereinnahme von Medikamenten angewiesen sind. Bittet man die Patienten um eine Beurteilung ihrer *Lebenszufriedenheit,* erklärten sie sich als graduell sogar zufriedener als die gesunden Kontrollprobanden. Trotz umschriebener Einschränkungen und besonderer Anforderungen in ihrer Lebensgestaltung empfanden sich die untersuchten Patienten als nicht stärker belastet oder unter Stress stehend als Gesunde.
In ähnlich positiver Weise äußerten sich auch überwiegend die Patienten in den Studien von Harvison et al. (1988), Jones et al. (1992) oder Angermann et al. (1992), kritische Beurteilungen berichteten hingegen Bunzel et al. (2002).

Die Diskrepanz zwischen den kritischeren Beurteilungen in den einzelnen Lebensqualitätsbereichen und der hohen Lebenszufriedenheit mag darauf zurückzuführen sein, dass die Patienten das „Geschenk des Lebens" (Simmons et al., 1977) oder, präziser ausgedrückt, eine Lebensverlängerung erhalten haben und sie diese sehr schätzen. Sie definieren offenbar die Kriterien für ein normales, zufriedenes Leben neu und damit sind existenzielle und spirituell-philosophische Fragen aufgeworfen (Harris et al., 1995)

8. ZUSAMMENFASSUNG DER UNTERSUCHUNG

In den vergangenen 20 Jahren hat sich die Herztransplantation (HTx) zu einer ausgereiften Methode zur Behandlung terminal herzinsuffizienter Patienten entwickelt und es konnte eindeutig belegt werden, dass trotz erfolgreichen Einsatzes neuer Medikamente zur konservativen Therapie dieses Krankheitsbildes die Herztransplantation im Hinblick auf die Leistungsfähigkeit, das psychische Befinden und die Lebensqualität einer konventionellen Therapie deutlich überlegen ist. Für die Patienten stellt eine Herztransplantation im Vorfeld des Eingriffs und im weiteren Leben mit dem neuen Herzen eine außergewöhnliche psychische Belastung dar, sie gilt als „Grenzsituation par excellence". Die Verpflanzung eines Herzens berührt kollektive Phantasien zur Symbolik dieses „Lebenszentrums", reaktualisiert bewusste und unbewusste Körperphantasien und verlangt mit der Integration eines fremden Herzens in das eigene Körperbild enorme Anpassungsleistungen. Die starken Lebens- und Todesängste labilisieren das Selbst als Gesamtheit der psychischen Identität und es gilt für die Patienten durch Bewältigungs- und Abwehrprozesse in allen Phasen des Transplantationsprozesses immer von Neuem ein inneres Gleichgewicht herzustellen.

Erste psychosomatische Forschungsberichte beschäftigten sich bereits in den 70er Jahren mit diesen Fragen und parallel zum Anwachsen der Zahl der Herztransplantationen in den 80er Jahren begann dann die systematischere Untersuchung psychosozialer Aspekte und der Lebensqualität transplantierter Patienten. Im Wesentlichen können folgende Schwerpunktthemenbereiche bezüglich psychologischer Forschungen differenziert werden:

a) die Evaluierung und Gewichtung psychosozialer Kriterien bei der Auswahl von Transplantationskandidaten, b) Studien zum präoperativen Status der Patienten, c) Untersuchungen zum psychischen bzw. psychiatrischen Status nach HTx und die Krankheitsverarbeitung, d) Studien zum Outcome und der Lebensqualität im Langzeitverlauf und e) prospektive Analysen zum psychosomatischen Verlauf mit dem Ziel der Identifikation von Prädiktoren für die psychosozialen Adaptationsprozesse und deren Einflüsse auf die Morbidität und das somatische Outcome.

Trotz einer Vielzahl von Studien zu den einzelnen Schwerpunkten mangelt es an prospektiven Untersuchungen, welche die verschiedenen Fragestellungen gemeinsam erfassten, den Bewältigungs- und Abwehrprozessen angemessene Bedeutung zumaßen und insbesondere die Langzeitlebensqualität jenseits von zehn Jahren bestimmten. Darüber hinaus liegen nur wenige prospektive Studien zu Prädiktoren für den postoperativen Verlauf vor und nur ganz vereinzelt wurden Zusammenhänge zwischen der Langzeitlebensqualität und präoperativen psychosozialen Kennwerten analysiert.

Um diesen Fragestellungen nachzugehen wurden im Zeitraum zwischen Januar 1987 und Dezember 1989 am Deutschen Herzzentrum Berlin insgesamt 105 Herztransplantationskandidaten aus der Gesamtgruppe von 277 gelisteten Patienten als Zufallsstichprobe ausgewählt. Diese Patienten wurden mittels eines ausführlichen semistrukturierten Interviews und mit testpsychologischen Verfahren in Hinblick auf ihre Lebensgeschichte sowie wesentliche psychosoziale Variablen untersucht sowie der präoperative psychosomatische und somatische Status und die Anpassungs- und Bewältigungsprozesse bzw. Abwehrmechanismen evaluiert. Während der Wartezeit verstarben 14 Patienten, die 91 herztransplantierten Patienten (12 Frauen und 79 Männer) wurden dann im postoperativen Verlauf und in Bezug auf das Langfristoutcome mehrfach nachuntersucht. Nach Ablauf von zehn Jahren lebten noch 38 Patienten und diese wurden zu Ende Dezember 1999 alle neuerlich interviewt und ihre Lebensqualität mit standardisierten Fragebogeninventaren bestimmt.

Um eine zuverlässige Einordnung und Bewertung der Lebensqualität der Patienten vornehmen zu können wurden 100 gesunde Probanden mit denselben Lebensqualitäts-instrumenten untersucht. Durch eine Parallelisierung gemäß psychosozialer Parametern wurde eine Kontrollgruppe von 60 Probanden bestimmt, deren QoL-Einschätzungen mit denen der HTx-Patienten in Beziehung gesetzt wurden. Die wichtigsten Ergebnisse dieser Arbeit sind in den folgenden Punkten sehr komprimiert zusammengefasst:

- Die in der Wartezeit verstorbenen 14 Patienten unterschieden sich weder in ihren somatischen noch in ihren psychosozialen Kennwerten von den 91 schließlich herz-transplantierten Patienten.

- Die Patientenstichprobe - mit einem Durchschnittsalter von knapp 49 Jahren - war in Bezug auf den familiären Status, die Schulbildung, die berufliche Stellung und die wirtschaftliche Lage völlig vergleichbar zu „gesunden" Menschen ihrer Generation; krankheitsbedingt waren knapp 60% der HTx-Patienten bereits länger als ein Jahr berentet.

- Bei zwei Dritteln der Patienten lag als Grunderkrankung eine dilatative Kardiomyopathie (dKMP) und bei einem Drittel eine ischämische Kardiomyopathie (iKMP) als Folge einer koronaren Herzerkrankung vor. Vergleichbar mit anderen HTx-Kollektiven betrug die Erkrankungsdauer der hier untersuchten Patienten bis zur HTx im Schnitt 6.7 Jahre und die Wartezeit ab Listung lag im Mittel bei 189 Tagen. Die iKMP-Patienten waren im Schnitt drei Jahre älter und deutlich länger erkrankt als dKMP-Patienten, mehr als die Hälfte von ihnen hatten sich bereits Herzoperationen unterziehen müssen; darüber hinaus wiesen die iKMP-Patienten auch signifikant mehr life-time psychiatrische Erkrankungen auf und waren durch mehr life-time Psychopharmakaeinnahme wie auch Analgetika- oder Tranquilizerabusus gekenn-zeichnet. Interessanterweise fand sich auch ein signifikanter Zusammenhang zwischen einer psychogenetischen familiären Belastung und der Häufigkeit von kardialen Voroperationen. Zwar überlebten dKMP-Patienten die HTx im Mittel ein halbes Jahr länger als an einer iKMP Erkrankte, die Diagnose hatte aber keine prädiktive Valenz. Als negative Prädiktoren für das Survival erwiesen sich in der Korrelationsberechnung lediglich das Alter zum Zeitpunkt der HTx, die Chronizität der kardialen Erkrankung und die Schwere der Herzinsuffizienz, welche durch das „harte" Kriterium einer katecholaminpflichtigen Behandlung bestimmt worden war.

- Im Verlauf ihrer Lebensgeschichte waren von 28.6% der Patienten anamnestisch depressive Episoden oder Angststörungen bzw. Anpassungsstörungen berichtet worden, diese Prävalenzen entsprechen den epidemiologischen Befunden in der deutschen Allgemeinbevölkerung, d.h. die vorliegende Stichprobe schwer Herzkranker ist nicht durch eine auffällige psychiatrische Anamnese gekennzeichnet. Als ein bemerkenswertes Ergebnis ist hervorzuheben, dass eine psychogenetische familiäre Belastung signifikant mit im Lebensverlauf aufgetretenen, psychopharma-kologisch behandlungsbedürftigen psychischen Störungen zusammenhing und psychogenetisch belastete Patienten wiesen sogar zum Zeitpunkt der aktuellen Untersuchung signifikant mehr zwanghafte und affektive Symptomatik wie auch „Ich-Störungen" auf. Einen Alkoholabusus zeigten 28.6% der Männer (keine Frau) und knapp 9% konsumierten noch bis unmittelbar vor der HTx regelmäßig Alkohol. Diese Häufigkeiten entsprechen ebenfalls den epidemiologischen Befunden und in Übereinstimmung mit der Literatur ließen sich dabei hohe Komorbiditäten zu psychischen Erkrankungen finden.

- Life-time psychische Störungen wie auch eine Alkoholvorgeschichte bzw. ein aktueller Alkoholkonsum waren keine Prädiktoren für die Mortalität nach der HTx. Ebenso wenig ließ sich ein Zusammenhang zwischen psychischen Risikobedingungen in Kindheit und Jugend mit dem Survival aufzeigen.

- Der psychische Status zum Zeitpunkt der Evaluierung für die Listung zur HTx war durch die sehr große Häufigkeit von knapp 50% affektiver Syndrome im Sinne von ängstlich-depressiver Symptomatik mit innerer Unruhe und psychomotorischer Anspannung gekennzeichnet und 75% der Patienten berichteten über körperliche Missempfindungen und funktionelle Störungen. Die sexuelle Erlebnisfähigkeit wie auch die Libido und die Potenz waren erwartungsgemäß in hohem Ausmaß beeinträchtigt. Neben Angst und Depression fanden sich in gleicher Häufigkeit und Intensität neurokognitive Störungen im Sinne von Aufmerksamkeits-, Konzentrations- und Gedächtnisstörungen sowie Defizite der Denkprozesse; diese multifaktoriell bedingten, zerebralen Funktionsstörungen haben bislang noch zu wenig Beachtung in der Literatur gefunden. Der Ausprägungsgrad der psychischen und neuropsychologischen Symptomatik lag, von Einzelfällen abgesehen, bezogen auf die Gesamtgruppe aber erheblich unterhalb der Werte, wie sie bei psychiatrisch oder psychosomatisch Erkrankten anzutreffen sind und man sollte diese Syndrome im Grunde als situationsangemessene Auslenkungen auf die enormen Belastungen im Vorfeld der HTx ansehen.

- In einem Globalscore wurden die psychopathologischen Auffälligkeiten aus dem AMDP-Inventar zusammengefasst und dieser Score erwies sich nicht als Prädiktor für das Survival. Überraschenderweise korrelierte aber ein faktorenanalytisch gebildeter Faktor, welcher depressive Symptome zusammenführte, positiv mit der Überlebenszeit und dies kann so verstanden werden, dass eine Auslenkung der emotionalen Befindlichkeit in einer so bedrohlichen Lebenssituation als Kriterium für eine „psychische Gesundheit" und seelische Flexibilität angesehen werden kann, welche eine bessere Anpassung und ein längeres Überleben ermöglicht.

- Die Analyse der vorherrschenden Erlebensweisen der Patienten, ihres Selbstverständnisses und ihrer Beziehungen zu anderen Menschen ergab ein Gruppenprofil, welches vorrangig durch ein Streben nach Ordnung und Kontrolle mit zwanghaften Einstellungen und überhöhten Anpassungsbemühungen mit dem Bild eines übersozialisierten Menschen gekennzeichnet war (PSKB). Eine erheblich höhere Bereitschaft zu Anpassung und Unterordnung fand sich auch im FAPK. Zugleich ließen sich sehr pflichtbewusste, fürsorgliche und verantwortungsbewusste Strebungen in Bezug zu der Familie finden, welche andererseits auch als Ausdruck nachgiebiger, aggressiv-gehemmter und schuldgefühlsbeladener Einstellungen anzusehen sind. Darüber hinaus zeigte sich eine Einschränkung des Realitätsbezuges und eine signifikant verminderte Fähigkeit Gefühle mitzuteilen (FAPK). Diese Charakteristika kennzeichneten die Stichprobe insgesamt, einzelne Variablen hatten keine prädiktive Bedeutung.

- Als vorherrschende Bewältigungs- und Abwehrmechanismen ließen sich sachliche Beschreibungen und Erklärungen, Rationalisierung und Verleugnung, Verdrängung wie auch Reaktionsbildung identifizieren, welche es den Patienten ermöglichte Ängste und tiefreichende emotionale Impulse von innen wie auch von außen drohende Stressoren zu bewältigen und das Selbst vor Überflutungen und Fraktionierungen zu schützen, das seelische Gleichgewicht zu bewahren.

- Die Faktorskala „rationalisierend-verleugnende Abwehr" war allerdings ein höchstsignifikanter negativer Prädiktor für die Überlebenszeit (p = .001), d.h. Patienten, welche diese Bewältigungsmechanismen in sehr ausgeprägter bzw. dominierender Art und Weise aufwiesen, starben sehr viel früher nach der HTx.

- Eine multiple Regressionsanalyse auf der Basis ausgewählter soziodemographischer, psychopathologischer und psychischer Parameter mit der Überlebenszeit als abhängiger Variablen wies das Alter (p = .03) und eine rationalisierend-verleugnende Abwehr (p = .009) als signifikant negative Prädiktoren aus.

- Ein noch eindrucksvolleres und tiefenschärferes Bild erbrachte eine Clusteranalyse. In einem ersten Cluster gruppierten sich 29 Patienten, welche im Durchschnitt die HTx nur ein Jahr überlebt hatten und sie waren gekennzeichnet durch erhebliche neurokognitive Störungen und wenig affektive Symptomatik wie offene oder somatisierte Angst, wenig depressive Symptomatik und wenig zwanghaft-grüblerische Züge. Als Abwehr- bzw. Bewältigungsstrategien dominierten Rationalisierungs- und Verleugnungstendenzen, eine überkompensatorische Abwehr und in geringerem Umfang regressive Bewältigungsmechanismen. Die Verknüpfung zwischen diesen Bewältigungsmechanismen mit dem Fehlen erkennbarer emotionaler Reaktionen deutet auf eine „erfolgreiche" Abwehr hin, allerdings steht diese Konstellation in Zusammenhang mit einem frühen Tod.
Komplementär zu diesem Cluster waren die 28 Patienten des zweiten Clusters durch geringe neurokognitive Einschränkungen und relativ deutlich ausgeprägte emotionale Symptomatik gekennzeichnet bei zugleich sehr wenig rationalisierend-verleugnender Abwehr. Diese Patienten hatten die HTx mehr als zehn Jahre überlebt.

- Der frühpostoperative psychiatrische Verlauf nach HTx war durch eine rasche Remission initialer Delire und eine zunehmende Häufigkeit von neurokognitiven- und Anpassungsstörungen auf niedrigem Niveau gekennzeichnet. Affektive Störungen blieben mit einer Häufigkeit von 12%-13% über die ersten drei Wochen konstant. Insgesamt wiesen 36.3% der Patienten durchgängig psychiatrische Auffälligkeiten unterschiedlicher Qualität auf, hingegen waren 28.6% kontinuierlich psychisch unauffällig.
Es ließ sich ein signifikanter Zusammenhang zwischen dem Ausmaß präoperativer psychopathologischer Symptomatik und der Inzidenz durchgängig persistierender, postoperativer psychiatrischer Störungen aufzeigen (p = .049) und in gleicher Weise waren präoperativ katecholaminpflichtige Patienten signifikant psychiatrisch auffälliger (p =.007).

- Die im ersten postoperativen Jahr verstorbenen Patienten waren etwa doppelt so häufig von Abstoßungen und ca. 15 mal mehr von Infektionen betroffen als die langzeitüber-lebenden Patienten. Abstoßungen und Infektionen zeigten keine wechselseitigen Zusammenhänge. Je älter die Patienten waren um so seltener erlitten sie Abstoßungen im Verlauf des ersten Jahres (p = .047), das Risiko für Infektionen lag allerdings tendenziell höher (p =.06). Frühpostoperative psychiatrische Störungen korrelierten positiv mit dem Infektionsindex (p = .021).

- An somatischen Begleit- oder Folgeerkrankungen nach der HTx waren ein stetiges Anwachsen von Niereninsuffizienzen von 30.9% im ersten Jahr bis zu 71.7% jenseits des zehnten postoperativen Jahres zu beobachten. Im ersten Jahr waren knapp 12% der Patienten dialysepflichtig und in der Gruppe der im späteren Verlauf Verstorbenen war in fast 40% eine Dialysebehandlung notwendig gewesen. Der Anteil von Osteoporoseerkrankungen stieg über die Jahre von 8.5% auf 31.6% (zehntes Jahr). Maligne bzw. semimaligne Tumoren (vorrangig Hauttumore) stellten das größte Risiko für die Patienten dar. In der Gruppe der zwischen einem und zehn Jahren verstorbenen Patienten waren bei 23.8% maligne und bei weiteren 28% semimaligne Tumore diagnostiziert worden und diese führten in der Regel auch dann zum Tod.

- Eine Transplantatvasculopathie ist der wichtigste limitierende Faktor im Langzeitverlauf. In der Gruppe der Langzeitüberlebenden konnten durch Herzkatheteruntersuchungen erfreulicherweise lediglich bei 7.8% Koronarstenosen von 75%-100% und in gleicher Häufigkeit solche mit 50%-75%igen Thrombosierungen festgestellt werden. Aufgrund der noch regelmäßig erfolgten Herzbiopsien in den späten 80er Jahren mussten bei 18.4% der Patienten Trikuspidalinsuffizienzen mittleren oder schweren Grades diagnostiziert werden.

- Die Lebensqualität der 38 Patienten der Stichprobe, welche länger als zehn Jahre nach der HTx lebten und untersucht werden konnten, kann als sehr zufriedenstellend beurteilt werden. Im Sickness Impact Profile fielen die Ergebnisse zur konkreten physischen Leistungsfähigkeit zwar signifikant schlechter aus als in der selbst erhobenen Stichprobe gesunder Kontrollprobanden, doch lagen die Scores um etwa zwei Drittel unterhalb der klinisch relevanten Grenzwerte. Im SF-36-Inventar ergaben sich für die physische Funktionsfähigkeit und die Bewältigung alltäglicher Anforderungen gute Ergebnisse, lediglich das Ausmaß körperlicher Schmerzen war deutlich erhöht. Insgesamt fielen aber die subjektiven Bewertungen um etwa 20% bis 30% schlechter aus als in der gesunden Kontrollgruppe und lagen in etwa auf dem Niveau chronisch Kranker.
In Bezug auf die psychischen Aspekte und psychosozialen Dimensionen der Lebensqualität berichteten die Patienten im SIP erkennbar schwerwiegendere Beeinträchtigungen, insbesondere in Bezug auf ihre neurokognitive Leistungsfähigkeit. Im SF-36 hingegen fielen die Beurteilungen für die emotionale Befindlichkeit und die eigene seelische Verfassung lediglich etwa 15% schlechter aus als in der Kontrollgruppe. In den Skalen des GBB zu subjektiven Beschwerden zeigte sich insbesondere für Gliederschmerzen ein erhebliches Maß an Leiden.
Im HADS zeigten die Patienten zwar um etwa 20% mehr Angstsymptomatik als die Kontrollpatienten (kein signifikanter Unterschied), aber depressive Verstimmungen waren nicht häufiger anzutreffen. Im FPI berichteten die Patienten sogar über eine graduell höhere Lebenszufriedenheit und ein vergleichbares Maß an alltäglicher Beanspruchung.

- In dieser Studie wurden erstmals Fragestellungen zu Zusammenhängen zwischen präoperativen Kennwerten und der später berichteten Lebensqualität der langzeitüberlebenden Patienten untersucht. Hierbei ergaben sich überraschende Verknüpfungen, welche empirisch bislang noch nicht belegt werden konnten, obgleich sie psychologisch sehr sinnvoll erscheinen. Ungünstige psychische Entwicklungsbedingungen in Kindheit und Jugend fanden selbst in der Langzeitlebensqualität ihren Niederschlag in einem geminderten psychischen Wohlbefinden, negativeren

Gesundheitserwartungen und höherem Angsterleben. Das Ausmaß präoperativer Psychopathologie war eindeutig mit vielfältigsten psychosomatischen Beschwerden und Defiziten in der körperlichen und seelischen Funktionsfähigkeit korreliert und insbesondere fand eine präoperative affektive Symptomatik einen Niederschlag in hohen Angst- und Depressionswerten, geminderter Vitalität, reduziertem Wohlbefinden und schlechterer physischer Leistungsfähigkeit. Im Besonderen zeigen aggressiv-gereizt-dysphorische Patienten mit hoher vegetativer Anspannung im Langzeitverlauf sehr negative QoL-Ergebnisse und regressive Abwehrtendenzen waren mit einer Vielzahl körperlicher Beschwerden und geminderter Leistungs-fähigkeit wie psychosozialen Defiziten und einer negativeren Lebenszufriedenheit verknüpft. Auch zeigten Patienten mit einer iKMP signifikante Einbußen in der physischen Leistungsfähigkeit und erhöhte Angstscores.

- In einer Clusteranalyse auf der Basis ausgewählter präoperativer Variablen und relevanter QoL-Skalen ergaben sich zwei Patientengruppen: die Patienten mit einer schlechten Lebensqualität nach zehn Jahren waren präoperativ durch starke Angstreaktionen oder aggressiv-dysphorische Symptomatik gepaart mit regressiven Rückzugstendenzen und sekundärem Krankheitsgewinn gekennzeichnet. Patienten mit sehr guter Lebensqualität hingegen waren durch wenig rationalisierend-verleugnende Abwehr und wenig regressive Tendenzen, relativ niedrige Angst und wenig aggressive Gespanntheit mit einer Tendenz zu leichter präoperativer Depressivität charakterisiert.

Abschließend kann auf Grund dieser Untersuchung festgestellt werden, dass psychischen Prozessen und im Besonderen Bewältigungs- und Abwehrmechanismen eine besondere prädiktive Wertigkeit für das Überleben herztransplantierter Patienten zukommt. Darüber hinaus konnte der erhebliche Stellenwert psychischer Variablen und psycho-somatischer Kennwerten aus der Lebensgeschichte und dem unmittelbar präoperativen Status für die Langzeitlebensqualität nach einer HTx belegt werden. Daraus leitet sich die Notwendigkeit einer fundierten psychosomatischen Diagnostik und therapeutischen Betreuung der Patienten vom Eintritt in den Transplantationsprozess über die frühpostoperative Phase bis zu späteren Anschnitten im Leben mit dem neuen Herzen ab.

TEIL III

VERZEICHNISSE UND ANHANG

9. LITERATURVERZEICHNIS

1. Aaronson KD, Schwartz JS, Goin JE, Mancini DM (1995). Sex differences in patient acceptance of cardiac transplant candidacy. Circulation 91(11):2753-61.

2. Abram HS (1971). Psychotic reactions after cardiac surgery. A critical review. Seminars in Psychiatry 3(1):70-8.

3. Albert W, Bittner A, Hetzer R (1998). Psychiatric- psychosomatic disorders and coping mechanisms during mechanical circulatory support with the biventricular Berlin Heart Assist Device. In: Albert W, Bittner A, Hetzer R, Eds. Qualiy of life and psychosomatics: in mechanical circulation; in heart transplantation. Darmstadt : Steinkopff ; New York: Springer: 29-43.

4. Albert W, Kinzel S, Heidmann V, Gehringer A, Buschtoens C, Gebauer D, Hetzer R (1999). Quality of life, cardiac functioning and somatic status in 100 patients living longer than 10 years after heart transplantation (Abstract). Circulation 100(Suppl 1):I-527.

5. Allender J, Shisslak C, Kaszniak A, Copeland J (1983). Stages of psychological adjustment associated with heart transplantation. Heart transplantation 2(3):228-233.

6. Angermann CE, Bullinger M, Spes CH, Zellner M, Kemkes BM, Theisen K (1992). Quality of life in long-term survivors of orthotopic heart transplantation. Zeitschrift für Kardiologie 81(8):411-7.

7. Annas GJ (1985). The prostitute, the playboy, and the poet: rationing schemes for organ   transplantation. American Journal of Public Health 75(2):187-9.

8. Arbeitsgemeinschaft für Methodik und Dokumentation in der Psychiatrie (1981). Das AMDP-System : Manual zur Dokumentation psychiatrischer Befunde. 4., korr. Aufl. Berlin, Heidelberg, New York: Springer. 106 S.

9. Audebert H (1995). Frühe psychische und neurologische Störungen nach Herztransplantation. Dissertation . München: Universität München.

10. Barnard CN (1967). The operation. A human cardiac transplant: an interim report of a successful operation performed at Groote Schuur Hospital, Cape Town. South African Medical Journal 41(48):1271-1274.

11. Basch SH (1973). The intrapsychic integration of a new organ. A clinical study of kidney transplantation. Psychoanalytic Quarterly 42(3):364-84.

12. Baumann LJ, Young CJ, Egan JJ (1992). Living with a heart transplant: long-term adjustment. Transplant International 5(1):1-8.

13.	Baumann U, Stieglitz RD (1989). Evaluation des AMDP-Systems anhand der neueren Literatur (1983 bis 1987)--Überblicksarbeit. Fortschritte der Neurologie-Psychiatrie 57(9):357-73.

14.	Baumgartner WA, Reitz BA, Oyer PE, Stinson EB, Shumway NE (1979). Cardiac homotransplantation. Current Problems in Surgery 16(9):1-61.

15.	Bell M, van Triget P (1991). Addictive behavior patterns in cardiac transplant patients (Abstract). Journal of Heart and Lung Transplantation 10:158.

16.	Bergner M, Bobbitt RA, Kressel S, Pollard WE, Gilson BS, Morris JR (1976). The sickness impact profile: conceptual formulation and methodology for the development of a health status measure. International Journal of Health Services 6(3):393-415.

17.	Billingham ME (1989). Graft coronary disease: the lesions and the patients. Transplantation Proceedings 21(4):3665-3666.

18.	Blachly PH, Blachly BJ (1968). Vocational and emotional status of 263 patients after heart surgery. Circulation 38(3):524-32.

19.	Blachly PH, Starr A (1964). Post-cardiotomy delirium. American Journal of Psychiatry (121):371-375.

20.	Bolk-Weischedel D (1978). Veränderungen beim unbehandelten Partner des Patienten während einer analytischen Psychotherapie. Zeitschrift für Psychosomatische Medizin und Psychoanalyse 24:116-128.

21.	Booth BM, Blow FC, Cook CA (1998). Functional impairment and co-occurring psychiatric disorders in medically hospitalized men. Archives of Internal Medicine 158(14):1551-9.

22.	Bornstein A, Starling RC (1998). Neuropsychological function before and after heart transplantation. In: Albert W, Bittner A, Hetzer R, Eds. Qualiy of life and psychosomatics: in mechanical circulation; in heart transplantation. Darmstadt; Steinkopff; New York: Springer: 61-68.

23.	Bornstein R, Hammer D, Starling R, Stang J, Lewis R, Magorien R (1990). Neuropsychological impairment in candidates for cardiac transplantation. In: Willner AE, Rodewald G, Eds. Impact of cardiac surgery on the quality of life: neurological and psychological aspects. New York: Plenum Press: 231-235.

24.	Bornstein RA, Starling RC, Myerowitz PD, Haas GJ (1995). Neuropsychological function in patients with end-stage heart failure before and after cardiac transplantation. Acta Neurologica Scandinavica 91(4):260-5.

25.	Bortz J (1993). Statistik für Sozialwissenschaftler. 4. Aufl. Berlin: Springer.

26.	Brähler E, Scheer J (1995). Der Gießener Beschwerdebogen (GBB). 2. Aufl. Göttingen: Huber.

27. Brennan AF, Davis MH, Buchholz DJ, Kuhn WF, Gray LA, Jr. (1987). Predictors of quality of life following cardiac transplantation. Psychosomatics 28(11):566-71.

28. Bull DA, Karwande SV, Hawkins JA, Neumayer LA, Taylor DO, Jones KW, Renlund DG, Putnam CW (1996). Long-term results of cardiac transplantation in patients older than sixty years. UTAH Cardiac Transplant Program. Journal of Thoracic and Cardiovascular Surgery 111(2):423-7; discussion 427-8.

29. Bullinger M (1996). Erfassung der gesundheitsbezogenen Lebensqualität mit dem SF-36 Health Survey. Rehabilitation (Stuttg) 35(3):XVII-XXVII.

30. Bullinger M, Angermann CE, Kemkes BM (1991). Lebensqualität nach Herztransplantation: Ergebnisse einer Querschnittstudie. In: Bullinger M, Ludwig M, von Steinbüchel N, Eds. Lebensqualität bei kardiovaskulären Erkrankungen: Grundlagen, Meßverfahren und Ergebnisse. Göttingen: Hogrefe: 153-163.

31. Bullinger M, Angermann CE, Kemkes BM (1992). Psychological well-being of heart transplant patients: cross-sectional and longitudinal results. In: Walter PJ, Ed. Quality of life in open heart surgery. Dordrecht: Kluwer Academic Publishers: 445-455.

32. Bullinger M, Kirchberger I (1999). SF-36 Fragebogen zum Gesundheitszustand. Handanweisung. Göttingen: Hogrefe.

33. Bunzel B (1993). Herztransplantation: psychosoziale Grundlagen und Forschungsergebnisse zur Lebensqualität. Stuttgart: Thieme.

34. Bunzel B, Grundböck A (1990). Die Kontrollüberzeugung und ihre Beziehung zum Operationserfolg bei Herztransplantation. Prävention: Zeitschrift für Gesundheitsförderung 13(2):41-44.

35. Bunzel B, Grundböck A, Schubert MT (1991). Ein neues Herz - auch für den Partner? System Familie 4(4):249-252.

36. Bunzel B, Laederach-Hofmann K (1999). Long-term effects of heart transplantation: the gap between physical performance and emotional well-being. Scandinavian Journal of Rehabilitation Medicine 31(4):214-22.

37. Bunzel B, Laederach-Hofmann K, Grimm M (2002). Überleben, klinische Daten und Lebensqualität 10 Jahre nach Herztransplantation: Eine prospektive Studie. [in print] .

38. Bunzel B, Laederach-Hofmann K, Schubert MT (1999). Patients benefit--partners suffer? The impact of heart transplantation on the partner relationship. Transplant International 12(1):33-41.

39. Bunzel B, Schmidl-Mohl B, Grundbock A, Wollenek G (1992). Does changing the heart mean changing personality? A retrospective inquiry on 47 heart transplant patients. Qual Life Res 1(4):251-6.

40.   Bunzel B, Wollenek G (1994). Heart transplantation: are there psychosocial predictors for clinical success of surgery? Thoracic and Cardiovascular Surgeon 42(2):103-7.

41.   Bunzel B, Wollenek G, Zuckermann A (1994a). Veränderungen der Lebensqualität nach Herztransplantation: die subjektive Sicht der betroffenen Patienten - Teil 1. Herz Kreislauf 26(2):41-46.

42.   Bunzel B, Wollenek G, Zuckermann A (1994b). Veränderungen der Lebensqualität nach Herztransplantation: die subjektive Sicht der betroffenen Patienten - Teil 2. Herz Kreislauf 26(4):113-118.

43.   Caine N, O'Brien VC (1989). Quality of life and psychological aspects of heart transplantation. In: Wallwork J, Ed. Heart and heart-lung transplantation. Philadelphia: Saunders: 389-422.

44.   Caine N, Sharples LD, English TA, Wallwork J (1990). Prospective study comparing quality of life before and after heart transplantation. Transplantation Proceedings 22(4):1437-9.

45.   Caine N, Sharples LD, Wallwork J (1992). Quality of life before and after heart transplantation. In: Walter PJ, Ed. Quality of life in open heart surgery. Dordrecht: Kluwer Academic Publishers: 491-498.

46.   Canning RD, Dew MA, Davidson S (1996). Psychological distress among caregivers to heart transplant recipients. Social Science and Medicine 42(4):599-608.

47.   Carrel A, Guthrie CC (1905). The transplantation of veins and organs. American Medicine 10:1101-1102.

48.   Castelnuovo-Tedesco P (1971). Psychoanalytic considerations in a case of cardiac transplantation. World Biennial of Psychiatry and Psychotherapy 1.

49.   Castelnuovo-Tedesco P (1973). Organ transplant, body image, psychosis. Psychoanal Q 42(3):349-63.

50.   Castelnuovo-Tedesco P (1978). Ego vicissitudes in response to replacement or loss of body parts. Certain analogies to events during psychoanalytic treatment. Psychoanal Q 47(3):381-97.

51.   Caves PK, Stinson EB, Billingham ME, Rider AK, Shumway NE (1973). Diagnosis of human cardiac allograft rejection by serial cardiac biopsy. Journal of Thoracic and Cardiovascular Surgery 66(3):461-6.

52.   Chacko RC, Harper RG, Gotto J, Young J (1996b). Psychiatric interview and psychometric predictors of cardiac transplant survival. American Journal of Psychiatry 153(12):1607-12.

53.   Chacko RC, Harper RG, Kunik M, Young J (1996a). Relationship of psychiatric morbidity and psychosocial factors in organ transplant candidates. Psychosomatics 37(2):100-7.

54.   Christopherson LK (1976). Cardiac transplant: preparation for dying of for living. Health and Social Work 1(1):58-72.

55.   Christopherson LK (1987). Cardiac transplantation: a psychological perspective. Circulation 75(1):57-62.

56.   Christopherson LK, Lunde DT (1971). Selection of cardiac transplant recipients and their subsequent psychosocial adjustment. Seminars in Psychiatry 3(1):36-45.

57.   Claussen PC (1996). Herzwechsel. Ein Erfahrungsbericht. Wien: Hanser.

58.   Cohen F, Lazarus R (1979). Coping with the stresses of illness. In: Stone GC, Adler NE, Cohen F, Eds. Health psychology : a handbook: theories, applications, and challenges of a psychological approach to the health care system. 1st Ed. San Franscisco: Jossey-Bass: 217-254.

59.   Consoli SM, Baudin ML (1994). Vivre avec l'organe d'un autre: fiction, fantasmes et réalités. Psychologie Médicale 26(Suppl 2):102-110.

60.   Cordes C, Bertram R, Rosenblatt K, Mertens H-M (1992). Stationäre Rehabilitation nach Herztransplantation. Prävention und Rehabilitation 4:89-96.

61.   Costanzo MR, Naftel DC, Pritzker MR, Heilman JK, 3rd, Boehmer JP, Brozena SC, Dec GW, Ventura HO, Kirklin JK, Bourge RC, Miller LW (1998). Heart transplant coronary artery disease detected by coronary angiography: a multiinstitutional study of preoperative donor and recipient risk factors. Cardiac Transplant Research Database. Journal of Heart and Lung Transplantation 17(8):744-53.

62.   Cramond WA (1971). Renal transplantations--experiences with recipients and donors. Seminars in Psychiatry 3(1):116-32.

63.   Crombez JC (1973). La fantasmatique des greffés rénaux. Revue Francaise de Psychoanalyse 37(1-2):95-107.

64.   Cupples SA, Nolan MT, Augustine SM, Kynoch D (1998). Perceived stressors and coping strategies among heart transplant candidates. Journal of Transplant Coordination 8(3):179-87.

65.   Dandel M, Hummel M, Müller J, Wellnhofer E, MEyer R, Solowjowa N, Ewert R, Hetzer R (2001). Reliability of tissue Doppler wall motion monitoring after heart transplantation for replacement of invasive routine screenings by optimally timed cardiac biopsies and catheterizations. Circulation 104(12 Suppl 1):I-184-I-191.

66.   Davies-Osterkamp S, Möhlen K (1978). Postoperative und Geneseungsverläufe bei Patienten der Herzchirurgie in Abhängigkeit von präoperativer Angst und Angstbewältigung. Medizinische Psychologie 4:247-260.

67.   De Geest S, Abraham I, Moons P, Vandeputte M, Van Cleemput J, Evers G, Daenen W, Vanhaecke J (1998). Late acute rejection and subclinical noncompliance with cyclosporine therapy in heart transplant recipients. Journal of Heart and Lung Transplantation 17(9):854-63.

68.   De Geest S, Borgermans L, Gemoets H, Abraham I, Vlaminck H, Evers G, Vanrenterghem Y (1995). Incidence, determinants, and consequences of subclinical noncompliance with immunosuppressive therapy in renal transplant recipients. Transplantation 59(3):340-7.

69.   DeCampli WM, Luikart H, Hunt S, Stinson EB (1995). Characteristics of patients surviving more than ten years after cardiac transplantation. Journal of Thoracic and Cardiovascular Surgery 109(6):1103-14; discussion 1114-5.

70.   Deshields TL, McDonough EM, Mannen RK, Miller LW (1996). Psychological and cognitive status before and after heart transplantation. General Hospital Psychiatry 18(6 Suppl):62S-69S.

71.   Dew MA (1998). Psychiatric disorder in the context of physical illness. In: Dohrenwend BP, Ed. Adversity, stress, and psychopathology. New York: Oxford University Press: 114-127.

72.   Dew MA (2000). Quality of life in transplantation. In: Trzepacz PT, DiMartini AF, Eds. The transplant patient : biological, psychiatric, and ethical issues in organ transplantation. Cambridge; New York: Cambridge University Press: 67-145.

73.   Dew MA, DiMartini AF, Switzer GE, Kormos RL, Schulberg HC, Roth LH, Griffith BP (2000). Patterns and predictors of risk for depressive and anxiety-related disorders during the first three years after heart transplantation. Psychosomatics 41(2):191-2.

74.   Dew MA, Kormos RL, Roth LH, Murali S, DiMartini A, Griffith BP (1999). Early post-transplant medical compliance and mental health predict physical morbidity and mortality one to three years after heart transplantation. Journal of Heart and Lung Transplantation 18(6):549-62.

75.   Dew MA, Roth LH, Schulberg HC, Simmons RG, Kormos RL, Trzepacz PT, Griffith BP (1996a). Prevalence and predictors of depression and anxiety-related disorders during the year after heart transplantation. General Hospital Psychiatry 18(6 Suppl):48S-61S.

76.   Dew MA, Roth LH, Thompson ME, Kormos RL, Griffith BP (1996b). Medical compliance and its predictors in the first year after heart transplantation. Journal of Heart and Lung Transplantation 15(6):631-45.

77.   Dilling H, Mombour W, Schmidt MH, Eds (2000). Internationale Klassifikation psychischer Störungen : ICD-10, Kapitel V (F), klinisch-diagnostische Leitlinien. 4., durchges. u. erg. Aufl. Göttingen: Huber. 369 S.

78.   Dimsdale JE, Hackett TP (1982). Effect of denial on cardiac health and psychological assessment. American Journal of Psychiatry 139(11):1477-80.

79.   Dolto F (1988). Über das Begehren: die Anfänge der menschlichen Kommunikation. Stuttgart: Klett-Cotta. 442 S.

80.   Dornes M (1993). Der kompetente Säugling. Die präverbale Entwicklung des Menschen. Frankfurt am Main: Fischer.

81.   Dracup K, Walden JA, Stevenson LW, Brecht ML (1992). Quality of life in patients with advanced heart failure. Journal of Heart and Lung Transplantation 11(2 Pt 1):273-9.

82.   Dubin WR, Field HL, Gastfriend DR (1979). Postcardiotomy delirium: a critical review. Journal of Thoracic and Cardiovascular Surgery 77(4):586-594.

83.   Ehlers W, Czogalik D (1984). Dimensionen der klinischen Beurteilung von Abwehrmechanismen. Praxis der Psychotherapie und Psychosomatik 37:185-192.

84.   Erdman RA, Bonsel G, van der Mast RC (1989). Psychological aspects before and after heart transplantation: 5 years experience. In: Stefanis CN, Soldatos CR, Rabavilas AD, Eds. Psychiatry today : accomplishments and promises : abstracts / VIII World Congress of Psychiatry. Amsterdam ; New York: Excerpta Medica: 738-743.

85.   Erdman RA, Horstman L, van Domburg RT, Meeter K, Balk AH (1993). Compliance with the medical regimen and partner's quality of life after heart transplantation. Quality of Life Research 2(3):205-212.

86.   Escobar JI, Canino G (1989). Unexplained physical complaints. Psychopathology and epidemiological correlates. British Journal of Psychiatry. Supplement (4):24-27.

87.   Evans RW (1992). Psychosocial aspects of heart transplantation: a comparative analysis. In: Walter PJ, Ed. Quality of life in open heart surgery. Dordrecht: Kluwer Academic Publishers: 469-482.

88.   Fähndrich E, Stieglitz RD (1989). Leitfaden zur Erfassung des psychopathologischen Befundes. Halbstrukturiertes Interview anhand des AMDP-Systems. Berlin: Springer.

89.   Fahrenberg J, Hampel R, Selg H (1984). Das Freiburger Persönlichkeitsinventar FPI: Revidierte Fassung FPI-R und teilweise geänderte Fassung FPI-A1. 4. Aufl. Göttingen: Hogrefe.

90.   Farmer ME (1994). Cognitive deficits related to major organ failure: the potential role of neuropsychological testing. Neuropsychology Review 4(2):117-60.

91.   Feifel H, Strack S, Nagy VT (1987a). Coping strategies and associated features of medically ill patients. Psychosomatic Medicine 49(6):616-625.

92. Feifel H, Strack S, Nagy VT (1987b). Degree of life-threat and differential use of coping modes. Journal of Psychosomatic Research 31(1):91-99.

93. Feuerlein W (1984). Alkoholismus. Mißbrauch und Abhängigkeit: Entstehung, Folgen, Therapie. Stuttgart: Thieme.

94. Feuerlein W (1991). Alkoholismus: Definition, Diagnose, Krankheitsbegriff, Ablauf, Ergebnisse und Kosten der Behandlung. Versicherungsmedizin 43(1):21-7.

95. Fisher DC, Lake KD, Reutzel TJ, Emery RW (1995). Changes in health-related quality of life and depression in heart transplant recipients. Journal of Heart and Lung Transplantation 14(2):373-81.

96. Fitzpatrick R, Davey C, Buxton MJ, Jones DR (1998). Evaluating patient-based outcome measures for use in clinical trials. Health Technology Assessment 2(14):i-iv, 1-74.

97. Franciosa JA, Wilen M, Ziesche S, Cohn JN (1983). Survival in men with severe chronic left ventricular failure due to either coronary heart disease or idiopathic dilated cardiomyopathy. American Journal of Cardiology 51(5):831-836.

98. Fraund S, Pethig K, Franke U, Wahlers T, Harringer W, Cremer J, Fieguth HG, Oppelt P, Haverich A (1999). Ten year survival after heart transplantation: palliative procedure or successful long term treatment? Heart 82(1):47-51.

99. Freeman 3rd AM, Folks DG, Sokol RS, Fahs JJ (1988a). Cardiac transplantation: clinical correlates of psychiatric outcome. Psychosomatics 29(1):47-54.

100. Freeman 3rd AM, Sokol RS, Folks DG, McVay RF, McGiffin AF, Fahs JJ (1988b). Psychiatric characteristics of patients undergoing cardiac transplantation. Psychiatric Medicine 6(2):8-23.

101. Freeman 3rd AM, Watts D, Karp R (1984). Evaluation of cardiac transplant candidates: preliminary observations. Psychosomatics 25(3):197-9, 202-3, 207.

102. Freud A (1936). Das Ich und die Abwehrmechanismen. 12. Aufl. München: Kindler.

103. Freud S (1915). Die Verdrängung; Das Unbewußte. In: Gesammelte Werke Band 10: Werke aus den Jahren 1913-1917 (Ausgabe von 1999). Taschenbuchausgabe 1999. Frankfurt am Main: S. Fischer: 264-303.

104. Freud S (1923). Das Ich und das Es. 1.-8. Tausend. Leipzig: Internationaler Psychoanalytischer Verlag. 77 S.

105. Freud S (1926). Hemmung, Symptom und Angst. In: Gesammelte Werke Band 14: Werke aus den Jahren 1925-1931 (Ausgabe von 1999). Frankfurt am Main: S. Fischer: 111-205.

106. Freud S (1938). Abriß der Psychoanalyse. In: Gesammelte Werke Band 17: Schriften aus dem Nachlaß 1892-1938 (Ausgabe von 1999). Frankfurt am Main: S. Fischer: 63-138.

107. Freyberger H, Speidel H (1977). Psychosomatik des erwachsenen Patienten. In: Psychosomatik des Kindesalters und des erwachsenen Patienten. München: Urban & Schwarzenberg: 613-675.

108. Frierson RL, Lippmann SB (1987). Heart transplant candidates rejected on psychiatric indications. Psychosomatics 28(7):347-55.

109. Frierson RL, Tabler JB, Lippmann SB, Brennan AF (1990). Patients who refuse heart transplantation. Journal of Heart Transplantation 9(4):385-91.

110. Garlicki M, Wierzbicki K, Przybylowski P, Drop D, Biernat M, Rudzinski P, Olszewska B, Dziatkowiak A (1998). The incidence of malignancy in heart transplant recipients. Annals of Transplantation 3(4):41-7.

111. Gaus E, Köhle K (1986). Psychische Anpassungs- und Abwehrprozesse bei lebensbedrohlich Erkrankten. In: von Uexküll T, Ed. Psychosomatische Medizin. 3., neubearb. und erw. Aufl. München: Urban & Schwarzenberg.

112. Geller SE, Connolly T (1997). The influence of psychosocial factors on heart transplantation decisions and outcomes. Journal of Transplant Coordination 7(4):173-9.

113. Gier MD, Levick MD, Blazina PJ (1988). Stress reduction with heart transplant patients and their families: a multidisciplinary approach. Journal of Heart Transplantation 7(5):342-7.

114. Gleser GC, Ihilevich D (1969). An objective instrument for measuring defense mechanisms. Journal of Consulting and Clinical Psychology 33(1):51-60.

115. Gordon MJ, White R, Matas AJ, Tellis VA, Glicklich D, Quinn T, Soberman R, Veith FJ (1986). Renal transplantation in patients with a history of heroin abuse. Transplantation 42(5):556-7.

116. Götze P, Huse-Kleinstoll G (1988). Präoperative Angst und Angstbewältigung: Psychodiagnostische Probleme und therapeutische Implikationen aus psychoanalytischer Sicht. Psychotherapie, Psychosomatik, medizinische Psychologie 38:232-239.

117. Grady KL, Jalowiec A, Grusk BB, White-Williams C, Robinson JA (1992). Symptom distress in cardiac transplant candidates. Heart Lung 21(5):434-9.

118. Grady KL, Jalowiec A, White-Williams C (1996). Improvement in quality of life in patients with heart failure who undergo transplantation. Journal of Heart and Lung Transplantation 15(8):749-57.

119. Grady KL, Jalowiec A, White-Williams C (1998). Patient compliance at one year and two years after heart transplantation. J Heart Lung Transplant 17(4):383-94.

120. Grady KL, Jalowiec A, White-Williams C, Pifarre R, Kirklin JK, Bourge RC, Costanzo MR (1995). Predictors of quality of life in patients with advanced heart failure awaiting transplantation. Journal of Heart and Lung Transplantation 14(1 Pt 1):2-10.

121. Greenberg A, Egel JW, Thompson ME, Hardesty RL, Griffith BP, Bahnson HT, Bernstein RL, Hastillo A, Hess ML, Puschett JB (1987). Early and late forms of cyclosporine nephrotoxicity: studies in cardiac transplant recipients. American Journal of Kidney Diseases 9(1):12-22.

122. Greinert R, Ed (1991). Organspende: kritische Ansichten zur Transplantationsmedizin. 1. Aufl. Göttingen: Lamuv. 240 S.

123. Griepp RB, Stinson EB, Dong E, Jr., Phillips RC, Morrell RM, Shumway NE (1972). Use of antithymocyte globulin in human heart transplantation. Circulation 45(Suppl 1):I147-53.

124. Haan N (1977). Coping and defending: processes of self-environment organization. New York: Academic Press. 346 S.

125. Hackett TP, Cassem NH (1969). Factors contributing to delay in responding to the signs and symptoms of acute myocardial infarction. Am J Cardiol 24(5):651-8.

126. Hackett TP, Cassem NH (1974). Development of a quantitative rating scale to assess denial. Journal of Psychosomatic Research 18(2):93-100.

127. Hackett TP, Cassem NH (1982). Coping with cardiac disease. Adv Cardiol 31:212-7.

128. Hardy JD, Webb WR, Dalton ML (1964). Heart transplantation in man: developmental studies and report of a case. JAMA: the Journal of the American Medical Association 188:1132-1140.

129. Harper RG, Chacko RC, Kotik-Harper D, Young J, Gotto J (1998). Self-report evaluation of health behavior, stress vulnerability, and medical outcome of heart transplant recipients. Psychosomatic Medicine 60(5):563-9.

130. Harris RC, Dew MA, Lee A, Amaya M, Buches L, Reetz D, Coleman G (1995). The role of religion in heart-transplant recipients' long-term health and well-being. Journal of Religion and Health 34(1):17-32.

131. Harvison A, Jones BM, McBride M, Taylor F, Wright O, Chang VP (1988). Rehabilitation after heart transplantation: the Australian experience. Journal of Heart Transplantation 7(5):337-41.

132. Heller S, Kornfeld D (1986). Psychiatric aspects of cardiac surgery. Adv Psychosom Med 15:124-39.

133. Hentschel U, Kießling M, Wiemers M (1998). Fragebogen zu Konfliktbewältigungsstrategien. FKBS. Göttingen: Beltz.

134. Herold G (2001). Innere Medizin. Köln: Eigenverlag.

135. Herrmann C, Buss U, Snaith RP (1995). Hospital anxiety and depression scale: HADS-D; deutsche Version; ein Fragebogen zur Erfassung von Angst und Depressivität in der somatischen Medizin. Göttingen: Hogrefe.

136. Herschbach P, Henrich G (1987). Probleme und Problembewältigung von Tumorpatienten in der stationären Nachsorge. Psychotherapie, Psychosomatik, medizinische Psychologie 37(6):185-92.

137. Hetzer R, Albert W, Hummel M, Pasic M, Loebe M, Warnecke H, Haverich A, Borst HG (1997). Status of patients presently living 9 to 13 years after orthotopic heart transplantation. Annals of Thoracic Surgery 64(6):1661-8.

138. Hoffmann SO, Martius B (1987). Zur testdiagnostischen Erfassung der Abwehrstrukturen von Patienten mit Angstneurosen, paranoiden Syndromen und karzinomatosen Erkrankungen. Eine Untersuchung mit dem Defence Mechanisms Inventory (DMI) und der Holtzman Inkblot Technique (HIT). Psychotherapie, Psychosomatik, medizinische Psychologie 37(3-4):97-104.

139. Hosenpud JD (1994). The cardiomyopathies. In: Hosenpud JD, Greenberg BH, Eds. Congestive heart failure : pathophysiology, diagnosis, and comprehensive approach to management. New York: Springer: 196-222.

140. Hosenpud JD, Bennett LE, Keck BM, Boucek MM, Novick RJ (2001). The Registry of the International Society for Heart and Lung Transplantation: eighteenth Official Report-2001. J Heart Lung Transplant 20(8):805-15.

141. Hosenpud JD, Bennett LE, Keck BM, Fiol B, Boucek MM, Novick RJ (1999). The registry of the international society for heart and lung transplantation: sixteenth official report--1999. Journal of Heart and Lung Transplantation 18(7):611-626.

142. Inoue K, Luth JU, Pottkamper D, Strauss KM, Minami K, Reichelt W (1998). Incidence and risk factors of perioperative cerebral complications. Heart transplantation compared to coronary artery bypass grafting and valve surgery. Journal of Cardiovascular Surgery 39(2):201-8.

143. Jalowiec A, Grady KL, White-Williams C (1994). Stressors in patients awaiting a heart transplant. Behavioral Medicine 19(4):145-54.

144. Jalowiec A, Grady KL, White-Williams C, Fazekas S, Laff M, Davidson-Bell V, Kracht E, Willson W (1997). Symptom distress three months after heart transplantation. Journal of Heart and Lung Transplantation 16(6):604-14.

145. Janis IL (1958). Psychological stress; psychoanalytic and behavioral studies of surgical patients. New York: Wiley. 439 S.

146. Jensen P, Hansen S, Moller B, Leivestad T, Pfeffer P, Geiran O, Fauchald P, Simonsen S (1999). Skin cancer in kidney and heart transplant recipients and different long-term immunosuppressive therapy regimens. Journal of the American Academy of Dermatology 40(2 Pt 1):177-86.

147. Johnston M (1986). Pre-operative emotional states and post-operative recovery. Advances in Psychosomatic Medicine 15:1-22.

148. Jones BM, Taylor F, Downs K, Spratt P (1992). Longitudinal study of quality of life and psychological adjustment after cardiac transplantation. Medical Journal of Australia 157(1):24-6.

149. Jordan J, Overbeck G, Joos W (1983). Psychische Bewältigungsmechanismen bei offenen Herzoperationen in Abhängigkeit von der Persönlichkeitsstruktur des Patienten. Die Möglichkeiten der Zusammenarbeit zwischen Psychosomatik und Kardiologie (Eine Kasuistik). Zeitschrift für Psychosomatische Medizin und Psychoanalyse 29(4):380-403.

150. Kächele H, Steffens W, Eds (1988). Bewältigung und Abwehr: Beiträge zur Psychologie und Psychotherapie schwerer körperlicher Krankheiten. Berlin ; Heidelberg ; New York: Springer.

151. Kächele H, Thomä H (1993). Psychoanalytic Process Research: Methods and Achievements. Journal of the American Psychoanalytic Association 41(Suppl):109-129.

152. Kagan AR, Levi L (1975). Health and environment - psychosocial stimuli. A review. In: Levi L, Ed. Society, Stress and Disease 2,. London: Oxford Univ. Press: 241-260.

153. Kessler RC, McGonagle KA, Zhao S, Nelson CB, Hughes M, Eshleman S, Wittchen HU, Kendler KS (1994). Lifetime and 12-month prevalence of DSM-III-R psychiatric disorders in the United States. Results from the National Comorbidity Survey. Archives of General Psychiatry 51(1):8-19.

154. Kimball CP (1969). Psychological responses to the experience of open heart surgery. I. American Journal of Psychiatry 126(3):348-59.

155. Klapp BF, Dahme B, Eds (1988). Psychosoziale Kardiologie. Berlin, Heidelberg, New York: Springer. 269 S.

156. Klein M (1983). Das Seelenleben des Kleinkindes und andere Beiträge zur Psychoanalyse. 2. Aufl. Stuttgart: Klett-Cotta. 254 S.

157. Koch C (1981). Fragebogen zur Abschätzung Psychosomatischen Krankheitsgeschehens. FAPK. Weinheim: Beltz.

158. Kornfeld DS, Heller SS, Frank KA, Moskowitz R (1974). Personality and psychological factors in postcardiotomy delirium. Archives of General Psychiatry 31(2):249-53.

159. Kraft IA (1971). Psychiatric complications of cardiac transplantation. Seminars in Psychiatry 3(1):58-69.

160. Kriett JM, Kaye MP (1991). The Registry of the International Society for Heart and Lung Transplantation: eighth official report--1991. Journal of Heart and Lung Transplantation 10(4):491-8.

161. Kruse J, Heckrath C, Schmitz N, Alberti L, Tress W (1998). Somatoforme Störungen in der hausärztlichen Praxis. In: Rudolf G, P H, Eds. Somatoforme Störungen. Stuttgart, New York: Schattauer Verlag: 119-131.

162. Kübler-Ross E (1969). On death and dying. New York: MacMillan. 260 S.

163. Kuhn WF, Brennan AF, Lacefield PK, Brohm J, Skelton VD, Gray LA (1990). Psychiatric distress during stages of the heart transplant protocol. Journal of Heart Transplantation 9(1):25-9.

164. Kuhn WF, Davis MH, Lippmann SB (1988a). Emotional adjustment to cardiac transplantation. General Hospital Psychiatry 10(2):108-13.

165. Kuhn WF, Myers B, Brennan AF, Davis MH, Lippmann SB, Gray LA, Jr., Pool GE (1988c). Psychopathology in heart transplant candidates. Journal of Heart Transplantation 7(3):223-6.

166. Kuhn WF, Myers B, Davis MH (1988b). Ambivalence in cardiac transplantation candidates. International Journal of Psychiatry in Medicine 18(4):305-14.

167. Langosch W (1989). Psychosomatik der koronaren Herzkrankheiten. Weinheim: Ed. Medizin, VCH. 236 S.

168. Lastrico A, Politi PL, Barale F (1994). Sul vissuto del trapianto cardiaco. Analisi di protocolli rorschach a 5 anni dall'intervento [Heart transplantation experience: Rorschach test five years after surgery]. Minerva Psichiatrica 35(3):139-145.

169. Laughlin HP (1979). The ego and its defenses. 2nd Ed. New York: Aronson. 572 S.

170. Layne OL, Jr., Yudofsky SC (1971). Postoperative psychosis in cardiotomy patients. The role of organic and psychiatric factors. New England Journal of Medicine 284(10):518-520.

171. Lazarus RS, Folkman S (1984). Stress, appraisal, and coping. New York: Springer. 445 S.

172. Lefebvre P (1980). The narcisstic impass as a determinant of psychosomatic disorders. Psychiatric Journal of the University of Ottawa 5:5-11.

173. Lefebvre P, Crombez JC, LeBeuf J (1973). Psychological dimension and psychopathological potential of acquiring a kidney. Canadian Psychiatric Association Journal 18(6):495-500.

174. Levenson JL, Olbrisch ME (1993). Psychosocial evaluation of organ transplant candidates. A comparative survey of process, criteria, and outcomes in heart, liver, and kidney transplantation. Psychosomatics 34(4):314-23.

175. Lewis RM, Verani RR, Vo C, Katz SM, Van Buren CT, Radovancevic B, Kerman RH, Frazier OH, Kahan BD (1994). Evaluation of chronic renal disease in heart transplant recipients: importance of pretransplantation native kidney histologic evaluation. Journal of Heart and Lung Transplantation 13(3):376-80.

176. Lieberz K (1988). Was schützt vor der Neurose? Ergebnisse einer Vergleichsuntersuchung an hochrisikobelasteten Neurotikern und Gesunden. Zeitschrift für Psychosomatische Medizin und Psychoanalyse 34(4):338-350.

177. Likoff MJ, Chandler SL, Kay HR (1987). Clinical determinants of mortality in chronic congestive heart failure secondary to idiopathic dilated or to ischemic cardiomyopathy. American Journal of Cardiology 59(6):634-638.

178. Littlefield C, Abbey S, Fiducia D, Cardella C, Greig P, Levy G, Maurer J, Winton T (1996). Quality of life following transplantation of the heart, liver, and lungs. General Hospital Psychiatry 18(6 Suppl):36S-47S.

179. Lough ME, Lindsey AM, Shinn JA, Stotts NA (1985). Life satisfaction following heart transplantation. Journal of Heart Transplantation 4(4):446-9.

180. Lough ME, Lindsey AM, Shinn JA, Stotts NA (1987). Impact of symptom frequency and symptom distress on self-reported quality of life in heart transplant recipients. Heart and Lung 16(2):193-200.

181. Lower RR, Stofer RC, Shumway NE (1961). Homovital transplantation of the heart. Journal of Thoracic Surgery 41(2):196-204.

182. Lower RR, Stofer RC, Shumway NE (1961). Studies on Orthotopic homotransplantation of the canine heart. Surgical Forum 11:18-19.

183. Lunde D (1969). Psychiatric complications of heart transplants. American Journal of Psychiatry 126(3):369-373.

184. Mahler MS, Furer M (1968). On human symbiosis and the vicissitudes of individuation : infantile psychosis. New York: International Universities press. 271 S.

185. Mahler MS, Pine F, Bergman A (1978). Die psychische Geburt des Menschen: Symbiose und Individuation. Frankfurt am Main: Fischer. 375 S.

186. Mai FM, McKenzie FN, Kostuk WJ (1986). Psychiatric aspects of heart transplantation: preoperative evaluation and postoperative sequelae. British Medical Journal (Clinical Research Edition) 292(6516):311-3.

187. Mai FM, McKenzie FN, Kostuk WJ (1990). Psychosocial adjustment and quality of life following heart transplantation. Canadian Journal of Psychiatry 35(3):223-7.

188.   Mann FC, Priestley JT, Markowitz J (1933). Transplantation of the intact mammalian heart. Archives of Surgery 26:219-224.

189.   Maricle RA, Hosenpud JD, Norman DJ, Pantely GA, Cobanoglu AM, Starr A (1991). The lack of predictive value of preoperative psychologic distress for postoperative medical outcome in heart transplant recipients. Journal of Heart and Lung Transplantation 10(6):942-7.

190.   Maricle RA, Hosenpud JD, Norman DJ, Woodbury A, Pantley GA, Cobanoglu AM, Starr A (1989). Depression in patients being evaluated for heart transplantation. General Hospital Psychiatry 11(6):418-24.

191.   McAleer MJ, Copeland J, Fuller J, Copeland JG (1985). Psychological aspects of heart transplantation. Journal of Heart Transplantation 4(2):232-3.

192.   Medawar PB (1944). Behavior and fate of skin autografts and skin homografts in rabbits. Journal of Anatomy 78:176-199.

193.   Meyendorf R, Dassing M, Scherer J, Klinner W, Kemkes B, Reichart B (1989). Prädiktive und rehabilitative Gesichtspunkte bei Herztransplantierten. Herz 14(5):308-21.

194.   Meyer C, Rumpf HJ, Hapke U, Dilling H, John U (2000). Lebenszeitprävalenz psychischer Störungen in der erwachsenen Allgemeinbevölkerung. Ergebnisse der TACOS-Studie. Nervenarzt 71(7):535-542.

195.   Meyerowitz BE, Vasterling J, Muirhead J, Frist WH (1990). Quality of life and coping in heart transplant recipients. In: Willner AE, Rodewald G, Eds. Impact of cardiac surgery on the quality of life: neurological and psychological aspects. New York: Plenum Press: 471-81.

196.   Miller LW, Vitale-Noedel N, Pennington G, McBride L, Kanter KR (1988). Heart transplantation in patients over age fifty-five years. Journal of Heart Transplantation 7(4):254-7.

197.   Möhlen K, Davies-Osterkamp S (1979). Psychische und körperliche Reaktion bei Patienten der offenen Herzchirurgie in Abhängigkeit von präoperativen psychischen Befunden. Zeitschrift für Psychosomatische Medizin und Psychoanalyse 25:128-140.

198.   Molish HB, Kraft IA, Wiggins PY (1971). Psychodiagnostic evaluation of the heart transplant patient. Seminars in Psychiatry 3(1):46-57.

199.   Möller HJ, Zerssen DV (1986). Diagnostik von Depression und Angst mit standardisierten Beurteilungsverfahren. In: Helmchen H, Linden M, Eds. Die Differenzierung von Angst und Depression. Berlin: Springer.

200.   Muirhead J, Meyerowitz BE, Leedham B, Eastburn TE, Merrill WH, Frist WH (1992). Quality of life and coping in patients awaiting heart transplantation. Journal of Heart and Lung Transplantation 11(2 Pt 1):265-72.

201.   Müller J, Eubel A, Dandel M, Hummel M, Hetzer R (2001). Nicht-invasive
        Überwachung von Abstoßungsreaktionen nach Herztransplantation - eine Übersicht
        über die Methode und retrospektive Analyse der Daten von 734 Patienten. Deutsche
        Medizinische Wochenschrift 126:1223-1228.

202.   Mulligan T, Sheehan H, Hanrahan J (1991). Sexual function after heart
        transplantation. Journal of Heart and Lung Transplantation 10(1 Pt 1):125-8.

203.   Musci M, Loebe M, Wellnhofer E, Meyer R, Pasic M, Hummel M, Bocksch W,
        Grauhan O, Weng Y, Hetzer R (1998). Coronary angioplasty, bypass surgery, and
        retransplantation in cardiac transplant patients with graft coronary disease. Thoracic
        and Cardiovascular Surgeon 46(5):268-74.

204.   Muslin HL (1972). The emotional response to the kidney transplant: the process of
        internalization. Canadian Psychiatric Association Journal 17(2):Suppl 2:SS3-.

205.   Myerowitz PD (1987). The history of heart transplantation. In: Myerowitz PD, Ed.
        Heart transplantation. Mount Kisco, N.Y.: Futura: 1-17.

206.   Myers BD, Ross J, Newton L, Luetscher J, Perlroth M (1984). Cyclosporine-
        associated chronic nephropathy. New England Journal of Medicine 311(11):699-705.

207.   National Heart Lung and Blood Institute (1995). Health-related quality of life . A
        review of findings from NHLBI-supported clinical research. Washington: U.S.
        Government Printing Office.

208.   O'Brien VC (1985). Psychological and social aspects of heart transplantation. Journal
        of Heart Transplantation 4(2):229-31.

209.   Olbrisch ME, Levenson JL (1991). Psychosocial evaluation of heart transplant
        candidates: an international survey of process, criteria, and outcomes. Journal of Heart
        and Lung Transplantation 10(6):948-55.

210.   Olbrisch ME, Levenson JL (1995). Psychosocial assessment of organ transplant
        candidates. Current status of methodological and philosophical issues. Psychosomatics
        36(3):236-43.

211.   Olbrisch ME, Levenson JL, Sherwin ED, Best AM (1994). Validation of psychosocial
        assessments of cardiac transplant candidates (Abstract). Journal of Heart and Lung
        Transplantation 13(1 Pt 2):S70.

212.   Olfson M, Fireman B, Weissman MM, Leon AC, Sheehan DV, Kathol RG, Hoven C,
        Farber L (1997). Mental disorders and disability among patients in a primary care
        group practice. American Journal of Psychiatry 154(12):1734-40.

213.   Ott G (1998). Psychopathologische und psychosomatische Störungen im
        Zusammenhang mit Operationen am offenen Herzen. Regensburg: Roderer. 140 S.

214. Oyer PE, Stinson EB, Jamieson SE, Hunt SA, Perlroth U, Billingham M (1983). Cyclosporine in cardiac transplantation, a 2 1/2 year follow up. Transplantation Proceedings 15:2546-2552.

215. Packa DR (1989). Quality of life of adults after a heart transplant. J Cardiovasc Nurs 3(2):12-22.

216. Pantely GA (1991). Recipient selection for cardiac transplantation. In: Hosenpud JD, Ed. Cardiac transplantation : a manual for health care professionals. New York: Springer: 71-84.

217. Paris W, Muchmore J, Pribil A, Zuhdi N, Cooper DK (1994). Study of the relative incidences of psychosocial factors before and after heart transplantation and the influence of posttransplantation psychosocial factors on heart transplantation outcome. Journal of Heart and Lung Transplantation 13(3):424-30; discussion 431-2.

218. Pethig K, Dengler TJ, Mohacsi P, Deng MC, Wahlers T (2000). Langzeitbetreuung nach Herztransplantation--eine Bestandsaufnahme. Zeitschrift für Kardiologie 89(2):93-9.

219. Phipps L (1997). Psychiatric evaluation and outcomes in candidates for heart transplantation. Clinical and Investigative Medicine 20(6):388-95.

220. Plassmann R (1993). Organwelten: Grundriß einer analytischen Körperpsychologie. Psyche 47:261-282.

221. Pollard JD, Hanasono MM, Mikulec AA, Le QT, Terris DJ (2000). Head and neck cancer in cardiothoracic transplant recipients. Laryngoscope 110(8):1257-61.

222. Porschke H, Strenge H (1994). Neurologische Aspekte der Herztransplantation. In: Strenge H, Strauß B, Strauch C, Eds. Ein neues Herz. Medizinische und psychosoziale Aspekte der Herztransplantation. Göttingen, Bern, Toronto, Seattle: Hogrefe: 62-90.

223. Porter RR, Bailey C, Bennett GM, Catalfamo AT, Daniels KJ, Ehle JE, Gibbs S, Krout LS, Luers ES (1991). Stress during the waiting period: a review of pretransplantation fears. Critical Care Nursing Quarterly 13(4):25-31.

224. Porter RR, Krout L, Parks V, Gibbs S, Luers ES, Nolan MT, Cupples SA, Lepley D, Givan DA, Ohler L, et al. (1994). Perceived stress and coping strategies among candidates for heart transplantation during the organ waiting period. Journal of Heart and Lung Transplantation 13(1 Pt 1):102-7.

225. Prevost S, Deshotels A (1993). Quality of life after cardiac surgery. AACN Clinical Issues in Critical Care Nursing 4(2):320-8.

226. Putzke JD, Williams MA, Rayburn BK, Kirklin JK, Boll TJ (1998). The relationship between cardiac function and neuropsychological status among heart transplant candidates. Journal of Cardiac Failure 4(4):295-303.

227. Rahe RH, Arthur RJ (1978). Life change and illness studies: past history and future directions. Journal of Human Stress 4(1):3-15.

228. Rector TS, Ormaza SM, Kubo SH (1993). Health status of heart transplant recipients versus patients awaiting heart transplantation: a preliminary evaluation of the SF-36 questionnaire. Journal of Heart and Lung Transplantation 12(6 Pt 1):983-6.

229. Reemtsma K, Williamson WE, Iglesias F (1962). Studies in homologous canine heart transplantation: prolongation of survival with a folic acid antagonist. Surgery 52:127-133.

230. Richter HE, Beckmann D (1973). Herzneurose. 2., überarb. Aufl. Stuttgart: Thieme. 205 S.

231. Riether AM, Smith SL, Lewison BJ, Cotsonis GA, Epstein CM (1992). Quality-of-life changes and psychiatric and neurocognitive outcome after heart and liver transplantation. Transplantation 54(3):444-50.

232. Rodewald G, Meffert HJ, Emskotter T, Gotze P, Lachenmayer L, Lamparter U, Krebber HJ, Kalmar P, Pokar H (1988). 'Head and heart'--neurological and psychological reactions to open heart surgery. Thoracic and Cardiovascular Surgeon 36(5):254-61.

233. Rosenblum DS, Rosen ML, Pine ZM, Rosen SH, Borg-Stein J (1993). Health status and quality of life following cardiac transplantation. Archives of Physical Medicine and Rehabilitation 74(5):490-3.

234. Roth D, Milgrom M, Esquenazi V, Fuller L, Burke G, Miller J (1989). Posttransplant hyperglycemia. Increased incidence in cyclosporine-treated renal allograft recipients. Transplantation 47(2):278-81.

235. Ruberman W, Weinblatt E, Goldberg JD, Chaudhary BS (1984). Psychosocial influences on mortality after myocardial infarction. N Engl J Med 311(9):552-9.

236. Rudolf G (1977). Krankheiten im Grenzbereich von Neurose und Psychose: ein Beitrag zur Psychopathologie des Ich-Erlebens und der zwischenmenschlichen Beziehungen. Göttingen: Verlag für Medizinische Psychologie im Verlag Vandenhoeck + Ruprecht. 212 S.

237. Rudolf G (1979). Der psychische und sozial-kommunikative Befund (PSB), ein Instrument zur standardisierten Erfassung neurotischer Befunde. Zeitschrift für Psychosomatische Medizin und Psychoanalyse 25(1):1-16.

238. Rudolf G (1981). Untersuchungen und Befund bei Neurosen und psychosomatischen Erkrankungen. Materialien zum psychischen und sozial-kommunikativen Befund (PSKB). Weinheim: Beltz.

239. Rudolf G (1987). Indikationsentscheidung und Therapierealisierung in unterschiedlichen psychotherapeutischen Praxisfeldern. Projektbericht: Bundesministerium für Forschung und Technologie. Report No.: 01ZX0236 (Förderkennzeichen).

240. Rudolf G (1993). Psychotherapeutische Medizin: ein einführendes Lehrbuch auf psychodynamischer Grundlage. Stuttgart: Enke. 431 S.

241. Rudolf G, Porsch U (1986). Neurotische Interaktionsmuster. Die Bildung von Befundskalen aus dem PSKB. Zeitschrift für Psychosomatische Medizin und Psychoanalyse 32(2):117-39.

242. Rudolf G, Stille D (1982). Die Einschätzung von Neurosenbefunden und Behandlungsaussichten bei 615 ambulanten Psychotherapiepatienten. Zeitschrift für Psychosomatische Medizin und Psychoanalyse 28(2):139-49.

243. Rudolf G, Stille D (1984). Der Einfluss von Krankheitsbild und Krankheitsverhalten auf die Indikationsentscheidung in der Psychotherapie. Praxis der Psychotherapie und Psychosomatik 29(3):115-128.

244. Ruesch J (1948). The infantile personality. Psychosomatic Medicine 10:134-144.

245. Rüger U, Förster W, Blomert AF (1990). Coping. Theoretische Konzepte, Forschungsansätze, Meßinstrumente zur Krankheitsbewältigung. Göttingen: Vandenhoeck & Ruprecht.

246. Sadler PD (1981). Incidence, degree, and duration of postcardiotomy delirium. Heart Lung 10(6):1084-92.

247. Schaefer H, Blohmke M (1977). Epidemiologie der koronaren Herzkrankheiten. In: Blohmke M, von Ferber C, Kirscher M, Schaefer H, Eds. Handbuch der Sozialmedizin: in drei Bänden. Stuttgart: Enke: 1-67.

248. Schall RR, Petrucci RJ, Brozena SC, Cavarocchi NC, Jessup M (1989). Cognitive function in patients with symptomatic dilated cardiomyopathy before and after cardiac transplantation. Journal of the American College of Cardiology 14(7):1666-72.

249. Scheld HH, Deng MC, Hammel D (1997). Leitfaden Herztransplantation: interdisziplinäre Betreuung vor, während und nach Herztransplantation. Darmstadt: Steinkopff. 298 S.

250. Schepank H, Ed (1987). Psychogene Erkrankungen der Stadtbevölkerung: eine epidemiologisch-tiefenpsychologische Feldstudie in Mannheim. Berlin: Springer. 346 S.

251. Schilder PF (1923). Das Körperschema: ein Beitrag zur Lehre vom Bewusstsein des eigenen Körpers. Berlin: Springer. 92 S.

252. Schonecke OW, Schüffel W, Schäfer N, Winter K (1972). Assement of hostility in patients with functional cardiac complaints. I. Psychotherapy and Psychosomatics 20(5):272-281.

253. Schron EB, Shumaker SA (1992). The integration of health quality of life in clinical research: experiences from cardiovascular clinical trials. Progress in Cardiovascular Nursing 7(1):21-28.

254. Schulz KH (2000). Compliance bei Alkoholabhängigen Transplantationspatienten. Vortrag auf der 5. Arbeitstagung für interdisziplinäre Transplantationsmedizin, 8.-9.12.2000. .

255. Schur M (1955). Comments on the metapsychology of somatisation. The Psychoanalytic study of the child 10:110-164.

256. Schüßler G (1993). Bewältigung chronischer Krankheiten. Göttingen: Vandenhoeck & Ruprecht.

257. Schüßler G, Leibing E (1990). Coping und Abwehr. Erste empirische Befunde einer multidimensionalen Erfassung. In: Muthny FA, Ed. Krankheitsverarbeitung. Hintergrundtheorien, klinische Erfassung und empirische Ergebnisse. Berlin: Springer.

258. Schüßler G, Leibing E (1994). Therapie- und Verlaufsstudien zur Krankheitsbewältigung - Quo Vadis? In: Schüßler G, Leibing E, Eds. Coping. Verlaufs- und Therapiestudien chronischer Krankheit. Göttingen: Hogrefe: 9-16.

259. Shapiro PA (1990). Life after heart transplantation. Progress in Cardiovascular Diseases 32(6):405-18.

260. Shapiro PA (1996). Psychiatric aspects of cardiovascular disease. Psychiatric Clinics of North America 19(3):613-29.

261. Shapiro PA, Kornfeld DS (1989). Psychiatric outcome of heart transplantation. General Hospital Psychiatry 11(5):352-7.

262. Shapiro PA, Williams DL, Foray AT, Gelman IS, Wukich N, Sciacca R (1995). Psychosocial evaluation and prediction of compliance problems and morbidity after heart transplantation. Transplantation 60(12):1462-6.

263. Shaw PJ (1989). The incidence and nature of neurological morbidity following cardiac surgery: a review. Perfusion 4:83-91.

264. Shontz FC (1974). Body images and its disorders. International Journal of Psychiatry in Medicine 5(4):461-472.

265. Shum-Tim D, Pelletier MP, Latter DA, De Varennes BE, Morin JE (1999). Transplantation versus coronary artery bypass in patients with severe ventricular dysfunction. Surgical outcome and quality of life. Journal of Cardiovascular Surgery 40(6):773-80.

266.   Siegrist J (1980). Die Bedeutung von Lebensereignissen für die Entstehung körperlicher und psychosomatischer Erkrankungen. Nervenarzt 51(6):313-20.

267.   Simmons RG, Kelin SD, Simmons RL (1977). Gift of life : the social and psychological impact of organ transplantation. New York: Wiley. 526 S.

268.   Skotzko CE, Rudis R, Kobashigawa JA, Laks H (1999). Psychiatric disorders and outcome following cardiac transplantation. Journal of Heart and Lung Transplantation 18(10):952-6.

269.   Snyder S, Strain JJ, Wolf D (1990). Differentiating major depression from adjustment disorder with depressed mood in the medical setting. General Hospital Psychiatry 12(3):159-65.

270.   Speidel H, Dahme B, Flemming B, Gotze P, Huse-Kleinstoll G, Meffert HJ, Rodewald G (1979). Psychische Störungen nach offenen Herzoperationen. Nervenarzt 50(2):85-91.

271.   SPSS Inc. SPSS für Windows. In:. 10.07 S ed; 1999.

272.   Steffens W, Kächele H (1988). Abwehr und Bewältigung - Mechanismen und Strategien: Wie ist eine Integration möglich ? In: Kächele H, Steffens W, Eds. Bewältigung und Abwehr: Beiträge zur Psychologie und Psychotherapie schwerer körperlicher Krankheiten. Berlin: Springer: 1-50.

273.   Steiner B (1989). Narzisstische Störung und Psychosomatik: zur diskursiven Integration von Kohuts Psychologie des Selbst in psychoanalytische Konzepte körperlicher Erkrankung. Heidelberg: Asanger. 107 S.

274.   Stevenson LW (1993). Selection and management of patients for cardiac transplantation. Current Opinion in Cardiology 8(3):411-8.

275.   Strauss B (1994). Psychosoziale Aspekte der Herztransplantation: Befunde psychologischer und psychiatrischer Forshcung. In: Strenge H, Strauss B, Strauch C, Eds. Ein neues Herz: Medizinische und psychosoziale Aspekte der Herztransplantation. Göttingen: Hogrefe.

276.   Strauss B, Thormann T, Strenge H, Biernath E, Foerst U, Stauch C, Torp U, Bernhard A, Speidel H (1992). Psychosocial, neuropsychological and neurological status in a sample of heart transplant recipients. Quality of Life Research 1(2):119-28.

277.   Strauss B, Thormann. T, Strenge H, Biernath E, Först U, Stauch C, Torp U, Bernhard A, Speidel H (1997). Psychosozialer und neuropsychologischer Status nach Herztransplantation: eine katamnestische Studie. In: Koch U, Neuser J, Eds. Transplantationsmedizin aus psychologischer Perspektive. Göttingen: Hogrefe: 90-108.

278.   Strian F (1998). Das Herz. Wie Herz, Gehirn und Psyche zusammenwirken. München: Beck. 127 S.

279. Tarlov AR (1983). Shattuck lecture--the increasing supply of physicians, the changing structure of the health-services system, and the future practice of medicine. Journal of the Mississippi State Medical Association 24(9):229-40.

280. Tarter RE, Hegedus AM, Van Thiel DH, Edwards N, Schade RR (1987). Neurobehavioral correlates of cholestatic and hepatocellular disease: differentiation according to disease specific characteristics and severity of the identified cerebral dysfunction. International Journal of Neuroscience 32(3-4):901-10.

281. Tazelaar SL, Prieto M, Lake KD, Emery RW (1992). Heart transplantation in high risk psychosocial patients (abstract). Journal of Heart and Lung Transplantation 11(1 Pt 2):207.

282. Tress W (1987). Protektive Faktoren in der Frühgenese. In: Schepank H, Ed. Psychogene Erkrankungen der Stadtbevölkerung: eine epidemiologisch-tiefenpsychologische Feldstudie in Mannheim. Berlin: Springer: 166-170.

283. Trzepacz PT, DiMartini A, Tringali RD (1993). Psychopharmacologic issues in organ transplantation. Part 2: Psychopharmacologic medications. Psychosomatics 34(4):290-8.

284. Viederman M (1974). The search for meaning in renal transplantation. Psychiatry 37(3):283-90.

285. Wallwork J, Caine N (1985). A comparison of the quality of life of cardiac transplant patients and coronary artery bypass graft patients before and after surgery. Quality of Life and Cardiovascular Care 1:317-324.

286. Watts D, Freeman AM, McGiffin DG, Kirklin JK, McVay R, Karp RB (1984). Psychiatric Aspects of Cardiac Transplantation. Heart Transplantation 3:243-247.

287. Weinstein EA, Kahn RL (1955). Denial of illness; symbolic and physiological aspects. Springfield: Thomas. 166 S.

288. Weissman MM, Bland RC, Canino GJ, Faravelli C, Greenwald S, Hwu HG, Joyce PR, Karam EG, Lee CK, Lellouch J, Lepine JP, Newman SC, Oakley-Browne MA, Rubio-Stipec M, Wells JE, Wickramaratne PJ, Wittchen HU, Yeh EK (1997). The cross-national epidemiology of panic disorder. Archives of General Psychiatry 54(4):305-9.

289. Wink K (2000). The treatment of chronic heart failure by drugs. Journal of Clinical and Basic Cardiology 3(3):163-166.

290. Winnicott DW (1974). Reifungsprozesse und fördernde Umwelt. München: Kindler. 373 S.

291. Wittchen HU, Essau CA, von Zerssen D, Krieg JC, Zaudig M (1992). Lifetime and six-month prevalence of mental disorders in the Munich Follow-Up Study. European Archives of Psychiatry and Clinical Neurosciences 241(4):247-58.

292. Wittchen HU, Muller N, Pfister H, Winter S, Schmidtkunz B (1999). Affektive, somatoforme und Angststörungen in Deutschland--Erste Ergebnisse des bundesweiten Zusatzsurveys "Psychische Störungen". Gesundheitswesen 61 Spec No:S216-22.

293. Wittchen HU, Zhao S, Kessler RC, Eaton WW (1994). DSM-III-R generalized anxiety disorder in the National Comorbidity Survey. Archives of General Psychiatry 51(5):355-64.

294. World Health Organisation (1986). Basic documents. 36th Ed. Geneva.

295. Young JB (1992). Cardiac allograft arteriopathy: an ischemic burden of a different sort. American Journal of Cardiology 70(16):9F-13F.

296. Young LD, Schweiger J, Beitzinger J, McManus R, Bloedel C, Koob J (1991). Denial in heart transplant candidates. Psychotherapy and Psychosomatics 55(2-4):141-4.

297. Zens H (1971). Empirische Befunde über die Gießener Fassung einer Beschwerdeliste. Zeitschrift für Psychotherapie und medizinische Psychologie 21(1):7-13.

298. Zigmond AS, Snaith RP (1983). The hospital anxiety and depression scale. Acta Psychiatrica Scandinavica 67(6):361-70.

299. Zipfel S, Löwe B, Schneider A, Herzog W, Bergmann G (1999). Lebenqualität, Depressivität und Krankheitsverarbeitung bei Patienten in der Wartezeit auf eine Herztransplantation. Psychotherapie, Psychosomatik, medizinische Psychologie 49(6):187-194.

10. ANHANG DER VERWENDETEN MESSINSTRUMENTE

Im Anhang sind alle in der Arbeit angewandten Fragebögen entweder in kompletter Form oder die jeweilig eingesetzten Teilskalen beigelegt, da im deutschsprachigen Raum teilweise unterschiedliche Versionen vorliegen. Das Anamneseninventar war vom Autor zusammengestellt worden und für die Hackett-Cassem-Kurzskala wurde eine eigene Übersetzung angefertigt.

Auf die Beifügung des PSKB, des HADS und des GBB wurde verzichtet, da diese Inventare nur in einer Version im deutschsprachigen Raum vorliegen, beziehungsweise in wissenschaftlichen Bibliotheken leicht zugänglich sind.

Bezugsquelle für unten genannte Testverfahren ist in allen Fällen die:

Testzentrale Göttingen
Robert-Bosch-Breite 25
37079 Göttingen
Tel. (0551) 50688-0
Fax: (0551) 50688-24

SF-36
Der SF-36 Fragebogen zum Gesundheitszustand
M. Bullinger und I. Kirchberger

Das AMDP-System
Manual zur Dokumentation psychiatrischer Befunde
7., unveränderte Auflage
(AMDP) Arbeitsgemeinschaft für Methodik und Dokumentation in der Psychiatrie

FPI-R
Das Freiburger Persönlichkeitsinventar
7., überarbeitete und neu normierte Auflage
J. Fahrenberg, R. Hampel und H. Selg

FKBS
Fragebogen zu Konfliktbewältigungsstrategien
U. Hentschel, M. Kiesling und M. Wiemers

FAPK
Fragebogen zur Abschätzung Psychosomatischen Krankheitsgeschehens
2. Auflage
C. Koch

Prä – TX – Anamneseinventar

CHIFFRE:	
Name:	**Vorname:**
geb. am: **Alter:**	**Konfession:**
Untersuchungszeitpunkt:	

KLINISCHES BILD

101   Zuweisende Stelle:

      ☐ Krankenhaus:

      ☐ Niedergel. Arzt:

      ☐ Eigeninitiative:

102   Kardiale Diagnose:

      ☐ Kardiomyopathie

      ☐ Coronare Herzerkrankung (CHK)

Sekundärdiagnosen:

      ☐ Systemerkrankungen:

      ☐ Stoffwechselerkrankungen:

        (auch Übergewicht/ Eßstörungen)

      ☐ Nierenschädigungen

      ☐ Leberschädigung

      ☐ Sonstige somatische Erkrankungen/Allergien:

103   Kardiale Anamnese:

      ☐ Erstmanifestation der Erkrankung:

      ☐ Diagnosestellung am: (vor __Jahren)

      ☐ Zeitpunkt der aktuellen Verschlechterung:

        (vor __Jahren)

      ☐ Anzahl der Voroperationen:

      ☐ Anzahl und

      ☐☐ summarische Dauer der Krankenhausaufenthalte wegen

        kardialer Erkrankung in Monaten

104 Aktuelle Symptomatik im engeren Sinne:

(0-3)

☐ akute Herzattacken

☐ Atemnot

☐ pectangenöse Beschwerden, Herzschmerzen chronisch

☐ Ödeme

☐ cerebro – vasculäre Insuffizienz

☐ Ausmaß der körperlichen Einschränkung (z.B. Gehstrecke)

☐ sonstige Symptomatik:

105 Aktuelle Medikation:

☐ Katecholaminpflichtig   ☐ Kardiaka   (Dosis)

☐ Diuretika   1.

☐ Sonstige Medikamente   2.

                                                     3.

                                                     4.

106 ☐☐ Wartezeit von Indikationsstellung
bis TX in Monaten

AKTUELLE LEBENSSITUATION

201 Schulbildung

☐ noch Schüler
☐ Sonderschule
☐ Volksschule
☐ Mittlere Reife
☐ Abitur

202 Berufliche Stellung

☐ ungelernter Arbeiter
☐ freie Berufe
☐ Angestellter oder Beamter(mittel)
☐ Facharbeiter
☐ freie Berufe
☐ Schüler, Student, Ausbildung

203 Erwerbstätigkeit

☐ noch nicht erwerbstätig
☐ voll erwerbstätig
☐ Teilzeittätigkeit
☐ arbeitslos
☐ Sozialhilfe

204 Erwerbsunfähigkeit seit

☐☐ Jahren

Berentet seit

☐☐ Jahren

205 Wirtschaftliche Situation

☐ überdurchschnittlich gut
Vermögen:

☐ wenig gesichert, Schulden
hohe Verpflichtungen:

☐ durchschnittlich

206 Familienstand

☐ ledig
☐ verheiratet
☐ getrennt/ in Scheidung
☐ geschieden
☐ verwitwet

207 Anzahl eigener Kinder

☐☐

208 Lebt zusammen mit:

☐ allein lebend
☐ mit Partner(in)
☐ mit Partner(in) u. Kindern
☐ Eltern, Geschwister
☐ Großeltern
☐ Sonstige

209 Dauer der jetzigen Partnerschaft

☐☐ in Jahren

210 Erwerbstätigkeit des
Partners

☐ noch nicht erwerbstätig
☐ voll erwerbstätig
☐ Teilzeittätigkeit
☐ arbeitslos
☐ Hausfrau/mann
☐ Sonstiges

212

GENESE

		JA	NEIN	nicht geklärt
301	**Vater** auffällig jung (< 21 Jahre)			
302	**Mutter** auffällig jung (< 21 Jahre)			
303	**Vater** auffällig alt (> 40 Jahre)			
304	**Mutter** auffällig alt (> 40 Jahre)			
305	Geburtshaus auffällig (unehelich, außerehelich)			
306	Verlust des **Vaters** 0 – 6. Lebensjahr (Tod/Abwesenheit)			
307	Verlust des **Vaters** 7. – 15. Lebensjahr			
308	Verlust der **Mutter** 0 – 6. Lebensjahr			
309	Verlust der **Mutter** 7. – 15. Lebensjahr			
310	**Vater** herzkrank			
311	**Vater** chronisch körperlich krank			
312	**Vater** psychisch krank Diagnosen:			
313	**Vater** sozial auffällig			
314	**Mutter** herzkrank			
315	**Mutter** chronisch körperlich krank			
316	**Mutter** psychisch krank Diagnosen			
317	**Mutter** sozial auffällig			
318	Inkonstanz der Bezugspersonen			

PSYCHIATRISCH / PSYCHOSOMATISCHE ANAMNESE

401 Psychiatrische Erkrankungen:
insbesondere

☐ Alkoholabusus / Abhängigkeit
☐ Sedativa, Analgetikaabusus / Abhängigkeit
☐ Stimulantienabusus
☐ andere Abhängigkeiten

402 Psychosomatosen:

403 Funktionelle Störungen:

404 Frühere exogene Krankheiten mit cerebralen Auswirkungen:

☐ Endokrine Erkrankungen (z.B. Hypothyreose)
☐ frühkindliche Hirnschäden
☐ cerebrale Anfälle
☐ Schädel – Hirn – Traumen:
　　　　Residuen:
☐ cerebrale Durchblutungsstörungen
☐ entzündl., tox., tum. Hirnerkrankungen
　　　　Residuen:
☐ andere Erkrankungen mit ZNS - Beteiligung

405 Krankenhausaufenthalte wegen psych./psychosom. Erkrankungen:

Zahl: ☐☐

summarische Dauer ☐☐ in Monaten

406 Ambulante Behandlungen:

☐ häufig
☐ sporadisch
☐ keine

407 Psychopharmaka (Neuroleptika /Antidepressiva / Tranquilizer)

☐ ja
☐ nein
☐ erfolgreich
welche Medikamente:

Das AMDP – System

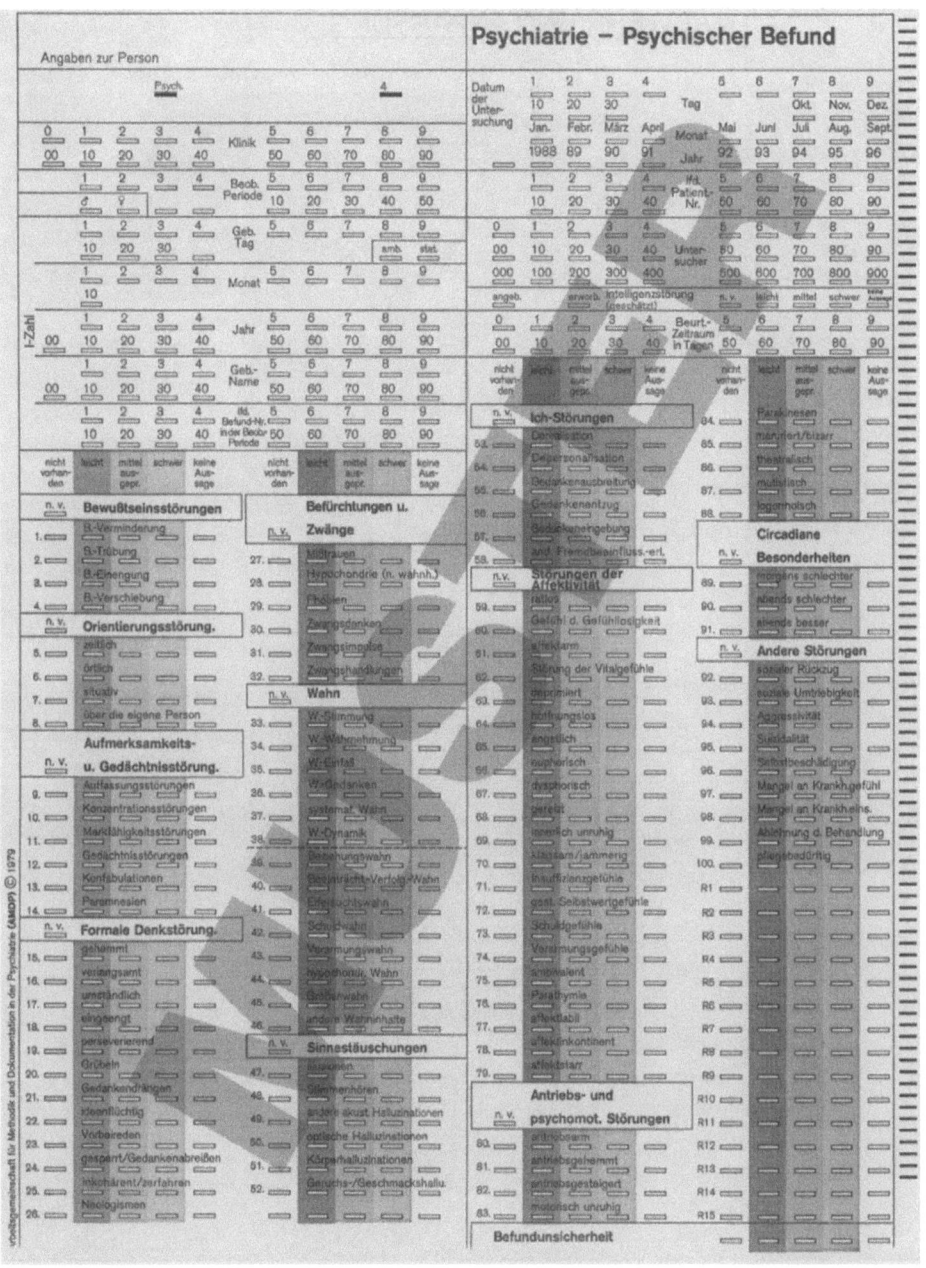

Psychischer und sozialkommunikativer Befund (PSKB)

P 702   Persönlicher Stil bezüglich
ABWEHR UND ANPASSUNG

P 702.01   Regressive Tendenzen, Bequemlichkeitshaltungen,
Anspruchshaltungen

nicht vorhanden

1	2	3	4	5	6

stark ausgeprägt

P 702.02   Ersatzbefriedigungen

nicht vorhanden

1	2	3	4	5	6

stark ausgeprägt

P 702.03   Vermeideverhalten, Ausweichtendenzen,
Weglaufimpulse

nicht vorhanden

1	2	3	4	5	6

stark ausgeprägt

P 702.04   Geringe Frustrationstoleranz,
Steuerungsschwäche

nicht vorhanden

1	2	3	4	5	6

stark ausgeprägt

P702.05   <u>Sekundärer Krankheitsgewinn</u>

nicht vorhanden

1	2	3	4	5	6

stark ausgeprägt

P 702.06   <u>Problemverleugnung</u>

nicht vorhanden

1	2	3	4	5	6

stark ausgeprägt

P 702.07   <u>Verharren auf der Ebene sachlicher Beschreibung</u>

nicht vorhanden

1	2	3	4	5	6

stark ausgeprägt

P 702.08   <u>Verharren auf der Ebene sachlicher Erklärungen</u>
(Rationalisierung, Intellektualisierung,
Psychologisierung etc.)

nicht vorhanden

1	2	3	4	5	6

stark ausgeprägt

P 702.09   <u>Überkompensatorische Haltungen</u>

nicht vorhanden

1	2	3	4	5	6

stark ausgeprägt

Hackett-Cassem-Skala

ABWEHRBOGEN

1.	Der Patient bagatellisiert gegenwärtige Symptome.		ja	nein
2.	Der Patient verschiebt die herzbedingte Symptomatik auf andere Organe.		ja	nein
3.	Erlebt (e) der Patient Angst in Hinsicht auf	- Verschlimmerung seiner Symptome?	ja	nein
4.	Erlebt (e) der Patient Angst in Hinsicht auf	- Tod?	ja	nein
5.	Erlebt (e) der Patient Angst in Hinsicht auf	- OP?	ja	nein
6.	Erlebt (e) der Patient Angst in Hinsicht auf	- Invalidität / Zukunft?	ja	nein
7.	Erlebt (e) der Patient Angst in Hinsicht auf	- Veränderungen in der Partnerschaft und Familie?	ja	nein
8.	Der Patient hat Alpträume.		ja	nein
9.	Der Patient wiederholt stereotyp ähnliche Geschichten.		ja	nein
10.	Der Patient hat bisherige Lebensanforderungen und Schwellensituationen schlecht bewältigt.		ja	nein
11.	Der Patient setzt sich auffällig riskanten Unternehmungen aus.		ja	nein
12.	Der Patient stellt sich vordergründig sorgenfrei und als dem Leben gegenüber unbeschwert dar.		ja	nein
13.	Der Patient greift bei der Beschreibung seiner Lebensbelastungen auf Klischees zurück.		ja	nein
14.	Der Patient legt sein Leben in die Hände des Schicksals und vermeidet Gedanken an die eigene Zukunft (fühlt sich als Glückspilz).		ja	nein
15.	Der Patient verschiebt seine Angst vor der Krankheit/OP auf andere Personen (Familie, andere schwache Pat., Frau und Kinder).		ja	nein
16.	Der Patient projiziert seine Angst auf andere Personen (Familie, andere schwache Patienten, Frau und Kinder).		ja	nein

FKBS – Fragebogen zu Konfliktbewältigungsstrategien

Anleitung

Auf den folgenden Seiten finden Sie zehn kurze Geschichten, die Situationen beschreiben, in denen man sich unterschiedlich fühlen und verhalten kann. Einige mögliche Reaktionen und Verhaltensweisen sind jeweils unter den Geschichten aufgeführt.

Ihre Aufgabe ist es, zu überlegen, wie Sie selbst sich in einer solchen Situation, wie sie in der Geschichte dargestellt ist, fühlen und verhalten würden. Bei den Antworten sind vier verschiedene Abstufungsmöglichkeiten vorgegeben (sicher - vielleicht - eher nicht - keinesfalls). Sie sollen nun jede der vorgegebenen Antworten darauf hin einschätzen, inwieweit Sie auch so reagieren würden. Kreuzen Sie also in der Spalte "sicher" an, wenn Sie meinen, daß Sie sich selbst bestimmt auch so fühlen bzw. verhalten würden, "vielleicht", wenn das nicht so ganz sicher, aber doch möglich ist, "eher nicht", wenn Sie meinen, daß eine solche Reaktion bei Ihnen eher unwahrscheinlich ist, und "keinesfalls", wenn Sie so ganz sicher nie reagieren würden.

Die 5 jeweils unter A vorgegebenen Antworten betreffen gefühlsmäßige Reaktionen, die 5 jeweils unter B vorgegebenen Antworten beziehen sich darauf, was man in einer solchen Situation tun könnte.

Da man unterschiedlich in solchen Situationen reagieren kann, gibt es keine richtigen oder falschen Antworten.

Bitte geben Sie hier an:

Alter:

Id.:

1. Wegen einer Familienangelegenheit möchte Herr W. etwas früher als sonst von der Arbeit weggehen. Er hat die Sache schon morgens mit seinem Chef besprochen. Eine Stunde bevor er gehen will, kommt der Chef und hat eine dringende Arbeit, für die Herr W. mindestens drei Stunden brauchen wird.

A. Auf eine solche Situation kann man verschieden reagieren. Herr W. könnte:

sicher · vielleicht · eher nicht · keinesfalls

A 1

den Verdacht haben, daß ihm das alte Ekel absichtlich das Leben schwer macht.

○ ○ ○ ○

ganz ruhig bleiben und sich sagen, daß schließlich jeder Mensch mal was vergißt.

○ ○ ○ ○

deprimiert sein, weil er unfähig ist, sich durchzusetzen.

○ ○ ○ ○

sich selbst damit trösten, daß der Chef im Grunde ein netter Mensch ist, der auch ziemlich unter Druck steht.

○ ○ ○ ○

das Bedürfnis haben, vor lauter Ärger etwas an die Wand zu werfen.

○ ○ ○ ○

B. Man kann sich in einer derartigen Situation auch ganz unterschiedlich verhalten. Herr W. könnte:

sicher · vielleicht · eher nicht · keinesfalls

B 1

sich selbst Vorwürfe machen, weil er immer wieder zu schwach ist, seine Interessen durchzusetzen.

○ ○ ○ ○

vor Wut möglichst laut eine Tür zuschlagen.

○ ○ ○ ○

versuchen herauszufinden, weshalb der Chef seine schlechte Laune ausgerechnet an ihm ausläßt.

○ ○ ○ ○

der ganzen Sache keine große Bedeutung beimessen, da Privates ja immer hinter den beruflichen Dingen zurücktreten muß.

○ ○ ○ ○

weiter freundlich zum Chef sein, da er sich schließlich auch den Feierabend nicht zum Spaß mit Arbeit vollpackt.

○ ○ ○ ○

2. Im vollen Supermarkt hat Herr S. schon längere Zeit vor der Kasse gewartet und wird gleich an der Reihe sein. Da kommt eine Frau, die eine große Packung Windeln trägt und ein weinendes Kind auf dem Arm hat. Sie bittet Herrn S., sie doch gerade eben vorzulassen. Herr S. willigt ein. Kurz darauf erscheint ein Mann mit vollem Einkaufswagen und stellt sich zu der Frau, die Herr S. vorgelassen hat.

A. Wie reagiert Herr S.?
Er könnte:

	sicher	vielleicht	eher nicht	keinesfalls
vor lauter Wut am liebsten dem Mann vor ihm den Einkaufswagen ins Kreuz rammen wollen.	○	○	○	○
sich über sich selbst ärgern, weil er nichts unternimmt.	○	○	○	○
den Verdacht haben, daß dieses Pärchen sich absichtlich gerade ihn ausgesucht hat.	○	○	○	○
sich nicht weiter aufregen, da der Klügere immer nachgibt.	○	○	○	○
denken, daß ihm so gestreßte Eltern im Supermarkt eigentlich leid tun.	○	○	○	○

B. Wie verhält sich Herr S.?
Er könnte:

	sicher	vielleicht	eher nicht	keinesfalls
sich nichts anmerken lassen, weil es die beiden sowieso schwer genug haben.	○	○	○	○
versuchen herauszufinden, warum andere gerade ihn immer so ausnutzen.	○	○	○	○
sich ein bißchen schämen, weil er wieder mal der Dumme ist.	○	○	○	○
seinem Ärger Luft machen, indem er die eingekauften Artikel besonders geräuschvoll auf das Band an der Kasse wirft.	○	○	○	○
weiter gar nichts tun, da es ihm auf ein paar Minuten jetzt auch nicht mehr ankommt.	○	○	○	○

3. Herr M. hat sich zusammen mit einem Bekannten auf die Führerscheinprüfung vorbereitet. Bei den gemeinsamen Fahrten auf dem Übungsplatz hat er den Eindruck gewonnen, daß ihre Leistungen ungefähr gleich gut sind. Der Bekannte besteht dann die Prüfung, Herr M. dagegen fällt durch mit der Begründung, zu langsam und zögernd gefahren zu sein.

A. Was wird Herr M. in dieser Situation wohl denken und fühlen? Er könnte:

sicher · vielleicht · eher nicht · keinesfalls

A 3

ruhig und gelassen bleiben und denken, daß das Bestehen einer solchen Prüfung eben immer vom Zufall abhängig ist. ○ ○ ○ ○

sehr wütend sein und den Wunsch haben, etwas kaputt zu machen. ○ ○ ○ ○

sich freuen, daß wenigstens sein Bekannter Erfolg hatte. ○ ○ ○ ○

deprimiert sein und an sich selber zweifeln. ○ ○ ○ ○

den Verdacht haben, daß der Prüfer etwas gegen ihn hatte. ○ ○ ○ ○

B. Wie wird Herr M. sich verhalten? Er könnte:

sicher · vielleicht · eher nicht · keinesfalls

B 3

in seinem Ärger dem Prüfer die Autotür vor der Nase zuknallen. ○ ○ ○ ○

seinem Bekannten ganz herzlich gratulieren. ○ ○ ○ ○

ganz ruhig nach Hause gehen, da doch nichts mehr zu ändern ist. ○ ○ ○ ○

anderen Leuten gegenüber erwähnen, wie voreingenommen dieser Prüfer ist. ○ ○ ○ ○

sich ziemlich schlecht fühlen und sich Vorwürfe machen wegen seines Versagens. ○ ○ ○ ○

4. Zum jährlichen Betriebsfest in der Firma seiner Frau konnte Peter D. diesmal nicht mitgehen, da er mit einer Grippe im Bett lag. Als er eine Woche später einen Mitarbeiter seiner Frau beim Einkaufen trifft, erzählt dieser ihm mit bedeutungsvollem Lächeln, seine Frau habe sich in seiner Abwesenheit ja recht gut amüsiert und erwähnt den Namen eines anderen Mitarbeiters der Firma.

A. In dieser Situation kann man verschiedene Gedanken und Gefühle haben. Peter könnte:

	sicher	vielleicht	eher nicht	keinesfalls
A 4 denken, daß es gar nicht so schlecht ist, daß der Kollege ihm die Augen geöffnet hat.	○	○	○	○
den Verdacht haben, daß diese gemeine Person einen Konflikt zwischen ihm und seiner Frau heraufbeschwören will.	○	○	○	○
ganz ruhig bleiben und sich sagen, daß man auf Büroklatsch nichts geben soll.	○	○	○	○
sehr wütend sein und das Bedürfnis haben, irgend etwas kaputt zu machen.	○	○	○	○
verzweifelt sein und sich fragen, inwieweit er selbst schuld sein könnte.	○	○	○	○

B. Verschiedene Verhaltensweisen sind möglich. Peter könnte:

	sicher	vielleicht	eher nicht	keinesfalls
B4 sich weiter nichts daraus machen, da solche Dinge in jeder Ehe vorkommen können.	○	○	○	○
gar nichts tun und sich hilflos und unglücklich fühlen.	○	○	○	○
vor Ärger diesem Mann ganz einfach die Ladentür vor der Nase zuknallen.	○	○	○	○
freundlich zu dem Mann sein, da er schließlich auch nichts dafür kann.	○	○	○	○
seine Frau fragen, ob sie ihm unbedingt auf diese Weise ihre Unabhängigkeit beweisen müsse.	○	○	○	○

5. Herr E. hat um 16 Uhr einen Termin beim Arzt. Die Sprechstundenhilfe bittet ihn, noch einen Augenblick im Wartezimmer Platz zu nehmen. Während Herr L. dort wartet, vergeht eine Stunde und er hat den Eindruck, daß eine ganze Reihe von Leuten, die nach ihm kamen, bereits aufgerufen wurden.

A. Was fühlt oder denkt Herr E. in dieser Situation?
Er könnte:

deprimiert sein, weil er es nicht wagt, sich zu beschweren.

fast etwas Mitleid mit der netten Sprechstundenhilfe haben, die bei diesem Andrang den Überblick verlieren muß.

sauer auf die ganze Welt sein.

den Verdacht haben, daß da ein ganz bestimmtes Prinzip dahintersteckt und gerade er mal wieder am längsten warten muß.

ganz gelassen bleiben und sich sagen, daß die anderen Patienten sicher nur etwas abholen wollten.

B. Wie verhält sich Herr E.?
Er könnte:

sich ärgern, daß er als Kassenpatient natürlich wieder am längsten warten muß.

ruhig bleiben und weiter warten, da es sicher organisatorische Gründe für die Reihenfolge der Patienten gibt.

sich bemühen, dem Arzt seine Beschwerden so kurz wie möglich zu schildern, damit andere nicht noch länger warten müssen.

nichts tun und sich ziemlich unglücklich fühlen.

seinem Ärger durch lautes Schimpfen Luft machen.

224

6. Seit einiger Zeit ist Klaus F. mit einer netten Frau befreundet, an der ihm viel liegt. Die beiden haben für den Sommer einen gemeinsamen Urlaub geplant. Kurz vorher ruft seine Freundin an und teilt ihm mit, daß ein alter Bekannter sie besuchen käme und sie deswegen nicht mit ihm in Urlaub fahren könne.

A. Auf eine solche Situation könnte man verschieden reagieren.
Klaus könnte:

sicher   vielleicht   eher nicht   keinesfalls

A 6

vor Wut am liebsten das Telefon an die Wand werfen wollen. ○ ○ ○ ○

ihr dankbar sein, daß sie ihn nicht anlügt. ○ ○ ○ ○

deprimiert sein und sich fragen, welche Qualitäten der andere Mann besitzt, die er nicht aufzuweisen hat. ○ ○ ○ ○

ganz gelassen bleiben, da man Glück in der Partnerschaft nicht erzwingen kann. ○ ○ ○ ○

den Verdacht haben, daß die Geschichte nur ein Vorwand ist, um ihn loszuwerden. ○ ○ ○ ○

B. Verschiedene Verhaltensweisen sind möglich.
Klaus könnte:

sicher   vielleicht   eher nicht   keinesfalls

B 6

sie weiterhin gerne haben und ihr eine nette Karte aus dem Urlaub schreiben. ○ ○ ○ ○

versuchen, die Angelegenheit zu vergessen, da doch nichts mehr zu ändern ist. ○ ○ ○ ○

versuchen herauszufinden, was sie gegen ihn hat und warum sie ihn so kränken mußte. ○ ○ ○ ○

so wütend sein, daß er ihr Foto in den Papierkorb wirft. ○ ○ ○ ○

sich selbst Vorwürfe machen, daß er sich ihr gegenüber falsch verhalten hat. ○ ○ ○ ○

225

7. Herr G. hat eine verantwortungsvolle Stelle. Seine Abteilung steht ständig unter großem Druck, die Aufträge rechtzeitig zu erledigen. Trotz seines Einsatzes und seines Könnens sind in letzter Zeit doch einige Pannen vorgekommen; deshalb hat sich Herr G. vorgenommen, einige Stellen umzubesetzen. Doch bevor es soweit ist, kommt sein Vorgesetzter, stellt ihm ein paar unfreundliche Fragen über die Arbeit seiner Abteilung und erklärt ihm dann völlig überraschend, daß einer seiner Mitarbeiter jetzt zu seinem direkten Vorgesetzten ernannt wird.

A. Wie reagiert Herr G. in dieser Situation?
Er könnte:

	sicher	vielleicht	eher nicht	keinesfalls
A 7 den Mitarbeiter, der ihm sympathisch ist, wegen seines Erfolgs bewundern.	○	○	○	○
ganz ruhig bleiben, da wohl nichts mehr zu ändern ist.	○	○	○	○
den Verdacht haben, daß die ganze Sache nur ein fadenscheiniger Grund ist, um ihn loszuwerden.	○	○	○	○
an sich selbst zweifeln und denken, daß er wahrscheinlich wirklich nicht gut genug ist.	○	○	○	○
sehr wütend sein und den Wunsch haben, etwas an die Wand zu werfen.	○	○	○	○

B. Wie verhält sich Herr G.?
Er könnte:

	sicher	vielleicht	eher nicht	keinesfalls
B 7 gelassen bleiben, da es keinen Sinn hat, sich über so etwas aufzuregen.	○	○	○	○
die Tür hinter dem Vorgesetzten heftig zuknallen.	○	○	○	○
sich Vorwürfe wegen seines Versagens machen.	○	○	○	○
in Zukunft sehr vorsichtig sein, da man es offensichtlich auf ihn abgesehen hat.	○	○	○	○
dem Mitarbeiter sagen, daß er sich für ihn freut und gern mit ihm zusammenarbeiten wird, da er schließlich auch nichts dafür kann.	○	○	○	○

8. Gegen den Willen seiner Eltern verläßt Christian H. ein Jahr vor dem Abitur die Schule und macht eine Landwirtschaftslehre. Danach hätte er die günstige Gelegenheit, zusammen mit Freunden einen kleinen Hof billig zu kaufen. Er bittet seinen Vater für diesen Plan um finanzielle Unterstützung. Der Vater sagt ihm, er solle sich endlich seine windigen Pläne aus dem Kopf schlagen, und es werde Zeit, daß er ihn in seinem Geschäft unterstütze, da er schon seine Chance, etwas Besseres zu werden, nicht genutzt habe.

A. Was fühlt oder denkt Christian in dieser Situation?
Er könnte:

sicher   vielleicht   eher nicht   keinesfalls

A 8

den Verdacht haben, daß der Vater seine Unterlegenheit genießt.   ○ ○ ○ ○

sich hilflos und verzweifelt fühlen, weil er sich nicht durchsetzen kann   ○ ○ ○ ○

sich denken, daß der Vater es auf seine Art ja doch wohl gut mit ihm meint.   ○ ○ ○ ○

sich bei dem Wunsch ertappen, im Büro seines Vaters ein paar Fenster einzuschlagen.   ○ ○ ○ ○

ganz gelassen bleiben, da er sich sagt, daß man Familienangelegenheiten und geschäftliche Interessen eben nicht vermischen sollte.   ○ ○ ○ ○

B. Wie verhält sich Christian?
Er könnte:

sicher   vielleicht   eher nicht   keinesfalls

B 8

sich Vorwürfe machen, weil er nicht in der Lage ist, sich selbst genug Geld zu verschaffen.   ○ ○ ○ ○

den Kontakt zu seinem Vater abbrechen, um ihm nicht den Gefallen zu tun, ihn in dieser abhängigen Lage zu sehen.   ○ ○ ○ ○

ganz gelassen bleiben, da der Vater schließlich nur seine geschäftlichen Interessen verfolgt.   ○ ○ ○ ○

dem Vater danken, da er es schließlich gut meint.   ○ ○ ○ ○

im Herausgehen dem Tisch einen wütenden Tritt versetzen.   ○ ○ ○ ○

227

9. Herr J. wartet am Straßenrand auf einen Bus. Die Straßen sind naß und schmutzig, da es die ganze Nacht über geregnet hat. Ein Auto fährt vor ihm durch eine Pfütze und bespritzt ihn mit Schmutz.

A. Wie reagiert Herr J. auf diese Situation?
Er könnte:

	sicher	vielleicht	eher nicht	keinesfalls
A 9 denken: "das geschieht mir ganz recht, wenn ich mich so nah an den Straßenrand stelle".	○	○	○	○
wütend sein und das Bedürfnis haben, diesem Typ mal die Luft aus den Reifen zu lassen.	○	○	○	○
gelassen bleiben und sich sagen, daß man bei diesem Wetter einfach mit so etwas rechnen muß.	○	○	○	○
sich überlegen, ob dieser Kerl ihn ärgern wollte.	○	○	○	○
denken, daß der Autofahrer es sicher eilig hatte und es bestimmt nicht absichtlich getan hat.	○	○	○	○

B. Wie verhält sich Herr J.?
Er könnte:

	sicher	vielleicht	eher nicht	keinesfalls
B 9 sich sagen, daß dieser Autofahrer offensichtlich Spaß daran hat, Fußgänger zu ärgern.	○	○	○	○
die Sache mit einem Achselzucken abtun, da solche Dinge eben bei Regenwetter unvermeidlich sind.	○	○	○	○
laut herumschimpfen.	○	○	○	○
sich selbst Vorwürfe machen, weil er es nie schafft, seinen Mantel sauber zu halten.	○	○	○	○
sich sagen, daß es nicht so schlimm ist, da der Mantel sowieso in die Reinigung mußte.	○	○	○	○

10. Herr K. und ein Arbeitskollege arbeiten schon seit Jahren zusammen. Sie tun die gleiche Arbeit und sitzen im gleichen Zimmer. Eines Morgens kommt der Kollege herein und sagt freudestrahlend zu Herrn K.: "Die Gehaltserhöhung kam gerade zur rechten Zeit für mein neues Auto. Du kannst sie sicher auch gut gebrauchen? Auf dem Gehaltszettel von Herrn K. stand derselbe Betrag wie sonst auch.

A. Wie reagiert Herr K. in dieser Situation?
Er könnte:

sich weiter gar nichts denken, da die Personalpolitik eines großen Betriebes ohnehin nicht durchschaubar ist.

den Verdacht haben, daß man es bei der Geschäftsleitung auf ihn abgesehen hat.

das Bedürfnis haben, vor Wut über diese Zurücksetzung etwas aus dem Fenster zu werfen.

sich für seinen Kollegen freuen.

deprimiert sein und sich sagen, daß er in manchem weniger tüchtig sei als der Kollege.

A10 — sicher / vielleicht / eher nicht / keinesfalls

B. Wie verhält sich Herr K.?
Er könnte:

sauer auf die ganze Welt und unfreundlich gegenüber anderen Kollegen sein.

sich schlecht fühlen und an sich selbst zweifeln.

seinem Kollegen sagen, wie sehr er sich für ihn freue, daß er jetzt seine finanziellen Sorgen los ist.

die ganze Sache vergessen, da man auf so etwas keinen Einfluß hat.

versuchen herauszufinden, was gegen ihn vorliegt.

B10 — sicher / vielleicht / eher nicht / keinesfalls

Fragebogen zur Abschätzung psychosomatischen Krankheitsgeschehens (FAPK)

PS 201 **Anweisung:** Kreuzen Sie "stimmt" an, wenn der Satz auf Sie zutrifft. Vertreten Sie nicht die Meinung, die im Satz angesprochen wird, kreuzen Sie bitte "stimmt nicht" an. Nur wenn Sie überhaupt keine Meinung zu dem betreffenden Satz haben, kreuzen Sie "weiß nicht" an.

stimmt	X	☐	☐
stimmt nicht	☐	X	☐
weiß nicht	☐	☐	X

1. Man muß seine Interessen auch manchmal gegen die durchsetzen, die am längeren Hebel sitzen. ☐☐☐

2. Bei Unstimmigkeiten ist es besser, zurückzustecken. ☐☐☐

3. Wenn man Konflikt hat, sollte man sie auch ansprechen, z.B. wenn man sich mit seinem Partner schlecht versteht. ☐☐☐

4. Wenn mich an meiner Umgebung etwas stört, gerate ich oft ganz durcheinander. ☐☐☐

5. Aus heftigen Diskussionen halte ich mich lieber heraus. ☐☐☐

6. Oft denke ich mir es ganz anders als so, wie ich es dann wirklich tue. ☐☐☐

7. Ich bin der Meinung, daß man auch verändern kann, was einen stört. ☐☐☐

8. Eine Veränderung meines jetzigen Lebens würde mir Angst machen. ☐☐☐

9. Ich habe noch viele Dinge in meinem Leben vor, die ich tun will. ☐☐☐

10. Im allgemeinen glaube ich, daß die Menschen schlecht sind. ☐☐☐

11. Meistens setze ich das durch, was ich mir vorgenommen habe. ☐☐☐

12. Oft habe ich das Gefühl, von außen irgendwie bedroht zu sein. ☐☐☐

13. Meistens, wenn ich mit etwas nicht einverstanden bin, sage ich auch meine Meinung. ☐☐☐

	stimmt	[X]		
	stimmt nicht		[X]	
	weiß nicht			[X]

14. Ich habe kein Vertrauen in die Zukunft. ☐ ☐ ☐

15. Konflikte vermeidet man am besten so, indem man
Auseindandersetzungen aus dem Weg geht. ☐ ☐ ☐

16. Für die Zukunft der Menschen sehe ich schwarz. ☐ ☐ ☐

17. Ich kann manchmal auch Dinge tun, ohne mir vorher groß den Kopf
darüber zerbrochen zu haben. ☐ ☐ ☐

18. Es widerstrebt mir innerlich, Konflikte auszutragen. ☐ ☐ ☐

19. In meiner Freizeit habe ich viel Freude. ☐ ☐ ☐

20. Ich habe oft Angst, verrückt zu werden. ☐ ☐ ☐

21. Ich bin gerne mit anderen Menschen zusammen. ☐ ☐ ☐

22. Manchmal wäre es besser, schon tot zu sein, als die Wirklichkeit
ertragen zu müssen. ☐ ☐ ☐

23. Wenn Menschen unterschiedliche Meinungen haben, sollten sie diese
auch vertreten. ☐ ☐ ☐

24. Oft fühle ich mich von der Wirklichkeit wie durch eine Wand
abgetrennt. ☐ ☐ ☐

25. Am Leben liegt mir viel. ☐ ☐ ☐

26. Wenn mir jemand eine Ungehörigkeit sagt, denke ich oft stundenlang
später noch darüber nach. ☐ ☐ ☐

PS 202   **Anweisung**: Kreuzen Sie "stimmt" an, wenn der Satz auf Sie zutrifft. Vertreten Sie nicht die Meinung, die im Satz angesprochen wird, kreuzen Sie bitte "stimmt nicht" an.

	stimmt	☒ ☐
	stimmt nicht	☐ ☒

1. Bei den meisten Entscheidungen sollten Gefühle keine Rolle spielen. ☐ ☐

2. Das wichtigste im Umgang mit anderen Leuten ist leider doch, wie man sich den eigenen Vorteil sichern kann, auch wenn das nicht schön ist. ☐ ☐

3. Es fällt mir meistens schwer, nachzuvollziehen, was andere denken. ☐ ☐

4. Empfindungen sind doch eher etwas Schlechtes. ☐ ☐

5. Oft fühle ich etwas, kann aber nicht ausdrücken, was. ☐ ☐

6. Gefühle behält man besser für sich. ☐ ☐

7. Ich habe Angst, andere könnten meine Gefühle ausnützen, wenn ich sie mir anmerken lasse. ☐ ☐

8. Mit gefühlsmäßigen Äußerungen habe ich ziemlich schlechte Erfahrungen gemacht. ☐ ☐

9. Wenn bei uns zu Hause jemand bedrückt war, wurde davon nur wenig Notiz genommen. ☐ ☐

10. Manchmal komme ich mir mit meinen Gefühlen einfach fehl am Platz vor. ☐ ☐

11. Die meisten Menschen haben keine echten Empfindungen. ☐ ☐

12. Um im Leben voranzukommen, muß man weitestgehend auf Gefühle verzichten. ☐ ☐

13. Manchmal komme ich mir mit meinen Gefühlen einfach "unecht" vor. ☐ ☐

14. Sehr oft kann ich mich nicht verständlich machen mit dem, was eigentlich in mir vorgeht. ☐ ☐

15. Wenn ich etwas empfinde, kann ich es den anderen nur schlecht mitteilen. ☐ ☐

16. Die meiste Zeit überspiele ich meine Empfindungen irgendwie. ☐ ☐

17. .Die meiste Zeit fühle ich nichts. ☐ ☐

18. Ich stehe ständig so unter Druck, daß ich gar nicht bemerke, was eigentlich in mir vorgeht. ☐ ☐

19. Ich habe oft Angst, jemandem zur Last zu fallen. ☐ ☐

20. Am liebsten hätte ich, daß andere für mich arbeiten. ☐ ☐

21. Sehr oft tue ich mitfühlend, meine es aber ganz anders. ☐ ☐

22. Wie es anderen Leuten geht, ist mir – abgesehen von den nächsten Angehörigen – eigentlich egal. ☐ ☐

23. Ich habe mich immer gegen heftige Gefühle gewehrt. ☐ ☐

24. Das Thema "Gefühle" beunruhigt mich. ☐ ☐

PS 203 **Anweisung:** Kreuzen Sie "stimmt" an, wenn der Satz auf Sie zutrifft. Vertreten Sie nicht die Meinung, die im Satz angesprochen wird, kreuzen Sie bitte "stimmt nicht" an. Nur wenn Sie überhaupt keine Meinung zu dem betreffenden Satz haben, kreuzen Sie "weiß nicht" an.

	stimmt	☒	☐	☐
	stimmt nicht	☐	☒	☐
	weiß nicht	☐	☐	☒

1. Wenn ich erlebe, wie heftig manche Leute miteinander diskutieren können, stört mich das eher. ☐ ☐ ☐

2. Es ist notwendig und richtig, zusammen mit Kollegen seine Interessen am Arbeitsplatz auch durchzusetzen. ☐ ☐ ☐

3. Auseinandersetzungen in der Familie austragen, davor sollte man sich schon wegen der Nachbarn hüten, die alles mithören könnten. ☐ ☐ ☐

4. Wenn man eine andere Meinung hat als sein Vorgesetzter, sollte man besser damit zurückhalten. ☐ ☐ ☐

5. Ich kann mir vorstellen, daß es richtig ist, sich in ganz bestimmten Situationen über Gesetze hinwegzusetzen. ☐ ☐ ☐

6. Nicht jeder hat das Recht, immer und überall seine Meinung frei zu äußern. ☐ ☐ ☐

7. Bei allem, was man tut, sollte man sehen, daß man weiterkommt. ☐ ☐ ☐

8. Es ist die Pflicht eines jeden, sich an die moralischen Sitten der Gesellschaft, in der er lebt, anzupassen. ☐ ☐ ☐

9. Es ist besser, sich während der Arbeitszeit möglichst unauffällig zu verhalten. ☐ ☐ ☐

10. Ordnung muß sein, egal in welcher Gesellschaft. ☐ ☐ ☐

11. Als Kind wurde ich immer angehalten, zu gehorchen. ☐ ☐ ☐

12. Ich bin dafür, daß die Todesstrafe für Schwerverbrecher wieder eingeführt wird. ☐ ☐ ☐

13. Wenn ein Kind zu laut ist, dann stört mich das. ☐ ☐ ☐

14. Es ist richtig, seine Kinder streng zu erziehen, wenn aus ihnen einmal etwas werden soll. ☐ ☐ ☐

stimmt	X		
stimmt nicht		X	
weiß nicht			X

15. Ich kann mir Gesetze vorstellen, an die ich mich nicht halten würde. ☐ ☐ ☐

16. Von politischen Diskussionen in der Öffentlichkeit hält man sich besser fern. ☐ ☐ ☐

17. Wer nicht arbeitet, hat auch kein Recht, sich über Mißstände zu beklagen. ☐ ☐ ☐

18. Ich bin der Meinung, daß sich Minderheiten in unserer Gesellschaft viel zu lautstark bemerkbar machen. ☐ ☐ ☐

19. Gesetze können nun einmal auf den Einzelnen keine Rücksicht nehmen. ☐ ☐ ☐

20. Mit Politik will ich nichts zu tun haben, denn das endet meistens in Streitereien. ☐ ☐ ☐

FRAGEBOGEN ZUM GESUNDHEITSZUSTAND (SF – 36)

In diesem Fragebogen geht es um Ihre Beurteilung Ihres Gesundheitszustandes. Der Bogen ermöglicht es, im Zeitverlauf nachzuvollziehen, wie Sie sich fühlen und wie Sie im Alltag zurechtkommen.

Bitte beantworten Sie jede der folgenden Fragen, indem Sie bei den Antwortmöglichkeiten die Zahl ankreuzen, die am besten auf Sie zutrifft.

1.   Wie würden Sie ihren Gesundheitszustand im Allgemeinen beschreiben?

(Bitte kreuzen Sie nur eine Zahl an)

Ausgezeichnet..1

Sehr gut...2

Gut..3

Weniger gut...4

Schlecht..5

2.   <u>Im Vergleich zum vergangenen Jahr</u>, wie würden Sie Ihren <u>derzeitigen</u> Gesundheitszustand beschreiben?

(Bitte kreuzen Sie nur eine Zahl an)

Derzeit viel besser als vor einem Jahr............................1

Derzeit etwas besser als vor einem Jahr.....................2

Etwa so wie vor einem Jahr...3

Derzeit etwas schlechter als vor einem Jahr.................4

Derzeit viel schlechter als vor einem Jahr......................5

236

3. Im folgenden sind einige Tätigkeiten beschrieben, die Sie vielleicht an einem normalen Tag ausüben. <u>Sind Sie durch Ihren derzeitigen Gesundheitszustand bei diesen Tätigkeiten eingeschränkt?</u> Wenn ja, wie stark?

(Bitte kreuzen Sie in jeder Zeile nur eine Zahl an)

TÄTIGKEITEN	Ja, stark eingeschränkt	Ja, etwas eingeschränkt	Nein, überhaupt nicht eingeschränkt
a. **anstrengende Tätigkeiten**, z.B. schnell laufen, schwere Gegenstände heben, anstrengenden Sport treiben	1	2	3
b. **mittelschwere Tätigkeiten**, z.B. einen Tisch verschieben, staubsaugen, kegeln, Golf spielen	1	2	3
c. Einkaufstaschen heben oder tragen	1	2	3
d. **mehrere** Treppenabsätze steigen	1	2	3
e. **einen** Treppenabsatz steigen	1	2	3
f. sich beugen, knien, bücken	1	2	3
g. **mehr als 1 Kilometer** zu Fuß gehen	1	2	3
h. **mehrere Straßenkreuzungen** weit zu Fuß gehen	1	2	3
i. **eine Straßenkreuzung** weit zu Fuß gehen	1	2	3
j. sich baden oder anziehen	1	2	3

4. Hatten Sie in den <u>vergangenen 4 Wochen aufgrund Ihrer körperlichen Gesundheit</u> irgendwelche Schwierigkeiten bei der Arbeit oder anderen Tätigkeiten im Beruf bzw. zu Hause?

(Bitte kreuzen Sie in jeder Zeile nur eine Zahl an)

SCHWIERIGKEITEN	JA	NEIN
a. Ich konnte nicht **so lange** wie üblich tätig sein	1	2
b. Ich habe **weniger geschafft** als ich wollte	1	2
c. Ich konnte **nur bestimmte** Dinge tun	1	2
d. Ich hatte Schwierigkeiten bei der Ausführung (z.B. ich mußte mich besonders anstrengen)	1	2

5. Hatten Sie in den vergangenen 4 Wochen aufgrund seelischer Probleme irgendwelche Schwierigkeiten bei der Arbeit oder anderen alltäglichen Tätigkeiten im Beruf bzw. zu Hause (z.B. weil Sie sich niedergeschlagen oder ängstlich fühlten)?

(Bitte kreuzen Sie in jeder Zeile nur eine Zahl an)

SCHWIERIGKEITEN	JA	NEIN
a. Ich konnte nicht **so lange** wie üblich tätig sein	1	2
b. Ich habe **weniger geschafft** als ich wollte	1	2
c. Ich konnte nicht so **sorgfältig** wie üblich arbeiten	1	2

6. Wie sehr haben Ihre körperliche Gesundheit oder seelischen Probleme in den vergangenen 4 Wochen Ihre normalen Kontakte zu Familienangehörigen, Freunden, Nachbarn oder zum Bekanntenkreis beeinträchtigt?

(Bitte kreuzen Sie nur eine Zahl an)

Überhaupt nicht...1

Etwas..2

Mäßig...3

Ziemlich..4

Sehr..5

7. Wie stark waren Ihre Schmerzen in den vergangenen 4 Wochen?

(Bitte kreuzen Sie nur eine Zahl an)

Ich hatte keine Schmerzen...1

Sehr leicht..2

Leicht..3

Mäßig...4

Stark...5

Sehr stark...6

8. Inwieweit haben die Schmerzen Sie in den vergangenen 4 Wochen bei der Ausübung Ihrer Alltagstätigkeiten zu Hause und im Beruf behindert?

(Bitte kreuzen Sie nur eine Zahl an)

Überhaupt nicht...1

Ein bißchen...2

Mäßig...3

Ziemlich..4

Sehr...5

8. In diesen Fragen geht es darum, wie Sie sich fühlen und wie es Ihnen in den vergangenen 4 Wochen gegangen ist. (Bitte kreuzen Sie in jeder Zeile die Zahl an, die Ihrem Befinden am ehesten entspricht). Wie oft waren Sie in den vergangenen 4 Wochen...

(Bitte kreuzen Sie in jeder Zeile nur eine Zahl an)

BEFINDEN	Immer	Meistens	Ziemlich oft	Manch-mal	Selten	Nie
a. ...voller Schwung?	1	2	3	4	5	6
b. ...sehr nervös?	1	2	3	4	5	6
c. ...so niedergeschlagen, daß Sie nichts aufheitern konnte?	1	2	3	4	5	6
d. ...ruhig und gelassen?	1	2	3	4	5	6
e. ...voller Energie?	1	2	3	4	5	6
f. ...entmutigt und traurig?	1	2	3	4	5	6
g. ...erschöpft?	1	2	3	4	5	6
h. ...glücklich?	1	2	3	4	5	6
i. ...müde?	1	2	3	4	5	6

10. Wie häufig haben Ihre körperliche Gesundheit oder seelischen Probleme in den vergangenen 4 Wochen Ihre Kontakte zu anderen Menschen (Besuche bei Freunden, Verwandten usw.) beeinträchtigt?

(Bitte kreuzen Sie nur eine Zahl an)

Immer...1

Meistens...2

Manchmal...3

Selten...4

Nie..5

11. Inwieweit trifft jede der folgenden Aussagen auf Sie zu?

(Bitte kreuzen Sie in jeder Zeile nur eine Zahl an)

AUSSAGEN	Trifft ganz zu	Trifft weitge-hend zu	Weiß nicht	Trifft weitge-hend nicht zu	Trifft über-haupt nicht zu
a. Ich scheine etwas leichter als andere krank zu werden.	1	2	3	4	5
b. Ich bin genauso gesund wie alle anderen, die ich kenne.	1	2	3	4	5
c. Ich erwarte, daß meine Gesundheit nachläßt.	1	2	3	4	5
d. Ich erfreue mich ausgezeichneter Gesundheit.	1	2	3	4	5

12. Bitte antworten Sie mit JA oder NEIN, indem Sie in jeder Zeile eine Zahl ankreuzen.

	JA	NEIN
Gab es im vergangenen Jahr 2 Wochen oder mehr, in denen Sie sich traurig, niedergeschlagen oder deprimiert gefühlt haben, oder in denen Sie alles Interesse oder alle Freude an den Dingen verloren haben, die Sie normalerweise interessieren?	1	2
Gab es in Ihrem Leben 2 oder mehr Jahre, in denen Sie sich überwiegend traurig und niedergeschlagen gefühlt haben, auch wenn es zwischendurch gute Tage gab?	1	2
Haben Sie sich im vergangenen Jahr überwiegend traurig und niedergeschlagen gefühlt?	1	2

SIP
(Sickness Impact Profile)

12 Einzelskalen mit 136 Items

Dimension	Skala	
Physische Dimension	G	Gehen (ambulation: A)
	M	Mobilität (mobility: M)
	KPB	Körperpflege und Bewegung (body care and movement)
Psychosoziale Dimension	SI	Soziale Interaktion (social interaction: SI)
	K	Kommunikation (communication: C)
	KW	Kognitive Wachheit (alertness behavior: AB)
	EV	Emotionales Verhalten (emotional behavior: EB)
	SR	Schlaf und Ruhe (sleep and rest: SR)
	E	Essen (eating: E)
	A	Arbeit (work: W)
	HF	Haushaltsführung (home management: HM)
	EF	Erholung und Freizeitaktivitäten (recreation and pastimes: RP)

KRANKHEITS – BEEINTRÄCHTIGUNGS – PROFIL(SIP)*

ANWEISUNG:

BITTE LESEN SIE DIE GESAMTE ANWEISUNG, BEVOR SIE SICH DEM FRAGEBOGEN ZUWENDEN. ES IST SEHR WICHTIG, DASS JEDER, DER DEN FRAGEBOGEN BEANTWORTET, DIESE ANWEISUNG BEFOLGT.

In Ihrem alltäglichen Leben führen Sie in der Regel eine Reihe von Tätigkeiten aus. Manchmal können Sie alle durchführen, manchmal führen Sie diese Tätigkeiten aufgrund Ihres Gesundheitszustandes anders als gewohnt aus: Sie lassen vielleicht einige aus, Sie führen sie anders als üblich aus oder Sie sind für kürzere Zeit aktiv. Diese Veränderungen in Ihren Aktivitäten können sich erst kürzlich ergeben haben

---

* © Bergner, M. (1977)
  Übersetzung: Kröner-Herwig/Denecke, 1987

242

oder sie sind bereits seit längerer Zeit vorhanden. Wir sind an jeder Veränderung interessiert, die mit Ihrem Gesundheitszustand zusammenhängt.

Dieser Fragebogen enthält Aussagen, die Menschen über sich gemacht haben, als sie sich nicht vollkommen wohl fühlten. Ob Sie selbst nun krank sind oder nicht, es gibt in der Liste einige Aussagen, die für Sie heute zutreffen und die sich auf Ihren Gesundheitszustand beziehen. Wenn Sie den Fragebogen bearbeiten, denken Sie daran, wie Sie sich heute fühlen. Wenn Sie eine Aussage lesen, von der Sie sicher sind, daß sie auf Sie zutrifft und die sich auf Ihren Gesundheitszustand bezieht, dann machen Sie bitte einen Haken auf die Linie an der rechten Seite der Aussage.

Z.B.

    Ich fahre mein Auto nicht

Wenn Sie aus gesundheitlichen Gründen seit einiger Zeit nicht mehr Auto gefahren sind und auch heute noch nicht fahren, dann sollten Sie diese Aussage mit einem Haken versehen.

Haben Sie andererseits noch nie ein Auto gefahren oder fahren Sie heute nur nicht, weil Ihr Auto repariert wird, dann bezieht sich die Aussage "Ich fahre mein Auto nicht" nicht auf Ihre Gesundheit und Sie sollten sie nicht ankreuzen. Wenn Sie nur einfach weniger oder kürzere Entfernungen fahren und die Aussage deshalb nur zum Teil auf Sie zutrifft, dann kreuzen Sie sie bitte ebenfalls nicht an. In allen diesen Fällen lassen Sie die Linie rechts neben der Aussage frei.

Z.B.

    Ich fahre mein Auto nicht

Bitte denken Sie daran, daß Sie die Aussage nur dann ankreuzen, wenn Sie ganz sicher sind, daß diese auf <u>Sie selbst heute zutrifft und</u> sie sich auf Ihren <u>derzeitigen Gesundheitszustand</u> bezieht.

Lesen Sie die Einleitung zu jeder Gruppe von Aussagen und bearbeiten Sie dann die Aussagen in der vorgegebenen Reihenfolge. Manche Aussagen werden <u>nicht</u> auf Sie zutreffen, wir bitten Sie aber, <u>alle</u> zu lesen. Haken Sie diejenigen an, die Ihr heutiges Leben beschreiben. Da sich einige Aussagen nur in wenigen Worten unterscheiden, lesen Sie bitte jede einzelne Aussage genau durch. Wenn Sie zurückblättern und eine Ihrer Antworten verändern wollen, denken Sie bitte daran, daß die erste Antwort meist die beste ist. Bitte lesen Sie die Aussagen <u>nicht</u> im voraus.

<u>Es ist sehr wichtig, den Fragebogen innerhalb von 24 Stunden vollständig zu bearbeiten.</u>

Wenn es Ihnen schwer fällt, sich auf die Aussagen zu konzentrieren, dann machen Sie eine kurze Pause und fahren dann fort. Nachdem Sie alle Aussagen auf einer Seite bearbeitet haben, machen Sie bitte einen Haken in den Kasten auf der rechten unteren Seite. Sollten Sie Fragen haben, lesen Sie bitte noch einmal diese Anweisung durch.

Bitte besprechen Sie auf keinen Fall mit ihren Familienangehörigen oder anderen Personen die Bearbeitung des Fragebogens.

Blättern Sie nun um und lesen Sie die Aussagen des Fragebogens. Denken Sie daran, wir sind an neuen, aber auch an seit langem bestehenden Veränderungen derjenigen Aktivitäten in Ihrem Leben interessiert, die sich auf Ihre Gesundheit beziehen.

BITTE HAKEN SIE NUR DIEJENIGEN AUSSAGEN AN, VON DENEN SIE SICHER SIND, DASS DIESE <u>ZUR ZEIT AUF SIE ZUTREFFEN</u> UND AUF IHREN <u>GESUNDHEITSZUSTAND</u> BEZOGEN SIND.

1. Ich verbringe die meiste Zeit des Tages damit, mich auszuruhen _____

2. Ich sitze die meiste Zeit des Tages _____

3. Die meiste Zeit verbringe ich mit Schlafen oder Dösen – Tag und Nacht _____

4. Ich lege mich öfter während des Tages hin, um mich auzuruhen. _____

5. Ich sitze herum wie im Halbschlaf _____

6. Ich schlafe nachts wenig, z.B. wache ich zu früh auf, schlafe lange Zeit nicht ein oder wache häufiger nachts auf _____

7. Ich schlafe oder nicke tagsüber häufiger ein _____

HAKEN SIE HIER AB, WENN SIE ALLE AUSSAGEN DIESER SEITE BEARBEITET HABEN.

BITTE HAKEN SIE NUR DIEJENIGEN AUSSAGEN AN, VON DENEN SIE SICHER SIND, DASS DIESE <u>ZUR ZEIT AUF SIE ZUTREFFEN</u> UND AUF IHREN <u>GESUNDHEITSZUSTAND</u> BEZOGEN SIND.

1. Ich sage, wie schlecht oder nutzlos ich bin, z.B. daß ich für andere eine Last bin _____

2. Ich lache oder weine plötzlich _____

3. Aufgrund meiner Schmerzen oder Beschwerden stöhne und seufze ich häufig _____

4. Ich habe versucht, mich umzubringen _____

5. Ich handele nervös oder ruhelos _____

6. Ich reibe oder drücke ständig die Teile meines Körpers, die mir weh tun _____

7. Ich gehe gereizt und ungeduldig mit mir selbst um, z.B. ich spreche schlecht über mich, verfluche mich, gebe mir die Schuld, wenn etwas passiert _____

8. Ich spreche über die Zukunft ohne jede Hoffnung _____

9. Ich bekomme plötzlich Angstzustände _____

HAKEN SIE HIER AB, WENN SIE ALLE AUSSAGEN DIESER SEITE BEARBEITET HABEN.

246

BITTE HAKEN SIE NUR DIEJENIGEN AUSSAGEN AN, VON DENEN SIE SICHER SIND, DASS DIESE <u>ZUR ZEIT AUF SIE ZUTREFFEN</u> UND AUF IHREN <u>GESUNDHEITSZUSTAND</u> BEZOGEN SIND.

1. Ich führe schwierige körperliche Bewegungen nur mit Hilfe aus, z.B. das Ein- und Aussteigen aus einem Auto, aus einer Badewanne _____

2. Ich steige nicht alleine in oder aus dem Bett oder Stuhl, sondern werde von einer Person oder mit Hilfe eines Apparates gehoben. _____

3. Ich stehe nur für kurze Zeit aufrecht _____

4. Ich halte kein Gleichgewicht _____

5. Ich bewege meine Hände oder Finger mit Einschränkungen _____

6. Ich stehe nur mit Hilfe aufrecht _____

7. Ich knie, bücke oder beuge mich nur, wenn ich mich an etwas festhalten kann _____

8. Ich bin die meiste Zeit in einer beeinträchtigten Körperposition _____

9. Ich bin bei körperlichen Bewegungen sehr unbeholfen _____

10. Ich stehe auf, setze oder lege mich hin (Bett/Stuhl), indem ich mich festhalte oder Krücke oder Gehhilfe benutze _____

11. Ich verbringe die meiste Zeit in liegender Position _____

12. Ich ändere häufig meine Körperposition   ____

13. Ich halte mich an etwas fest, um mich im
Bett umzudrehen   ____

14. Ich wasche mich nicht selbst vollständig,
z.B. benötige ich Hilfe beim Baden   ____

15. Ich bade mich selbst überhaupt nicht, ich
werde von jemandem gebadet   ____

16. Ich benötige Hilfe bei der Benutzung der
Bettpfanne   ____

17. Ich habe Schwierigkeiten, Schuhe, Socken
oder Strümpfe anzuziehen   ____

18. Ich habe keine Kontrolle über meine Blase   ____

19. Ich ziehe mich nicht alleine an, z.B.
benötige ich Hilfe bei Knöpfen, Reißver-
schlüssen, Schuhriemen   ____

20. Ich verbringe fast die ganze Zeit halb
angezogen oder im Schlafanzug   ____

21. Ich habe keine Kontrolle über meinen Darm   ____

22. Ich ziehe mich selbst an, aber nur sehr
langsam   ____

23. Ich ziehe mich nur mit Hilfe anderer an   ____

HAKEN SIE HIER AB, WENN SIE ALLE AUSSAGEN
DIESER SEITE BEARBEITET HABEN.

DIESE GRUPPE VON AUSSAGEN BEZIEHT SICH AUF JEDE ARBEIT, DIE SIE GEWÖHNLICH IM HAUS ODER IM GARTEN VERRICHTEN.
BITTE HAKEN SIE NUR DIEJENIGEN AUSSAGEN AN, VON DENEN SIE SICHER SIND, DASS DIESE <u>ZUR ZEIT AUF SIE ZUTREFFEN</u> UND AUF IHREN <u>GESUNDHEITSZUSTAND</u> BEZOGEN SIND.

1. Ich arbeite im Haus oder im Garten nur jeweils für kurze Zeit und ruhe mich öfters aus   _____

2. Ich arbeite <u>weniger</u> im Haus oder im Garten als ich es normalerweise tun würde   _____

3. Ich verrichte <u>keine</u> der täglichen Arbeiten im Haus oder im Garten, die ich normalerweise tun würde   _____

4. Ich repariere oder erneuere <u>nichts</u> von dem im Haus oder im Garten, was ich normalerweise tun würde   _____

5. Ich gehe <u>überhaupt nicht</u> einkaufen, was ich normalerweise tun würde   _____

6. Ich verrichte <u>keine</u> der Putzarbeiten im Haus, die ich normalerweise erledigen würde   _____

7. Ich habe Schwierigkeiten, bestimmte Dinge mit den Händen zu tun, z.B. Hähne auf- und zudrehen, Küchengeräte benutzen, nähen, zimmern   _____

8. Ich wasche <u>nichts</u>, was ich normalerweise tun würde   _____

9. Ich verrichte keine schweren Arbeiten im Haus
oder im Garten   _____

10. Ich habe es aufgegeben, mich um persönliche
oder Haushaltsangelegenheiten zu kümmern, z.B.
Rechnungen bezahlen, Bankdinge zu erledigen,
Haushaltsplanung zu machen   _____

HAKEN SIE HIER AB, WENN SIE ALLE AUSSAGEN
DIESER SEITE BEARBEITET HABEN.

BITTE HAKEN SIE NUR DIEJENIGEN AUSSAGEN AN, VON DENEN SIE SICHER SIND, DASS DIESE ZUR ZEIT AUF SIE ZUTREFFEN UND AUF IHREN GESUNDHEITSZUSTAND BEZOGEN SIND.

1. Ich bewege mich nur innerhalb eines Gebäudes   _____

2. Ich bleibe in einem Raum   _____

3. Ich bleibe häufiger im Bett   _____

4. Ich bleibe die meiste Zeit im Bett   _____

5. Ich benutze jetzt keine öffentlichen
   Verkehrsmittel   _____

6. Ich bleibe die meiste Zeit zu Hause   _____

7. Ich gehe nur dorthin, wo Toiletten in der
   Nähe sind   _____

8. Ich gehe nicht in die Stadt   _____

9. Ich verlasse das Haus nur für kurze Zeit   _____

10. Ich gehe nicht an dunkle oder unbeleuchtete
    Orte ohne fremde Hilfe   _____

HAKEN SIE HIER AB, WENN SIE ALLE AUSSAGEN
DIESER SEITE BEARBEITET HABEN.   ☐

251

BITTE HAKEN SIE NUR DIEJENIGEN AUSSAGEN AN, VON DENEN SIE SICHER SIND, DASS DIESE <u>ZUR ZEIT AUF SIE ZUTREFFEN</u> UND AUF IHREN <u>GESUNDHEITSZUSTAND</u> BEZOGEN SIND.

1. Ich gehe weniger aus, um jemanden zu besuchen   _____

2. Ich gehe überhaupt nicht aus, um jemanden zu besuchen   _____

3. Ich zeige weniger Interesse für die Probleme anderer Menschen, z.B. höre ich nicht zu, wenn sie zu mir über ihre Probleme sprechen, biete keine Hilfe an   _____

4. Ich handle häufig gereizt gegenüber anderen, z.B. fahre sie an, gebe scharfe Antworten, kritisiere leicht   _____

5. Ich zeige weniger Zuneigung   _____

6. Ich unternehme weniger mit anderen Menschen   _____

7. Ich lasse mich nur noch für kurze Zeit von Freunden besuchen   _____

8. Ich vermeide Besuch von anderen   _____

9. Meine sexuelle Aktivität hat abgenommen   _____

10. Ich äußere oft meine Besorgnis über das, was mir gesundheitlich geschehen könnte   _____

11. Ich spreche wenig mit meinen Mitmenschen   _____

12. Ich habe viele Ansprüche, z.B. bestehe darauf, daß andere Menschen etwas für mich tun, sage ihnen, wie sie die Dinge tun sollen _____

13. Ich bleibe oft alleine _____

14. Ich verhalte mich meiner Familie gegenüber griesgrämig, z.B. bin ich trotzig, halsstarrig _____

15. Ich habe häufig Wutausbrüche gegenüber meiner Familie, z.B. schlage ich nach ihnen, schreie, werfe Gegenstände nach ihnen _____

16. Ich isoliere mich so viel ich kann von meiner Familie _____

17. Ich zeige gegenüber den Kindern weniger Aufmerksamkeit _____

18. Ich verweigere den Kontakt mit meiner Familie, z.B. wende mich von ihnen ab _____

19. Ich kümmere mich nicht so um meine Kinder oder um meine Familie, wie ich das normalerweise tun würde _____

20. Ich scherze mit meiner Familie weniger als ich es normalerweise tun würde _____

HAKEN SIE HIER AB, WENN SIE ALLE AUSSAGEN DIESER SEITE BEARBEITET HABEN. ☐

BITTE HAKEN SIE NUR DIEJENIGEN AUSSAGEN AN, VON DENEN SIE SICHER SIND, DASS DIESE <u>ZUR ZEIT AUF SIE ZUTREFFEN</u> UND AUF IHREN <u>GESUNDHEITSZUSTAND</u> BEZOGEN SIND.

1. Ich gehe kürzere Strecken oder halte oft an, um mich auszuruhen _____

2. Ich gehe nicht bergauf oder bergab _____

3. Ich benutze Treppen nur mit Handlauf, Krücken oder Stock _____

4. Ich gehe treppauf oder treppab nur mit Hilfe eines anderen Menschen _____

5. Ich fahre im Rollstuhl herum _____

6. Ich gehe überhaupt nicht zu Fuß _____

7. Ich gehe selbst, aber mit Schwierigkeiten, z.B. humpele, wackele, strauchele, habe ein steifes Bein _____

8. Ich gehe nur mit Hilfe anderer Menschen _____

9. Ich gehe langsamer treppauf oder treppab, z.B. jede Stufe schrittweise, halte oft an _____

10. Ich benutze überhaupt keine Treppen _____

11. Ich bewege mich nur mit Hilfe einer Gehilfe, Krücken, Stock, stütze mich an Wänden oder Möbelstücken _____

12. Ich gehe langsamer _____

HAKEN SIE AB, WENN SIE ALLE AUSSAGEN DIESER SEITE BEARBEITET HABEN.

BITTE HAKEN SIE NUR DIEJENIGEN AUSSAGEN AN VON DENEN SIE SICHER SIND DASS DIESE <u>ZUR ZEIT AUF SIE ZUTREFFEN</u> UND AUF IHREN <u>GESUNDHEITSZUSTAND</u> BEZOGEN SIND.

1. Ich bin verwirrt und beginne verschiedene
   Dinge gleichzeitig   _____

2. Ich habe häufiger kleine Unfälle, z.B. lasse
   Gegenstände fallen, mache Fehltritte und falle,
   laufe gegen Gegenstände   _____

3. Ich reagiere langsam auf das, was gesagt oder
   getan wird   _____

4. Ich beende nichts, was ich begonnen habe   _____

5. Ich habe Schwierigkeiten, Probleme zu über-
   denken und zu lösen, z.B. beim Planen, bei
   Entscheidungen, beim Lernen neuer Dinge   _____

6. Ich verhalte mich manchmal, als ob ich verwirrt wäre oder unorientiert in Zeit und Raum
   z.B. wo ich bin / wer um mich herum ist /
   verwechsle Richtungen / welcher Tag es ist   _____

7. Ich vergesse viel, z.B. Dinge, die kürzlich passiert
   sind, wo ich etwas hingelegt habe, Verabredungen   _____

8. Ich kann meine Aufmerksamkeit nicht auf
   eine Tätigkeit richten   _____

9. Ich mache mehr Fehler als üblich   _____

10. Ich habe Schwierigkeiten bei Tätigkeiten, bei
    denen Konzentration und Denken verlangt wird   _____

HAKEN SIE AB, WENN SIE ALLE AUSSAGEN
DIESER SEITE BEARBEITET HABEN.

255

BITTE HAKEN SIE NUR DIEJENIGEN AUSSAGEN AN VON DENEN SIE SICHER SIND DASS DIESE <u>ZUR ZEIT AUF SIE ZUTREFFEN</u> UND AUF IHREN <u>GESUNDHEITSZUSTAND</u> BEZOGEN SIND.

1. Es fällt mir schwer, mit der Hand oder mit
   der Schreibmaschine zu schreiben _____

2. Ich verständige mich meistens mit Gesten, z.B.
   bewege den Kopf, deute auf etwas, durch Zeichen-
   sprache _____

3. Meine Sprache verstehen nur die Menschen,
   die mich gut kennen _____

4. Ich verliere oft die Kontrolle über meine Stimme,
   wenn ich spreche, z.B. meine Stimme wird lauter
   oder leiser, zittert, verändert sich unabsichtlich _____

5. Ich schreibe nichts mit Ausnahme meines Namens _____

6. Ich setze eine Unterhaltung nur dann fort, wenn
   ich meinen Gesprächspartner in der Nähe habe
   oder wenn ich ihn anschaue _____

7. Ich habe Schwierigkeiten zu sprechen, z.B. bleibe
   ich stecken, stottere, stammele, spreche undeutlich _____

8. Man kann mich nur schwer verstehen _____

9. Ich spreche nicht deutlich, wenn ich in
   Stress bin _____

HAKEN SIE AB, WENN SIE ALLE AUSSAGEN
DIESER SEITE BEARBEITET HABEN.

DIE FOLGENDE GRUPPE VON AUSSAGEN BEZIEHT SICH AUF JEDE ART
<u>ARBEIT</u>, DIE SIE VERRICHTET HABEN, BEVOR IHRE SCHMERZEN BEGANNEN,
UND DIE NICHTS MIT IHRER HAUSHALTSFÜHRUNG ZU TUN HABEN. DAMIT
MEINEN WIR ALLES, WAS SIE ALS ARBEIT BETRACHTEN UND WAS SIE
FRÜHER REGELMÄSSIG GETAN HABEN.

Sind Sie normalerweise berufstätig (erledigen also
Arbeiten, die über die normale Haushaltsführung
hinausgehen)?

                                                       ____ ____
                                                      JA NEIN

➡   WENN JA, BLÄTTERN SIE UM ZUR NÄCHSTEN SEITE.

➡   WENN NEIN,

        Sind Sie pensioniert/Rentner   ____ ____

                                             JA NEIN

        Hing die Pensionierung/ Berentung
        mit Ihrer Gesundheit zusammen?   ____ ____

                                             JA NEIN

        Falls Sie nicht pensioniert oder
        berentet sind, aber auch nicht
        arbeiten, hängt dies mit Ihrer
        Gesundheit zusammen?   ____ ____

                                             JA NEIN

➡   BITTE BLÄTTERN SIE UM.

BITTE ÜBERSCHLAGEN SIE DIESE SEITE, WENN SIE
NICHT ARBEITEN, DIES ABER NICHT MIT IHRER
GESUNDHEIT ZUSAMMENHÄNGT.

BITTE HAKEN SIE NUR DIEJENIGEN AUSSAGEN AN VON DENEN SIE SICHER
SIND DASS DIESE ZUR ZEIT AUF SIE ZUTREFFEN UND AUF IHREN
GESUNDHEITSZUSTAND BEZOGEN SIND.

1. Ich arbeite überhaupt nicht   _____
    (WENN SIE DIESE AUSSAGE ANGEKREUZT HABEN,
    BLÄTTERN SIE BITTE UM ZUR NÄCHSTEN SEITE.)

2. Ich verrichte einen Teil meiner Arbeit zu Hause   _____

3. Ich erfülle meine Aufgaben nicht in dem
    Maße wie früher   _____

4. Ich bin oft gereizt gegenüber meinen Arbeits-
    kollegen, z.B. fahre sie an, gebe scharfe
    Antworten, kritisiere leicht   _____

5. Ich habe meine Arbeitszeit verkürzt   _____

6. Ich verrichte nur leicht Arbeit   _____

7. Ich arbeite nur für wenige Stunden oder
    mache häufiger Pausen   _____

8. Ich arbeite an meinem alten Arbeitsplatz, jedoch
    mit Einschränkungen, z.B. benutze ich andere Werk-
    zeuge oder Spezialgeräte, tausche Arbeiten
    mit meinen Arbeitskollegen   _____

9. Ich verrichte meine Arbeit nicht so sorgfältig
    und genau wie früher   _____

HAKEN SIE AB, WENN SIE ALLE AUSSAGEN
DIESE SEITE BEARBEITET HABEN.
DIESE GRUPPE VON AUSSAGEN BEZIEHT SICH AUF FREIZEITAKTIVITÄTEN,

ENTWEDER ZUR ENTSPANNUNG, ZUM ZEITVERTREIB ODER ZUM VERGNÜGEN.

BITTE HAKEN SIE NUR DIEJENIGEN AUSSAGEN AN VON DENEN SIE SICHER SIND DASS DIESE <u>ZUR ZEIT AUF SIE ZUTREFFEN</u> UND AUF IHREN <u>GESUNDHEITSZUSTAND</u> BEZOGEN SIND.

1. Ich verwende weniger Zeit auf meine Hobbies
    und meine Freizeitaktivitäten   _____

2. Ich gehe weniger oft zum Vergnügen aus   _____

3. Ich verbringe weniger Zeit mit <u>einigen</u> meiner
    üblichen nicht-aktiven Erholungsaktivitäten,
    z.B. Fernsehen, Kartenspielen, Lesen   _____

4. Ich beschäftige mich mit <u>keiner</u> meiner früheren
    Erholungsaktivitäten, z.B. Fernsehen, Kartenspielen
    Lesen   _____

5. Ich verbringe meine Zeit jetzt mit mehr
    nicht-aktiven Dingen als früher   _____

6. Ich übe weniger Aktivitäten in der Gemeinde,
    im Verein etc. aus als früher   _____

7. Ich habe einige meiner körperlichen Freizeitaktivitäten
    eingeschränkt   _____

8. Ich übe überhaupt keine meiner früheren
    körperlichen Freizeitaktivitäten mehr aus   _____

HAKEN SIE AB, WENN SIE ALLE AUSSAGEN
DIESER SEITE BEARBEITET HABEN.

BITTE HAKEN SIE NUR DIEJENIGEN AUSSAGEN AN VON DENEN SIE SICHER SIND DASS DIESE ZUR ZEIT AUF SIE ZUTREFFEN UND AUF IHREN GESUNDHEITSZUSTAND BEZOGEN SIND.

1.   Ich esse viel weniger als früher   _____

2.   Ich esse ohne fremde Hilfe, jedoch nur mit
     Spezialgeräten oder besonders hergerichtetes Essen   _____

3.   Ich esse besonderes oder Diät-Essen, z.B.
     Schonkost, pürierte Kost, magenfreundliche
     Kost, salzarmes Essen, fettarmes Essen,
     zuckerarmes Essen   _____

4.   Ich esse überhaupt nichts Festes, nehme aber
     flüssige Nahrung zu mir   _____

5.   Ich stochere in meinem Essen und knabbere daran   _____

6.   Ich trinke weniger   _____

7.   Ich esse mit der Hilfe anderer   _____

8.   Ich esse nicht selbständig, ich muß gefüttert werden   _____

9.   Ich nehme überhaupt keine Nahrungsmittel zu mir,
     die Nahrung wird durch einen Schlauch oder
     intravenös zugeführt   _____

HAKEN SIE AB, WENN SIE ALLE AUSSAGEN
DIESER SEITE BEARBEITET HABEN.

BITTE SCHAUEN SIE SICH ZUM SCHLUSS DEN FRAGEBOGEN NOCH EINMAL GENAU AN, UM SICHER ZU SEIN, DASS SIE ALLE AUSSAGEN BEARBEITET HABEN.

ÜBERPRÜFEN SIE, OB SIE JEDE SEITE IN DEM ENTSPRECHENDEN KÄSTCHEN ABGEHAKT UND SOMIT ALLE AUSSAGEN GELESEN HABEN. WENN EIN HAKEN FEHLT, BEARBEITEN SIE BITTE DIE AUSSAGEN AUF DIESER SEITE NOCH EINMAL.

Freiburger Persönlichkeitsinventar (FPI-R)

Sie werden im Folgenden einige Aussagen über bestimmte Verhaltensweisen, Einstellungen und Gewohnheiten finden. Sie können jede entweder mit „stimmt" oder mit „nicht stimmt" beantworten. Setzen Sie bitte ein Kreuz (X) in das dafür vorgesehene Kästchen. Es gibt keine richtigen oder falschen Antworten, weil jeder Mensch das Recht zu eigenen Anschauungen hat. Antworten Sie bitte so, wie es für Sie zutrifft.

Beachten Sie bitte folgende Punkte:

- Überlegen Sie bitte nicht erst, welche Antwort vielleicht den „besten Eindruck" machen könnte, sondern antworten Sie so, wie es für Sie persönlich gilt. Manche Fragen kommen Ihnen vielleicht sehr persönlich vor. Bedenken Sie aber, daß Ihre Antworten unbedingt vertraulich behandelt werden.
- Denken Sie nicht lange über einen Satz nach, sondern geben Sie die Antwort, die Ihnen unmittelbar in den Sinn kommt. Natürlich können mit diesen kurzen Fragen nicht alle Besonderheiten berücksichtigt werden. Vielleicht passen deshalb einige nicht gut auf Sie. **Kreuzen Sie aber trotzdem immer eine Antwort an,** und zwar die, welche noch am ehesten für Sie zutrifft.

Bitte blättern Sie um und beantworten die nachstehenden Fragen.

		Stimmt	Stimmt nicht
1.	Ich habe (hatte) einen Beruf, der mich voll befriedigt(e).		
2.	Ich lebe mit mir selbst in Frieden und ohne innere Konflikte.		
3.	Die täglichen Belastungen sind so groß, daß ich davon oft müde und erschöpft bin.		
4.	Wenn ich noch einmal geboren würde, dann würde ich nicht anders leben wollen.		
5.	Ich bin oft nervös, weil zuviel auf mich einströmt.		
6.	In meinem bisherigen Leben habe ich kaum das verwirklichen können, was in mir steckt.		
7.	Ich bin immer guter Laune.		
8.	Ich hätte gern mehr Zeit für mich ohne so viele Verpflichtungen.		
9.	Oft habe ich alles gründlich satt.		
10.	Auch an Wochenenden bin ich stark eingespannt.		
11.	Ich bin selten in bedrückter, unglücklicher Stimmung.		
12.	Ich bin häufiger abgespannt, matt und erschöpft.		
13.	Nur selten kann ich richtig abschalten.		
14.	Ich grüble viel über mein bisheriges Leben nach.		
15.	Ich denke manchmal, daß ich mich mehr schonen sollte.		
16.	Ich bin mit meinen gegenwärtigen Lebensbedingungen oft unzufrieden.		
17.	Vor lauter Aufgaben und Zeitdruck bin ich manchmal ganz durcheinander.		
18.	Ich habe häufig das Gefühl, im Stress zu sein.		
19.	Alles in allem bin ich ausgesprochen zufrieden mit meinem bisherigen Leben.		
20.	Ich denke manchmal, daß ich zuviel arbeite.		
21.	Die Anforderungen, die an mich gestellt werden, sind oft zu hoch		
22.	Meine Partnerbeziehung (Ehe) ist gut.		
23.	Ich arbeite oft unter Zeitdruck.		
24.	Meistens blicke ich voller Zuversicht in die Zukunft.